中西医结合

肝癌
临床诊治精要

王　恳　朱载阳　龙　鑫◎主编

周礼平◎副主编

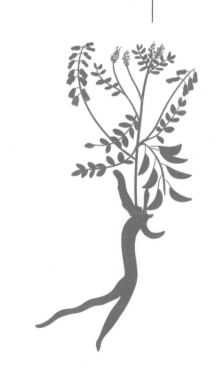

四川科学技术出版社

图书在版编目（CIP）数据

中西医结合肝癌临床诊治精要 / 王恳，朱载阳，龙
鑫主编 . -- 成都：四川科学技术出版社，2023.11
ISBN 978-7-5727-1194-7

Ⅰ . ①中… Ⅱ . ①王… ②朱… ③龙… Ⅲ . ①肝癌—
中西医结合疗法 Ⅳ . ① R735.705

中国国家版本馆 CIP 数据核字（2023）第 222182 号

中西医结合肝癌临床诊治精要
ZHONGXIYI JIEHE GAN'AI LINCHUANG ZHENZHI JINGYAO

主　　编　王　恳　朱载阳　龙　鑫
副 主 编　周礼平

出 品 人　程佳月
责任编辑　税萌成
助理编辑　翟博洋
封面设计　星辰创意
责任出版　欧晓春
出版发行　四川科学技术出版社
　　　　　成都市锦江区三色路 238 号　邮政编码 610023
　　　　　官方微博 http://weibo.com/sckjcbs
　　　　　官方微信公众号 sckjcbs
　　　　　传真 028-86361756
成品尺寸　185 mm×260 mm
印　　张　20
字　　数　400 千
印　　刷　天津市天玺印务有限公司
版　　次　2024 年 1 月第 1 版
印　　次　2024 年 1 月第 1 次印刷
定　　价　98.00 元

ISBN 978-7-5727-1194-7

邮　　购：成都市锦江区三色路 238 号新华之星 A 座 25 层　邮政编码：610023
电　　话：028-86361770
■ 版权所有　翻印必究 ■

前　言　QIANYAN

　　肝癌是目前在全球范围内都高发的、危害极大的恶性肿瘤，本专著较系统地阐述了国内外肝癌基础研究和临床研究的现状及最新进展，侧重肝癌的预测、预防、诊断和治疗，体现了基础研究与临床研究的相互促进，并对整个肝病学科的发展、机遇和挑战提出了应对策略。

　　在肝癌治疗方面，中医与西医各有侧重。西医重视肿瘤本身，通过手术切除、介入治疗、消融治疗、放射治疗（放疗）、化学药物治疗（化疗）等手段消灭或控制肿瘤，而中医重视通过整体调节来防治肝癌，防治方法包含中成药及汤药内服、中药外敷、足浴、中药注射剂静脉滴注、针灸等。肝癌的发生与发展与肝脏这块"土壤"和人体内环境密切相关，中医通过改善肝脏"土壤"，调节人体阴阳平衡，破坏肿瘤发生和发展的温床，从而达到防治肝癌的目的。中医与西医相结合，取长补短，相得益彰，可进一步提高肝癌的治疗效果。

　　本专著首先介绍了肝脏的解剖与功能、肝癌的临床表现、肝癌的病理学诊断；随后阐述了肝癌的临床表现，主要包括肝癌的症状与体征、肝癌的并发症以及肝癌的临床分期；接着展现了肝癌的辅助检查和诊断要点，主要包括肝癌的实验室检查、肝癌的影像学检查、肝癌的诊断标准、肝癌复发和转移的诊断以及肝癌的鉴别诊断；最后重点探讨了肝癌的多学科治疗，如肝癌的手术治疗、放疗、化疗、生物治疗，以及中医治疗，肝癌复发、转移的治疗，康复治疗与护理。

　　中西医结合治疗肝癌具有以下特性：广博性，要求荟萃当代中国肿瘤医学名家的精华，发挥集体智慧；系统性，要求医者认真全面、系统地整理我国当代肿瘤防治的经验，内容要涵盖中医学和西医学两个体系；科学性，要求医者坚持科学标准，符合科学逻辑，有较高的学术水平；先进性，要求医者紧跟时代步伐，反映最新进展、学术水平的发展方向；实用性，要求医者能够做到对肿瘤医学临床、科研、教学给予广泛的指导，并提供具体的思路与方法。本专著在一定程度上集合了以上特点，适合肝脏肿瘤相关研究者与学习者阅读与参考，具有一定的出版价值。

目 录 MULU

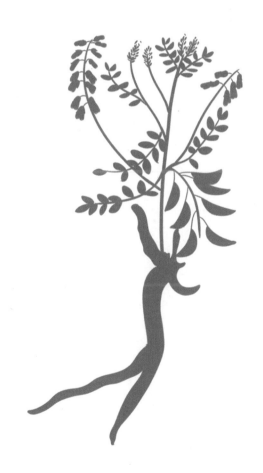

第一章 肝癌诊治基础

第一节 肝脏的解剖与功能

一、肝脏的解剖结构

肝脏属于消化系统的实质性器官，一般左右径（长）约25 cm，上下径（宽）15 cm，前后径（厚）6 cm，成人肝脏的重量为1 100 ~ 1 500 g。由肝细胞、细胞间质及其所属的胆管、血管、淋巴管、神经等组成。一般认为肝脏是人体最大的消化腺，其分泌的胆汁经胆道输入十二指肠，参与脂类物质的消化与吸收；肝脏作为重要的物质代谢器官，消化管吸收的营养物质需经肝门静脉输入肝进行分解、合成、转化与解毒；肝内具有巨噬细胞，参与机体免疫防御等。

（一）肝脏的位置与毗邻

肝大部分位于右季肋区、腹上区，小部分位于左季肋区，其前面大部分被胸廓掩盖，仅在腹上区的左、右肋弓间，直接与腹前壁相邻。

肝上界与膈穹窿一致，右锁骨中线与第5肋或第5肋间隙的交点、左锁骨中线与第5肋间隙的交点、前正中线与胸骨体下端的交点的连线可表示肝上界；肝下界即肝下缘，右锁骨中线与右肋弓一致，腹上区居于剑突下 3 cm。成人和 7 岁以上儿童肋缘下不应触到肝，左、右肋弓间的剑突下可触及肝 3 cm。3 岁以下的健康幼儿由于肝的体积相对腹腔容积较大，肝前缘常低于右肋弓下 1.5 ~ 2 cm。

肝上面紧邻膈，并借膈、心包、心下壁，以及左、右膈胸膜，右膈肋窦，和右肺底、部分左肺底相邻，故肝癌可侵犯膈，波及右胸腔及右肺；其下（脏）面与上腹部器官相邻，并形成相应的压迹。肝静脉韧带沟的后端左缘与食管相邻，肝左叶脏面的大部分与胃前壁和贲门相接触；方叶近肝门处与胃幽门相接触。肝右叶中部、肝门右侧与十二指肠上曲相邻；肝右叶前部与结肠右曲及横结肠右端相邻；肝右叶后部紧邻右肾、右肾上腺。

（二）肝脏的形态

肝呈楔形，左端窄薄，右端宽厚，依据其方位和毗邻可将其各面、缘分别称为上（膈）（图 1-1）、下（脏）（图 1-2）两面和前、后、左、右四缘。正常肝在活体或新鲜时呈红褐色，质地柔软，表面有致密结缔组织构成的被膜，且富含弹性纤维，除其上面的裸区和下面的胆囊窝之外，各部均被覆腹膜，表面光滑。

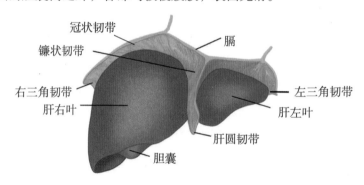

图 1-1 肝脏（膈面）

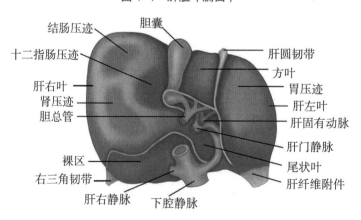

图 1-2 肝脏（脏面）

1. 脏面

肝的脏面朝向后下方，与腹腔器官相毗邻。脏面中部有前后方位的"H"形三条沟，其中连于两纵沟中部的横沟称肝门，即第一肝门（图1-3），向后有肝左、右管，肝固有动脉左、右支，肝门静脉左、右支以及神经和淋巴管等出入，这些出入肝门的结构组成肝蒂。左纵沟窄而深，其前部为肝圆韧带裂，内含肝圆韧带，为胎儿时期脐静脉闭合的遗迹；后部为静脉韧带裂，内有静脉韧带，为胎儿时期静脉导管闭合的遗迹。右纵沟的前部为胆囊窝，其内容纳胆囊；后部为腔静脉沟，内有下腔静脉通过。肝脏面的沟裂可作为术中分离肝的血管与肝胆管的途径，也是肝脏面分叶、分段的重要标志。

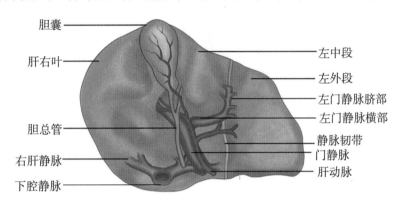

图1-3 第一肝门（脏面）

2. 膈面

肝脏的膈面光滑而隆凸向上，与膈穹窿相一致，通过矢状位的双层腹膜即镰状韧带与膈相连。镰状韧带向前至肝前缘连于腹前壁，沿肝圆韧带延续至脐；向后上方延伸至下腔静脉前缘，再向左、右分开形成冠状韧带。冠状韧带继续向左、右伸展而成为左、右三角韧带。在右冠状韧带前层与后层之间无腹膜被覆的区域，即为裸区。该区略呈三角形，尖部指向右三角韧带，底为腔静脉窝，裸区的形状与大小因冠状韧带附着线的不同而有个体差异。裸区借疏松结缔组织直接与膈相连，此区是临床上行肝穿而不经腹膜腔的路径（肩胛线第11肋以下进针），其左侧有一纵行的深沟（部分可呈穿过肝实质的管道），称腔静脉沟。腔静脉沟上端有肝左、中间、右3条静脉出肝，经此注入下腔静脉，故称此处为第二肝门（图1-4），其肝外标志是沿镰状韧带向上后方的延长线，此线正对肝左静脉或肝左、中间静脉的合干至下腔静脉汇入处。因此，手术显露第二肝门时，可借此标志寻找。腔静脉沟下段区，肝右后下静脉和尾状叶静脉出肝处，称为第三肝门（图1-5），此处有来自右半肝及尾状叶的多支小静脉，统称肝小静脉，注入下腔静脉。

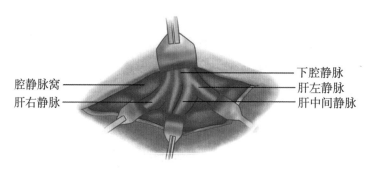

图 1-4　第二肝门

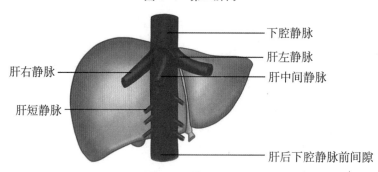

图 1-5　第三肝门

3. 肝的各缘

　　肝有前、后、左、右四缘，其前缘是肝的脏面与膈面之间的分界线，薄而锐利，一般有两个切迹：左侧是肝圆韧带裂向前的延续，即肝圆韧带切迹，居于前正中线稍偏左，内有肝圆韧带通过，是肝左叶间裂的表面标志；右侧钝圆，为胆囊窝前端，即胆囊切迹。胆囊切迹有时缺如，胆囊底位于此处，其体表投影为腹直肌外侧缘与右侧肋下缘的交点处，即为胆囊疾患触诊区，也是肝正中裂的定位标志，由此偏右侧有时可见一右下缘切迹，我国出现率为 75%，吴孟超等研究认为其可作为右叶间裂的标志。肝的后缘钝圆，朝向脊柱，在左、右叶的后缘移行处有毗邻脊柱而形成的脊柱凹窝，静脉韧带裂左侧有较浅凹的食管切迹，尾状叶右侧有深陷腔静脉沟。

（三）分叶与分段

　　根据肝内管道结构的生理功能和解剖分布特点，以肝门静脉、肝固有动脉和胆管三者伴行的 Glisson 系统（图 1-6）为依据，结合肝静脉三大支主干及主要属支分别穿行于肝门静脉分支之间，其经过之处正相当于肝门静脉分支分布的间隙。这种形态学上的分布情况正是肝脏分叶、分段的良好标志。

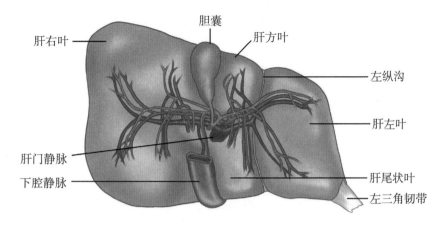

图 1-6　Glisson 系统脏面观

现将我国和国际上通常采用的肝分叶、分段方法分述如下。

1. 我国统一的五叶六段法

肝膈面下腔静脉左壁至胆囊切迹中点的连线为正中裂，又称为 Cantile 线，其将肝分为左、右半肝；右半肝分为肝右前叶和右后叶；左半肝分为肝左外叶和内叶。肝右后叶和肝左外叶各分为上、下两段；尾状叶分为左、右两段分别属于肝左叶和右叶。从而将肝脏分为两半肝、五叶、六段（图 1-7）。

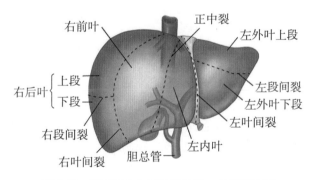

图 1-7　肝脏五叶六段法的分叶、分段膈面观

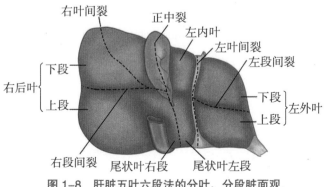

图 1-8　肝脏五叶六段法的分叶、分段脏面观

2.Couinand 分叶分段法

Couinand 分叶分段法分法是为国际上通用的肝脏分叶、分段法。此法亦将肝分为右半肝和左半肝；同样分为右前叶、右后叶和左内叶、左外叶以及尾状叶；再将右前叶、右后叶与左外叶分为上、下两段；左内叶不分段，尾状叶被视为一个整体。这样将肝脏分为八段，并标以顺序编号（图 1-9、图 1-10、图 1-11）。

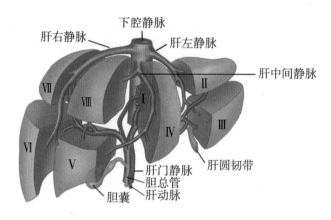

图 1-9　肝脏的 Couinand 分叶分段法

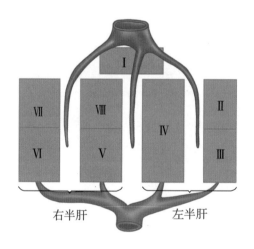

图 1-10　Couinaud 分叶分段法示意图

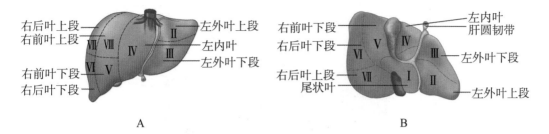

注：A. 膈面观；B. 脏面观。

图 1-11 肝脏的 Couinaud 分叶分段法

（四）肝的血管和胆管

肝的血管和胆管包括肝固有动脉系、肝门静脉系、肝静脉系（图 1-12）和胆道系统。

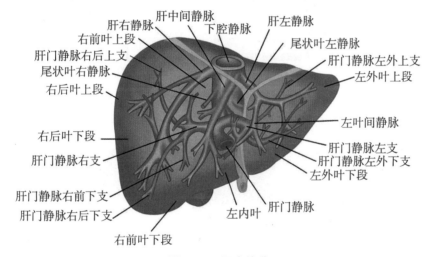

图 1-12 肝内管道

1.肝的血管

（1）肝动脉

肝动脉（图 1-13）是腹腔动脉的三大分支之一。其由腹腔动脉发出为肝总动脉；在十二指肠第 1 部上方，先后分出胃右动脉、胃十二指肠动脉后，本干称肝固有动脉；与门静脉、胆总管在肝十二指肠韧带内上行，多数在第一肝门外分为左、右肝动脉，少数分成左、中、右 3 个分支，分别进入左、右肝叶。肝右动脉入肝前分出胆囊动脉。在40% 以上的患者中可见到解剖上的变异。这些血管分布和变异对腹腔动脉或肝动脉造影读片时很重要。肝动脉供血量为全肝血供的 25% 左右，供氧量约为 50%。

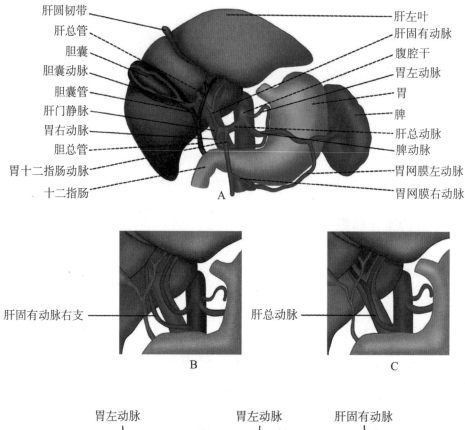

肝圆韧带　肝总管　胆囊　胆囊动脉　胆囊管　肝门静脉　胃右动脉　胆总管　胃十二指肠动脉　十二指肠

肝左叶　肝固有动脉　腹腔干　胃左动脉　胃　脾　肝总动脉　脾动脉　胃网膜左动脉　胃网膜右动脉

A

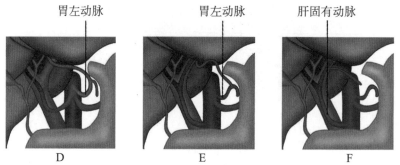

肝固有动脉右支　　　　　肝总动脉

B　　　　　　　　C

胃左动脉　　　胃左动脉　　　肝固有动脉

D　　　　　　　E　　　　　　　F

注：A. 常见情况；B. 肠系膜上动脉参与肝右叶的血供；C. 肝总动脉起于肠系膜上动脉；D. 胃左动脉供应肝左叶；E. 除肝固有动脉左支之外，胃左动脉的分支参与肝左叶的血供；F. 肝固有动脉的侧支供应胃小弯。

图 1-13　肝动脉

（2）肝门静脉

　　肝门静脉主干（图 1-14）的长度为 6 ~ 8 cm（平均 6.75 cm），管径 1.0 ~ 1.2 cm，收集除肝以外腹腔内不成对器官（如胃和脾）的静脉血，其主干由肠系膜上静脉和脾静脉在胰颈后方汇合而成，继而经小网膜游离缘行于肝十二指肠韧带内，伴行肝固有动脉在肝门处分为左、右支入肝。肝门静脉和肝动脉的血液入肝后，共同汇入肝小叶，此后由肝静脉收集，经第二、三肝门回流入下腔静脉。有关肝门静脉血肝内流向的研究显示，其血注入肝内具有偏向分配现象，即来自肠系膜上静脉的血液由门静脉右侧汇入门静脉，入肝后以注入右半肝为主；而来自脾静脉的血液由门静脉左侧汇入门静脉，则以注入左半肝为主，这可能是某些感染性疾病易发生于右半肝的基础。

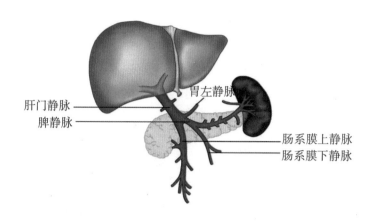

图 1-14　肝门静脉主干

肝门静脉汇合及其属支的变异：较为常见，如脾静脉和肠系膜上静脉汇合后，肠系膜下静脉注入脾静脉（约52%），或注入肠系膜上静脉（约35%），或注入两者的汇合处（约13%）；另有少数肝门静脉呈双支或网状，罕见肺静脉汇入肝门静脉者，应注意其对肝与胆道疾病诊治可能产生的影响。

肝门静脉的重要结构特点：其起（胃、脾、胰等）、止（肝）两端均为毛细血管网，构成体循环途径中独特的肝门静脉循环系统；该系统的血管缺乏阻止血液逆流的静脉瓣，因而肝本身或下腔静脉肝上段血液回流障碍时，可导致血液逆流向起端，造成胃、肠黏膜水肿和吸收障碍等病理改变；肝门静脉与体循环系统之间存在广泛静脉丛的吻合交通，主要有胃左静脉—食管静脉丛—奇静脉、肠系膜下静脉—直肠静脉丛—直肠下静脉、附脐静脉—脐周静脉网—胸腹壁静脉、肠系膜下静脉属支—腹膜后静脉网（Retzius静脉）—椎静脉丛—膈腰静脉等。正常情况下，其各部吻合支细小，无临床意义；当病理使门静脉回流障碍致门静脉高压时，可导致吻合管淤血扩张，大量的门静脉血经扩张的吻合管直接回流至体循环，特别是胃—食管下端和直肠黏膜静脉丛出现静脉曲张，继而易破裂造成消化道大出血，或腹膜后静脉网—椎静脉丛淤血，导致脊髓静脉回流障碍，可成为肝性脊髓病的基础。

（3）肝静脉

肝静脉的开口类型（图1-15）共有两种。肝静脉与正中裂的关系见图1-16。

两口型开口，肝中间静脉、肝左静脉合干＞1 cm，汇入下腔静脉。见图1-15A。

三口型开口，肝左静脉、肝中静脉、右静脉各自分别进入下腔静脉。见图 1-15B。

肝左静脉：由左下方走行向右上方，主干的近侧小部分通过左叶间裂，远侧的大部分位于左段间裂内。

肝中间静脉：位于正中裂的上半部内，其在肝膈面的投影多数与正中裂线一致，由左、右两下支汇合而成，收集大部分右前叶上段和全部左内叶的静脉血。

肝右静脉：行走于右叶间裂内，收集右后叶和部分右前叶的静脉血，是三支肝静脉中最粗的。

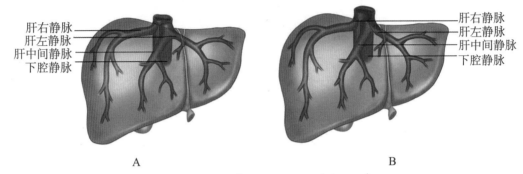

注：A. 两口型开口；B. 三口型开口。

图 1-15　肝静脉的开口类型

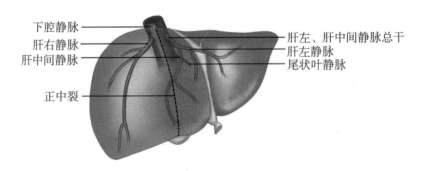

图 1-16　肝静脉与正中裂的关系

2. 胆道系统

肝外胆道由肝左管、肝右管、肝总管、胆囊、胆总管组成。

（1）胆囊

胆囊功能为贮存和浓缩胆汁，位于肝下面的胆囊窝内，其上面借疏松结缔组织与肝相连，下面覆以浆膜。胆囊呈长梨形，容量 40 ~ 60 mL，可分为胆囊底、体、颈和管四部分。胆囊底钝圆，朝向前方紧贴腹前壁，其体表投影点相当于右锁骨中线与右肋弓的交点处。临床上患者如患有胆囊疾病如结石、炎症等，此处可出现压痛，为墨菲征阳性。

胆囊体与底之间无明显分界，胆囊体向后逐渐变细移行为胆囊颈。胆囊颈细而弯曲，转向后下方延续为胆囊管。胆囊管近胆囊颈段的黏膜突起形成螺旋状皱褶，称螺旋襞，可控制胆汁的出入，较大的胆结石亦常被其阻挡而嵌顿于此处。

（2）肝管及肝总管

肝内胆管包括胆小管、闰管（又称 Hering 管，位于肝小叶周缘，穿过肝小叶界板，连于小叶间胆管）、小叶间胆管、段肝管、叶肝管及其汇合而成的肝左、右管。肝内胆管可划分为具有临床外科意义的三级分支，即一级肝左、右管，二级左内、外叶肝管和右前、后叶肝管，三级各段肝管。各肝内胆管出肝门前汇合成肝左、右管，两者出肝门后汇合，形成 1 条肝总管。肝总管长度约为 3 cm，管径大小活体内镜造影显示，近似胆总管。肝左管与肝总管之间的上方夹角小于肝右管，故肝左管结石不易排出。国内有关肝左、右管汇合部位的研究资料显示，多数（82.5%）在肝门外，仅少数（17.5%）在肝门深部的肝组织内。由于胆管由肝外的肝总管至肝内胆管随 Glisson 系统分支，与肝的分叶、分段基本一致，故左半肝和右半肝的胆汁分别经肝左、右管引流。肝总管向下与胆囊管汇合形成胆总管。胆囊管、肝总管和相应的肝的脏面围成的三角形区，称胆囊三角，是术中寻找胆囊动脉的标志。胆囊管的行程及其与肝管的汇合形式变异较多，或与肝右管汇合，或可绕经肝总管前面或后面与肝总管的左侧壁相连等，术中应予注意，特别是要避免将肝右管误认为延续的胆囊管结扎而造成严重后果。

（3）胆总管

胆总管由胆囊管和肝总管汇合而成，其长度 4 ~ 8 cm，管径 0.6 ~ 0.8 cm，经肝十二指肠韧带下行，至胰头和十二指肠降部之间与胰管相遇，两者并行穿入在十二指肠后内侧壁内汇合，形成略呈梭形膨大的肝胰壶腹，开口于十二指肠大乳头。肝胰壶腹周围有增厚的肝胰壶腹括约肌，其收缩及舒张对胆汁的排出和贮存起调控作用。肝胰壶腹括约肌与胆总管括约肌、胰总管括约肌共同组成 Oddi 括约肌，该肌平时保持收缩，胆囊则处于舒张状态，肝细胞分泌的胆汁经肝左、右管及肝总管、胆囊管进入胆囊贮存与浓缩。进食后，尤其是高脂类食物，受食物和消化管分泌物的刺激，反射性引起胆囊收缩，Oddi 括约肌舒张，使胆囊内的胆汁经胆囊管、胆总管、肝胰壶腹、十二指肠大乳头排入十二指肠，参与食物消化。由于胆总管下行中需经胰头后方，或经薄层胰腺组织，故胆道可常受其管内结石、肿瘤，或胰头癌或慢性胰腺炎的累及，而导致阻塞性黄疸。一般认为胆总管的直径超过 1 cm 时，可视作病理性变化，如胆总管下端梗阻等。

（五）肝的淋巴管与神经

1. 肝的淋巴管

肝的淋巴管较为丰富，有研究表明肝内淋巴来源于肝细胞与肝血窦内皮细胞之间的窦周隙（Disse 间隙），其生成以起于小叶间组织间隙的毛细淋巴管内皮细胞转运作用（质膜小泡的运输）为主，经浅淋巴管（位于肝实质表面的浆膜下）和深淋巴管（伴随肝静脉和肝门静脉）回流，且浅、深两组淋巴管在接近肝表面处相互吻合。

肝的淋巴流向：①肝浅淋巴管，其向上可经冠状韧带穿膈注入膈上淋巴结和纵隔后淋巴结，经镰状韧带穿膈注入胸骨旁淋巴结；或向下注入肝淋巴结、腹腔淋巴结。②肝深淋巴管，其向下出肝门注入沿肝固有动脉和胆总管配布的肝淋巴结，或直接注入腹腔淋巴结，或经肝胃韧带注入胃左、右淋巴结及贲门淋巴结等；尚有部分淋巴管向上或向下沿肝静脉和下腔静脉注入膈上淋巴结或下腔静脉淋巴结。

浅、深两组淋巴回流过程中，其膈上淋巴结、纵隔后淋巴结、胸骨旁淋巴结输出管的淋巴可直接汇入胸导管下段；肝门淋巴结、贲门淋巴结和胃左、右淋巴结的输出管注入腹腔淋巴结，再经其输出管与肠系膜上、下淋巴结的输出管汇合形成肠干，汇入乳糜池至胸导管。由肝门静脉、肝静脉周围淋巴管导出的淋巴约各占 80% 和 20%。肝的淋巴量甚大，占胸导管引流淋巴总量的 25%～50%，且含有大量蛋白质，有实验证明，其排出量的大小不仅与体内水分的多少有关，还受肝内静脉压的影响，任何增加肝内静脉压的因素均可使肝的淋巴生成增多。由于肝浅、深淋巴管相互吻合，且其注入的淋巴结群较多，故对肝癌的转移或扩散有临床意义。

2. 肝的神经

肝的神经来自左、右迷走神经，腹腔神经和右膈神经，含有内脏运动神经纤维和感觉神经纤维。

（1）内脏运动神经纤维

肝内脏运动的副交感神经纤维主要来自左、右迷走神经的肝支和腹腔支，分别伴随肝的血管经肝门至肝内；其交感纤维来自 $T_4～T_9$ 交感干的内脏大神经，经腹腔神经节——腹腔神经丛的分支，形成神经束或丛（肝丛）伴随肝的血管经肝门入肝。肝血管只接受交感神经维的支配；胆管、胆囊、肝管、肝血窦及肝细胞接受交感神经和副交感神经（迷走神经）的双重支配。

（2）感觉神经纤维

肝内脏感觉神经纤维随交感和迷走神经传入脊髓或脑干；肝被膜、韧带、胆囊和部分胆管的感觉纤维伴随右膈神经传入 $C_4 \sim C_5$ 颈髓。此与颈神经皮支分布区右侧肩背部的感觉传入节段相应，故临床上常有肝胆疾病患者出现右肩背不适、疼痛或触痛的牵涉性痛现象。

二、肝癌的组织形态

（一）正常肝组织学

1. 肝细胞

肝实质细胞占肝细胞总数的 65% 及肝容积的 80%。肝实质细胞偏嗜碱性，切片中的肝索和界板的实质细胞不相连，碎屑样坏死常发生于此。婴儿肝细胞常为双细胞层，之后变成成人型的单细胞层，成人肝细胞有双细胞层则提示再生。在切片上，肝细胞仍呈多角形，直径约 30 μm，边缘清楚，有细胞核，年龄增长可有双核，老年人有多倍体核，细胞体积也增大。细胞内的核糖核酸（RNA）表现为嗜酸性胞质中的嗜碱颗粒。肝实质和肝窦的关系像是海绵的基质和孔隙。肝细胞内可有大小均匀、棕黄色、折光的脂褐素颗粒，若有过多这种色素颗粒即为病理性。对肝细胞进行组织化学染色还可见糖原、白蛋白及一些酶和毛细血管网。

2. 肝血窦

肝血窦位于肝板之间，腔大而不规则，是通过肝板孔连成的血管通路。小叶间静脉和小叶间动脉的终末支穿过界板与血窦相通，血液经肝血窦汇入中央静脉。窦壁由内皮细胞组成。

（1）内皮细胞

内皮细胞扁平，与一般毛细血管内皮相似。内皮细胞是肝血窦壁的主要成分，细胞扁而薄，含核的部分凸向窦腔。扁薄的胞质有许多大小不等的窗孔，小者直径 0.1 μm，大者直径 1 ~ 2 μm，小窗孔常聚集成群，形成筛样结构，孔上无隔膜。胞质内细胞器较少，但吞饮小泡较多。内皮外无基膜，可见散在的网状纤维。内皮细胞间常有 0.1 ~ 0.5 μm 宽的间隙，因此，肝血窦通透性大，血浆中除乳糜微粒外，其他大分子物质均可自由通过，肝细胞产生的脂蛋白等也可通过血窦壁进入血窦，这有利于肝细胞摄取血浆物质和排泄其分泌产物。

（2）库普弗细胞

库普弗细胞是肝内的巨噬细胞，体积较大，形态不规则、多样，胞体大部分凸入腔内，或完全游离于腔内。有时可见库普弗细胞游离于窦周隙，说明细胞的变形游走能力很强。库普弗细胞来源于血液单核细胞，具有活跃的吞噬能力，尤其在吞噬、清除从胃肠道进入门静脉的细菌和异物颗粒方面起关键性作用；还可监视、抑制和杀伤体内的肿瘤细胞，尤其是肝癌细胞。

（3）肝星状细胞

肝星状细胞又称 Ito 细胞、贮脂细胞。其形态不规则，附于内皮细胞外表面、肝细胞表面或伸入相邻肝细胞间。常规染色切片中不易辨认，可通过氯化金浸染法显示。肝星状细胞是肝小叶内的一种间质细胞，有摄取和贮存维生素 A 的功能。电镜下，肝星状细胞的结构特征是胞质内含有许多大小不一的脂滴，粗面内质网和高尔基复合体也较发达。实验证明，肝星状细胞的脂滴内含有维生素 A，当给动物摄入大量维生素 A 后，肝星状细胞及其脂滴显著增多，细胞体积增大，脂滴内贮有维生素 A。肝星状细胞还有产生胶原的功能，在肝纤维化病变中，肝星状细胞增多，其结构类似于成纤维细胞，并产生大量的网状纤维。故认为肝星状细胞是一种特殊的成纤维细胞，在肝正常微环境中，其细胞内形成脂滴，功能以摄取和贮存维生素 A 为主，而合成胶原功能表达受抑制；在病理状况下，肝星状细胞增多并转化为成纤维细胞，合成胶原的功能增强，与肝纤维增生性病变的发生有关，这种变化是近年来研究的热点。

（4）隐窝细胞

隐窝细胞又称肝自然杀伤（NK）细胞，隐窝细胞黏附于内皮细胞，偶尔也与库普弗细胞接触，每 10 个库普弗细胞有 1 个隐窝细胞，注射白细胞介素 -2（IL-2）可使之增加 43 倍。1 区肝窦内隐窝细胞多于 3 区，其形态和血液内及其他器官的 NK 细胞相同，其胞质含嗜苯胺蓝大颗粒。隐窝细胞有低密度和高密度两种，迁徙入肝窦依赖黏附分子，一旦在肝内定居即被活化，能杀伤肿瘤细胞及感染病毒的细胞，其颗粒富含穿孔素，损伤细胞膜；抗体依赖性细胞介导的细胞毒作用（ADCC 反应）；能调节造血组织及骨髓移植物的功能。有库普弗细胞存在时，隐窝细胞杀灭肿瘤细胞的能力增强。

3. 树突状细胞

树突状细胞是体内抗原呈递功能最强的细胞，在肝组织及外周血中很少，多数以其前体细胞形式存在，具有激活细胞毒性 T 淋巴细胞（CTL）和 CD4$^+$T 细胞的能力，并刺激幼稚型 T 细胞增殖，控制着体内免疫反应的过程，是机体免疫反应的始动者，也是其中的中心环节。应用肿瘤抗原刺激树突状细胞，可诱导出针对多种不同肿瘤抗原簇的 CTL 克隆，树突状细胞与肿瘤细胞的融合细胞瘤苗，可用于抗肿瘤及抗人类免疫缺陷病毒（HIV）的治疗。有报道称，将外周血单核细胞与粒细胞 – 巨噬细胞集落刺激因子（GM–CSF）及白细胞介素 –4（IL–4）共同培养 5～7 天，可获大量树突状细胞。

4. 门管区

门管区是由结缔组织包围的脉管在肝门组成肝门管进入肝内，后呈树枝样分支分布，并在肝小叶间的结缔组织中结伴而行，在切片中所见的脉管切面称门管区（门脉区、汇管区）。其内有少量Ⅰ型胶原束、淋巴管和神经纤维，以及少许淋巴细胞和巨噬细胞；如有中性粒细胞和浆细胞则属于不正常。肝小动脉终末支分出包绕胆管的毛细血管丛，又称胆管周围血管丛，有调节胆汁的作用。小动脉管径细，腔小壁厚。门静脉终末支的切面呈衬有内皮的空腔，腔大壁薄并欠规则。胆管管壁是由单层立方上皮组成，下有含"Ⅰ型胶原的基膜层"，这种基膜的抗原性和毛细血管基膜不同。小叶间胆管通过闰管与肝细胞间的毛细胆管相通。淋巴管位于肝门区肝小动脉与门静脉支周围，也见于肝静脉较大分支的静脉壁上。神经束只见于楔形活检切片较大的门管区。门管区周围有肝细胞界板。

5. 胆小管

胆小管位于肝板内，由两个相邻的肝细胞之间局部胞膜凹陷而成的微细管道，在肝板内互相连接成网。胆小管与小叶间胆管之间的细小胆管称闰管赫令管（Hering's canal），此管很短，位于肝小叶的边缘，其上皮细胞呈单层立方形，细胞质比较透明。肝细胞分泌出来的胆汁，不断由胆小管经闰管输入小叶间胆管，后汇合成肝左、右管（即一级胆管）出肝，在肝门内汇合成一根总肝管。正常情况下，胆小管在苏木精 – 伊红染色切片中不易观察到，可用银染法清楚显示。在早期胆汁淤积伴胆栓时胆小管可扩张。

（二）肝的超微结构

1. 肝实质细胞

（1）细胞膜

细胞膜厚约 10 μm，是双层磷脂分子层，中间镶嵌多种蛋白质分子的膜状结构。这些蛋白质具有多种功能，包括作为转运物质的载体，激素、药物和细胞因子、脂蛋白等的受体，各种酶，决定个体特异性和组织移植的抗原簇，以及能量转换器等。细胞膜通过其表面受体胞吞或胞饮作用，将细胞外物质移到胞内传递信息，调控细胞功能。细胞膜上有 Ca^{2+}、K^+、Na^+ 的离子通道和水通道，根据膜两侧的浓度差或跨膜电位差而转运，或通过载体如氨基酸与胆红素的转运，还有经耗能的主动转运，例如，钠泵（Na^+–K^+– ATP 酶）将 K^+ 泵出细胞外，将 Na^+ 泵入细胞内。细胞膜表面还覆有一层黏多糖称糖被，具有黏着、支持和吸收的功能。肝细胞膜由三部分组成，反映了它们不同的功能以及和周围环境的关系。

细胞间膜是相邻肝细胞之间的膜，其紧贴部分较直，其细胞间隙之间有连接复合体，包括紧密连接、中间连接和桥粒等，将相邻的细胞膜紧粘在一起，有时细胞膜有指状突起，插入细胞间隙像栓钉样相互连接。

肝细胞的肝血窦面上，有很多微绒毛，长 0.1 ~ 1.0 μm，可使物质交换面积增大。其中有 Na^+–K^+–ATP 酶、5- 核苷酸酶和碱性磷酸酶等。当膜结构通透性发生改变时，可使肝细胞内的转氨酶及其他酶类逸入血液，表现为血内酶增高。肝血窦的内皮不连续，上有许多窗孔，呈筛板状，它有利于肝细胞的物质交换。窗孔的大小受细胞骨架微丝调节，肝血窦压力骤增、低氧可使窗孔增大，去甲肾上腺素、5- 羟色胺（5-HT）使之收缩，乙醇使之减少。肝血窦底侧膜有摄取结合胆汁酸及有机阴离子的转运器，在胆汁流动形成中有重要作用。

肝细胞的胆小管面亦有微绒毛，但比肝血窦面少而短。正常胆小管管腔为 0.5 ~ 0.8 μm，每一胆小管的剖面含 24 ~ 25 根微绒毛。胆小管的两侧端有紧密连接和纽扣样桥粒，能阻止胆汁流向窦周隙及肝血窦。胆小管膜除含有 5- 核苷酸酶及碱性磷酸酶外，还有 Ca^{2+}–ATP 酶通过此膜，肝细胞将胆汁内各成分泌入管腔。胆小管周围的细胞质还有微丝网，这种微丝含有肌动蛋白和肌球蛋白丝，可维持胆小管张力和协助微绒毛蠕动，促进胆汁的分泌。胆小管膜上有许多转运蛋白，用于转运谷胱甘肽（GSH）、胆盐、其他有机阴离子、有机阳离子、磷脂等。

（2）细胞质

细胞质内含线粒体 1 000 个，占 15% 肝细胞容积的内质网、溶酶体 300 个，高尔基复合体 500 个，过氧化物酶体 300 个。

线粒体：肝细胞内有 400 ~ 800 个线粒体，直径 0.5 ~ 1.5 μm，长 1.5 ~ 4.5 μm，平均容积 0.42 μm³。饥饿时呈圆形或椭圆形，饱食后呈杆形。它有一双层界膜，外膜光滑，内膜向内折叠成许多嵴，嵴上排列有一定量的酶，嵴间腔里充满基质，嵴膜上有很多球形小体，即氧化体。其主要功能有：①供应能量。糖、氨基酸、脂肪的最终分解产物乙酰辅酶 A，都在线粒体内经历三羧酸循环，进行彻底氧化，产生腺嘌呤核苷三磷酸（ATP）。②脂酸的氧化与合成。③氨基酸的氨基转换作用。④尿素合成（鸟氨酸循环）等都在线粒体内进行。线粒体功能失常时，水分进入引起线粒体肿胀，缺氧、中毒或其他疾病时，线粒体可发生肿胀、消失。老年人的线粒体体积增大而数目减少。

内质网：在电镜下肝细胞质内有许多双层膜状结构的囊泡和细管，排列成网状，称内质网，呈扁平形或扩张形。双层膜厚 7 ~ 10 nm，由细胞内陷折叠成连续的管状系统，利于物质交换，位于细胞核邻近的囊泡与细胞核的外膜连接。内质网分两种类型：①粗面内质网。囊泡表面附有富含 RNA 的核蛋白颗粒，称核糖体，电镜下呈电子致密颗粒，光学显微镜下为嗜碱性颗粒物质，是蛋白质合成的场所。核糖体直径 15 ~ 25 nm，附着于内质网膜表面，有的游离于胞质内，核糖体由一大一小的两个亚单位组成，是细胞内与蛋白质合成的主要结构。粗面内质网在 1 区肝细胞中比 3 区肝细胞多。②滑面内质网。囊泡表面光滑无颗粒，在 3 区肝细胞中较多，它与糖原合成和分解有关，葡萄糖 -6- 磷酸酶集中于此。葡萄糖 -6- 磷酸酶缺乏见于糖原贮积症 I 型。胆固醇合成和胆汁酸代谢的部分酶系也在此处。滑面内质网还含有细胞色素 P450 的混合氧化功能酶系，或称药物转化酶，使得脂溶性药物或毒物转变成极性水溶性化物，再经过结合作用从肾脏或胆汁排至体外。药物、类固醇、胆红素结合的酶类，如 UDP- 葡萄糖醛酸转移酶也在滑面内质网内，因此滑面内质网是肝细胞进行生物转化和解毒的主要场所。

溶酶体：呈圆形，直径 1 μm，由一层 6 nm 厚的膜包裹而成，内含 30 ~ 40 种的水解酶类，其最适 pH 值均为酸性，包括酸性磷酸酶、酸性脱氧核糖核酸酶、酸性 RNA 酶、组织蛋白酶、β 葡萄糖苷酸酶、芳香硫酸酯酶、磷蛋白磷酸酶、甘露糖苷酶、β-N- 乙酰葡萄糖胺酶、β 半乳糖苷酶等，这些酶类的作用底物几乎包括了细胞内所有重要的化学成分。正常情况下，它们被溶酶体的脂蛋白膜包围，限制它们与胞质内其他成分发生作用，在肝细胞溶解或坏死过程中，溶酶体膜破裂，溶酶体中的酶释出，溶解肝细胞内其他成分。溶酶体具有分解异物、清除致病菌及衰老或已被破坏的细胞器的作用。

高尔基复合体：电镜下呈重叠在一起的膜性囊状结构，或呈扁平囊，其末端扩大成大小不等的囊泡，膜厚 6～7 nm，大多位于胆小管的邻近或核周围，每个肝细胞含 50 个高尔基复合体，其内腔小，宽 6～9 nm，囊腔中含 30 nm 的极低密度脂蛋白颗粒，在扁平囊周围还有一些小囊泡，有的位于窦周隙的肝细胞间隙内侧，也有的位于细胞核邻近，有的面向胆小管及肝血窦，其平行的双层膜与内质网的双层膜一致。高尔基复合体的主要成分为脂类、蛋白质，还含有酶类及 RNA 等，起积聚物质、加工、转运和分泌作用，在粗面内质网内生成的蛋白质在此加工为脂蛋白和糖蛋白，分泌至血浆中。高尔基复合体也参与胆红素、胆盐等的分泌，它与细胞膜表面的抗原决定簇形成也有关。

过氧化物酶体：为圆形的致密小体，由一层界膜包围，常见于滑面内质网周围，也见于胆小管附近。它含有 L- 氨基酸氧化酶、α- 羟基酸氧化酶、过氧化氢酶，有调节过氧化氢产生和分解的作用。

细胞骨架：包括微丝、中间丝、微管等，仅在高倍电镜下见到，与维持细胞结构的形状、运动、转运及分泌等功能有关。微丝由肌动蛋白微丝、肌球蛋白微丝和辅助蛋白组成，遍布于肝细胞，但在胞膜附近、胆小管周围最为丰富。在胆小管处，微丝插入微绒毛膜，形或紧密连接和黏着小带，对胆汁的生成和转运有重要作用，微丝的功能是稳定胆小管结构和调节管腔大小，推动胆汁流动。中间丝直径为 6～10 mm，与微丝交织在一起，在胆小管周围起支撑作用。微管为细管结构，外径 25 nm，长度不等，其亚单位为小管蛋白，是细胞内运动器官，运送蛋白质、脂类，可影响胆汁生成。

胞质小泡：液态蛋白质通过细胞膜内陷的胞饮作用成为胞质小泡，也可通过胞吐作用将胞内物质排出细胞外。靠近肝血窦面数量很多，它将胆汁成分转运至胆小管腔。

糖原颗粒：分布在滑面内质网附近的胞质内，是能量的贮藏场所。

胞质液：内含可溶性蛋白质，超速离心下，它存在于肝匀浆的上清液中，内有许多重要的酶系，包括糖酵解、磷酸戊糖通路、氨基酸激活、脂酸合成、胆固醇合成等反应中的酶类，还有与蛋白质合成有关的转运 RNA（tRNA）。

缝隙连接和紧密连接：缝隙连接的功能是肝细胞间和细胞内传送信号及生长调节，紧密连接构成胆小管 – 肝血窦屏障并阻止胆汁反流，同时也是胆汁分泌的细胞旁途径，只允许 Na^+ 和水通过。

（3）细胞核

肝细胞内有 1 ~ 2 个核位于细胞中央，含染色质和核仁。染色质主要由螺旋状的脱氧核糖核酸（DNA）和蛋白质（组蛋白为主）组成。在分裂期的染色质即染色体;DNA的代谢很慢，只是在分裂前核内 DNA 才大量合成并增加 1 倍。肝再生和肝肿瘤的肝细胞摄取单核苷酸，合成 DNA 活跃，可见多核细胞，表示生长、分裂异常迅速。肝细胞质和核仁中的 RNA 由细胞核的 DNA 所形成，通过细胞核对细胞的代谢和遗传进行调控。老年人肝细胞核多倍体是细胞分裂减慢，DNA 继续合成所造成的。核仁主要含蛋白质、RNA 和 DNA，电镜下其电子密度较高，边界清晰，无界膜。核仁和 RNA 合成与积累有关，核糖体 RNA（rRNA）即在核仁处形成，故核仁与蛋白质合成有关。

细胞核由两层膜构成，每层厚 6 ~ 9 nm，两层间有 20 ~ 30 nm 的间隙，核膜上有孔，核内外物质经核孔交换，核膜的外层与内质网相连，也可附着核糖体颗粒。核内还可见脂滴、色素颗粒和糖原等包涵物，一般见于病理情况。

肝细胞内各种微器之间关系密切，细胞膜、内质网、线粒体、高尔基复合体及细胞核的膜是一个统一的体系，只是由于不同的生理功能而表现为不同的形式。各微器间既相互分工又密切联系，协同完成肝细胞完整的生理功能。

2. 肝脏的干细胞

被认为藏匿在胆管终末细分支内或在闰管内，类似胆管细胞。肝脏的干细胞可能属于祖细胞，受激活而增殖，可沿不同的细胞系如肝细胞、胆管上皮细胞、肠细胞、胰腺腺泡细胞分化。有研究发现骨髓源性祖细胞可演化为肝细胞，提示在闰管外还存在肝脏干细胞的另一来源，在胚胎期骨髓本身是肝脏祖细胞的存在场所，将其激活为治疗人类疾病提供了新的途径。

肝的干细胞在成年肝中以卵圆形细胞存在，称肝卵圆细胞，其核大，染色质形态多变，游离核糖体多但无其他细胞器，可分化为肝细胞或胆管上皮细胞，具增殖潜能，被认为是肝多能干细胞的前身。部分肝切除后，它可增殖分化为肝细胞。肝卵圆细胞表达多种标志如细胞角质素、波形蛋白、白蛋白等，还表达造血干细胞的标志物 c-kit、CD34。

肝卵圆细胞也可来源于骨髓的造血干细胞，受激活后能表达几种造血细胞的标志物。成年人体内分离出的骨髓干细胞在体外定向分化培养，可分化成肝细胞，其获取率比肝的干细胞获取率更高，可成为肝细胞移植及生物人工肝的干细胞来源。急性和亚急性重型肝炎时，肝卵圆细胞可增殖、分化。当增殖发生变异时，也可发生肝细胞瘤、肝细胞癌和胆管细胞癌。

三、肝脏的生理功能

（一）肝脏的代谢功能

1. 能量代谢

（1）糖代谢

饮食中的糖类经消化后变成单糖，经肠道吸收后，由门静脉到达肝脏，一部分由肝脏合成肝糖原储存，另一部分则经肝静脉进入血液循环被运输到全身组织。糖原是糖在体内的储存形式，在正常情况下，肝糖原的合成和分解保持动态的平衡。一般成年人肝内约含 100 g 肝糖原，达到肝重的 5%。肝脏通过糖原的合成和分解、糖原异生等途径来维持糖类代谢平衡，是体内调节血糖的主要器官。肝脏疾病导致肝功能异常时，常可干扰葡萄糖的代谢，引起低血糖或高血糖。

糖的分解代谢：同体内其他组织细胞一样，肝脏内糖的分解代谢主要有 4 种类型：无氧条件下进行的糖酵解途径、有氧条件下进行的有氧氧化、生成磷酸戊糖的磷酸戊糖通路、生成葡糖醛酸的糖醛酸代谢。这一系列过程所产生的能量和其他反应产物，可保证肝细胞内核酸和蛋白质的代谢，促进肝细胞的再生和肝功能的恢复。

糖原的合成与分解：葡萄糖是生物体能利用的能源，但这种小分子物质不能在细胞内储存，需以糖原的形式储存在胞质内。糖原是由许多葡萄糖分子聚合而成的大分子，可作为能量的储备，在有需要时（禁食、创伤、外科手术等），可在相关酶的作用下迅速转变为小分子葡萄糖，释放到血液中供组织利用。糖原的合成与分解受肾上腺素和胰高血糖素的调节。长期以来，餐后肝糖原储备被认为是肝直接利用葡萄糖合成糖原，现在认为，进食后肝糖原增多，不仅是由葡萄糖直接合成，其中大部分是葡萄糖先在周围组织分解成三碳化合物，再转运到肝内合成糖原，实际上是通过糖异生途径合成糖原。

糖异生：当肝糖原迅速耗尽时，肝脏可把其他非糖物质转变为葡萄糖或糖原，主要包括生糖氨基酸、乳酸、甘油、丙酮酸等，这对维持血糖水平至关重要。当患慢性肝病如肝硬化时，肝内糖原储量减少，糖异生增强，可加重负氮平衡和低白蛋白血症。糖异生受胰岛素、胰高血糖素和肾上腺皮质激素的调节。

（2）蛋白质代谢

从食物来源的外源性氨基酸和机体组织蛋白分解产生的内源性氨基酸，共同构成了肝脏内氨基酸库的来源。肝细胞不停地利用氨基酸合成蛋白质和将蛋白质分解成氨基酸，故肝内蛋白质的代谢极为活跃，更新速度较快，半衰期仅约 10 天。蛋白质代谢一方面可以清除异常的蛋白质，另一方面可以通过酶或调节蛋白来调节蛋白质的合成和分解，进而调节细胞代谢。

氨基酸的分解与生物合成：肝脏是氨基酸代谢的重要器官，大部分氨基酸都在肝脏进行分解代谢。氨基酸分解代谢的主要途径是脱氨基生成氨和相应的酮酸，脱氨基作用可有 4 种类型，即氧化脱氨基作用、转氨基作用、联合脱氨基作用和非氧化脱氨基作用。脱下的氨主要依靠肝脏合成尿素，经肾脏排至体外，酮酸可进一步氧化分解生成 CO_2 和 H_2O，也可转变生成糖或脂肪储存于体内。另一途径则是脱羧基生成 CO_2 和胺，如谷氨酸的分解产物 γ- 氨基丁酸、组氨酸的分解产物组胺和色氨酸的分解产物 5-HT，均具有非常重要的生理功能。在组成人体蛋白质的氨基酸中，必需氨基酸必须从食物中摄取，而非必需氨基酸则可利用某些代谢中间产物合成，如丙酮酸、草酰乙酸、α- 酮戊二酸和3- 磷酸甘油等，从而满足人体的需要。

蛋白质的合成与分解：除维生素外，氨基酸几乎可以转变为体内各种含氮物质，如蛋白质、肽类激素、肌酸、辅酶等，进入血液循环供全身器官组织需要。肝脏可利用氨基酸合成蛋白质，还可利用糖、脂肪转化为蛋白质。肝脏旺盛的蛋白质代谢，不仅表现在其本身结构性酶的迅速更新，还表现在不断地合成多种血浆蛋白，特别是白蛋白。白蛋白作为体内各种组织蛋白更新的重要来源，肝脏是其体内合成的唯一场所。肝细胞均具有合成白蛋白的功能，但正常肝内只有约 15% 的肝细胞合成并分泌白蛋白，故只有当肝细胞广泛受损时，临床上才出现明显的低白蛋白血症。此外，个体的营养状态、血管内胶体渗透压、甲状腺激素、肾上腺皮质激素、创伤及手术均会影响白蛋白的水平。

肝脏在血浆蛋白质的分解代谢中也起重要作用。肝脏表面有特异性受体可识别某些血浆蛋白质，如铜蓝蛋白、$α_1$- 抗胰蛋白酶等，经胞饮作用被吞入肝细胞，再被溶酶体水解酶降解。降解后的氨基酸又可在肝脏进行转氨基、脱氨基、脱羧基等进一步分解。除了支链氨基酸在肌肉中分解外，其余氨基酸特别是芳香族氨基酸主要在肝脏分解。所以患严重肝病时，血浆中支链氨基酸与芳香族氨基酸的比值下降。

（3）脂肪代谢

肝脏在脂肪的消化、吸收、分解、合成及运输等代谢过程中有重要作用。首先，脂肪依赖肝脏分泌的胆汁方可被消化吸收。消化吸收后的一部分脂肪进入肝脏，以后再转变为体脂而储存。饥饿时，储存的体脂可先被运送到肝脏，然后进行分解。其次，肝脏是氧化分解脂肪酸的重要场所，也是体内生成酮体的主要场所。β氧化过程释放的能量可供肝脏自身需要，而酮体须经血液循环到其他组织（心、肾、骨骼肌等）方可被氧化利用，是这些组织的良好供能原料。当脂肪代谢紊乱时，可使脂肪堆积于肝脏内形成脂肪肝。

脂肪酸的分解：脂肪酸是机体的主要能量来源之一，在氧气充足的情况下，可通过β氧化分解产生 CO_2、H_2O 和大量能量，其中约有 40% 可为机体利用合成高能化合物。脂肪酸 β 氧化也是脂肪酸的改造过程，可将长链脂肪酸改造成长度适宜的脂肪酸而为机体代谢所需。脂肪酸分解产生的乙酰辅酶 A 还是许多重要化合物合成的原料，如胆固醇、胆汁酸和类固醇激素等。

脂肪酸的合成：人体内的脂肪酸大部分来源于食物，即外源性脂肪酸，在体内被加工利用。同时肝脏还可利用糖和蛋白质转变为脂肪酸及内源性脂肪酸，用于三酰甘油的生成和能量储存。胰岛素、胰高血糖素、肾上腺素及生长素等均参与对脂肪酸合成的调节，其中胰岛素是调节脂肪代谢的主要激素，能诱导乙酰辅酶 A 羧化酶、脂肪酸合成酶和柠檬酸裂解酶的合成，以及乙酰辅酶 A 羧化酶的去磷酸化而使之活性增强，从而促进脂肪酸的合成。

2. 其他物质代谢

（1）胆固醇代谢

肝脏是体内合成胆固醇最旺盛的器官，每天合成 1.0 ~ 1.5 g，约占全身总合成量的 80%。肝内胆固醇的代谢主要包括以下几个方面：①内源性胆固醇的合成受激素调控，其中胰高血糖素抑制胆固醇合成，胰岛素促进其合成；而甲状腺素同时具备促进胆固醇合成和促进胆固醇转变为胆汁酸的作用，后者的作用更强，故甲状腺功能亢进时患者血清胆固醇含量下降。②胆固醇在卵磷脂 – 胆固醇酰基转移酶（LCAT）的作用下形成胆固醇酯，在正常人空腹血清中占胆固醇含量的 50% ~ 70%。肝病患者体内的 LCAT 活力减低，故血浆内胆固醇酯与游离胆固醇的比值降低。③胆固醇在肝脏进行降解，可分解成为胆汁酸，还原为双氢胆固醇或未经转化即从胆汁中排出。④血液中胆固醇浓度升高可反馈抑制肝脏中胆固醇的合成，而且周围组织内的胆固醇转运至肝脏需要肝脏合成的脂蛋白的协助。

（2）胆汁酸代谢

胆汁酸是由胆固醇在肝内转化而来，是胆汁的重要组成成分。胆汁酸可促进食物内脂肪的消化和吸收，而且胆汁酸的分泌是形成胆汁流动的主要推动力，并可抑制胆固醇在胆汁中析出。胆汁酸按照化学结构可分为两类：游离型胆汁酸，包括胆酸、脱氧胆酸、鹅脱氧胆酸和少量的石胆酸；结合型胆汁酸为上述游离型胆汁酸与甘氨酸或牛磺酸结合的产物。胆汁酸的合成量远不及肠道内食物消化所需的量，故排出的胆汁酸约95%可通过肠肝循环回收。胆汁酸的合成受核受体的调节并受到通过肠肝循环回收到肝脏的胆汁酸的负反馈调节。在胆汁淤积性疾病患者中，胆汁酸从胆道排出障碍，故改为从肾脏排出。

（3）胆红素代谢

血红蛋白、细胞色素和肌红蛋白中的血红素是胆红素的主要来源。结合胆红素在外周血中含量很低，游离胆红素因可透过血脑屏障和肝血窦的肝细胞膜对组织造成损伤，故需通过血浆白蛋白运载至肝脏；经肝细胞摄取后反应形成结合胆红素，后经肝细胞排入胆道。任何一个环节的障碍都可致胆红素积聚于血液内而出现黄疸。结合胆红素在小肠内基本不能被重吸收，在回肠末端和结肠内被细菌分解成尿胆原后，可有小部分被重吸收至肝脏。

（4）磷脂代谢

肝脏是合成磷脂的重要器官，不仅能够满足本身的需要，还能够合成血浆中的磷脂。肝内磷脂的合成速度可因大量摄取胆固醇，膳食内缺乏胆碱、甲硫氨酸或肌醇而减慢，从而使肝内脂肪代谢紊乱，造成脂肪肝。胆碱、胆胺、半胱氨酸和甲状腺激素可加速磷脂的合成。

（5）脂蛋白代谢

脂蛋白是由不同分子的脂类与载脂蛋白结合而成，有利于运输和代谢。根据其密度的大小可分为乳糜微粒、极低密度脂蛋白、低密度脂蛋白和高密度脂蛋白。它们可将食物中的脂类运载至周围组织和肝脏，并可将肝脏合成的三酰甘油和胆固醇从肝脏释出。

（6）维生素代谢

肝脏可储存脂溶性维生素，人体约95%的维生素A都储存在肝内，维生素C、维生素 D、维生素 E、维生素 K、维生素 B_1、维生素 B_6、维生素 B_{12}、烟酸、叶酸等多种维生素均在肝内储存和代谢。肝脏实质性疾病或是胆道阻塞时，可继发维生素 A 缺乏而出现夜盲或皮肤干燥综合征，维生素 D 缺乏而出现骨质营养不良，维生素 K 缺乏而导致出血倾向等。

（7）激素代谢

正常情况下，各种激素的生成与灭活处于相对平衡状态，许多激素如醛固酮、肾上腺皮质激素、抗利尿激素、性激素、胰岛素、甲状腺激素、类固醇激素等，在肝内灭活，然后随胆汁或尿液排至体外。如胰岛素是通过肝脏产生的特异性谷胱甘肽－胰岛素转氢酶水解而灭活；雄激素在肝脏有两个主要代谢途径：60% ~ 70% 的睾酮在肝脏降解后随尿液排出，其余的形成两种有活性的代谢物，即经还原酶作用被还原的双氢睾酮和经芳香化酶作用转变而来的雌激素。肝功能长期受损时可出现激素灭活障碍：胰岛素降解障碍，出现高胰岛素血症，从而影响糖代谢，造成低血糖及糖耐量降低；雌激素灭活障碍，且外周芳香化酶活性增高使雄激素向雌激素转化，女性患者可发生月经失调、闭经、不孕等，男性患者常有性欲减退、睾丸萎缩、乳房发育等表现；此外，雌激素过多会引起小动脉扩张，患者可出现蜘蛛痣、肝掌；醛固酮和抗利尿激素的灭活障碍可引起钠和水在体内潴留而发生水肿，从而造成腹腔积液的形成及加重。

（二）肝脏的生物转化功能

1. 生物转化的概念

人体内经常存在一些非营养物质，既不能构成组织细胞的结构成分，又不能供能，其中一些对人体有一定的生物学效应或毒性作用，机体在排出这些物质以前常将其进行各种代谢转变，这一过程称为生物转化。肝是机体内生物转化的主要器官。

生物转化的生理意义在于它对体内的非营养物质进行转化，使其生物学活性降低或消除（灭活作用），或使有毒物质的毒性减低或消除（解毒作用）。更为重要的是生物转化作用可将这些物质的溶解性增高，变为易于通过胆汁或尿液排至体外的物质。

2. 肝内生物转化反应的主要类型

生物转化过程包括氧化、还原、水解等反应，使非营养物质分子中某些非极性基团转变为极性基团，亲水性增强；但有些化合物还必须进一步与葡糖醛酸、硫酸或氨基酸等极性更强的物质相结合，以得到更大的溶解度。实际上，许多物质的生物转化反应非常复杂，往往需要经历不同类型的转化反应。同一类物质可因结构的差异而经历不同类型的生物转化反应，甚至同一物质可经过不同的生物转化途径产生不同的生物转化产物。

（1）氧化反应

微粒体依赖细胞色素 P450 的单加氧酶系：氧化反应是最多见的生物转化反应，由肝细胞中多种氧化酶系所催化，其中最重要的是存在于微粒体内依赖细胞色素 P450 的单加氧酶，在该系统所催化的反应中，由于氧分子中的一个氧原子掺入底物，而另一个氧原子使还原型辅酶Ⅱ（NADPH）氧化生成水，即一种氧分子发挥了两种功能，故又称混合功能氧化酶，从底物的角度来看，只掺入一个原子的氧，称单加氧酶。催化许多脂溶性物质从分子氧中接受一个氧原子，生成羟基化合物或环氧化合物。这是肝中非常重要的代谢药物与毒物的酶系统。进入人体的外来化合物约一半以上经此系统氧化。

线粒体单胺氧化酶系：存在于线粒体内的单胺氧化酶（MAO）是另一类参与生物转化的氧化酶类，它是一种黄素蛋白酶，可催化单胺类氧化脱氨生成相应的醛类，后者进一步在胞液中醛脱氢酶（ALDH）的催化下氧化成酸。肠道细菌作用于蛋白质、多肽和氨基酸所生成的各种胺类，如组胺、酪胺、色胺、尸胺和腐胺等在肠壁细胞与肝细胞内均按此氧化脱氨方式处理，使之丧失生物活性。

醇脱氢酶与醛脱氢酶系：肝细胞内含有非常活跃的醇脱氢酶（ADH），可催化醇类氧化成醛类，后者再经醛脱氢酶的催化生成酸。人类摄入的乙醇可被胃（吸收 30%）和小肠上段（吸收 70%）迅速吸收。吸收后的乙醇 90% ~ 98% 在肝代谢，2% ~ 10% 经肾和肺排至体外。人类血液中乙醇的清除率为 100 ~ 200 mg/（h·kg），70 kg 体重的成人可代谢 7 ~ 14 g/h 乙醇，大量饮酒除经 ADH 氧化外，还可诱导微粒体乙醇氧化系统（MEOS）。MEOS 将乙醇通过细胞色素 P450 代谢为乙醛。只有血液中乙醇浓度很高时，此系统才显示催化作用。乙醇的持续摄入或慢性乙醇中毒时，MEOS 活性可诱导增加 50% ~ 100%，代谢乙醇总量的 50%。值得注意的是，乙醇诱导 MEOS 活性不但不能使乙醇氧化产生 ATP，还可增加对氧和 NADPH 的消耗，造成肝内能量的耗竭，加大肝细胞区域的氧耗梯度。乙醇经上述两种代谢途径氧化均生成乙醛,后者在 ALDH 的催化下进行氧化。

（2）还原反应

肝细胞微粒体中有 NADPH 和还原型细胞色素 P450 供氢的还原酶类，主要是硝基还原酶类和偶氮还原酶类。硝基还原酶可使对硝基苯甲酸、硝基苯、氯霉素等的硝基还原成氨基，该反应在厌氧条件下进行，由还原型辅酶Ⅰ（NADH）供氢。偶氮还原酶由NADPH供氢，中间经氢偶氮复合物最后生成胺，反应可在有氧条件下进行。

（3）水解反应

肝细胞的胞质与微粒体中含有多种水解酶类，可将脂类（普鲁卡因）、酰胺类（异丙异烟肼）和糖苷类化合物（洋地黄毒苷）水解，以减低或消除其生物活性。这些水解产物通常还需进一步反应，以利排至体外。

（4）结合反应

肝细胞内含有许多催化结合反应的酶类，凡含有羟基、羧基或氨基的药物、毒物或激素均可与葡糖醛酸、硫酸、GSH、甘氨酸等发生结合反应，或进行酰基化和甲基化等反应。其中，与葡糖醛酸、硫酸和乙酰基的结合反应最为重要，尤以葡糖醛酸的结合反应最为普遍。

葡糖醛酸结合反应：肝细胞微粒体中含有非常活跃的葡糖醛酸基转移酶（UGT），它以尿苷二磷酸α-葡糖醛酸（UDPGA）为供体，催化葡糖醛酸基转移到多种含极性基团的化合物分子中（如醇、酚、胺、羧酸类化合物等）。

硫酸结合反应：3'-磷酸腺苷-5'-磷酰硫酸（PAPS）是活性硫酸供体，在肝细胞胞质硫酸基转移酶的催化下，将硫酸基转移到多种醇、酚或芳香胺类分子上，生成硫酸酯化合物。

酰基化反应：肝细胞胞质中含有乙酰基转移酶，催化乙酰基从乙酰辅酶A转移到芳香族胺化合物，形成乙酰化衍生物。此外，大部分磺胺类药物在肝内也通过这种形式灭活。但应指出，磺胺类药物经乙酰化后，其溶解度反而降低，在酸性尿液中易于析出，故在服用磺胺类药物时应服用适量的小苏打，以提高其溶解度，利于随尿液排出。

GSH结合反应：GSH在肝细胞胞液GSH S-转移酶催化下，可与许多卤代化合物和环氧化物结合，生成GSH结合产物。此酶在肝中含量非常丰富，占肝细胞可溶性蛋白质的3%。生成的GSH结合物主要随胆汁排至体外，不能直接从肾排出。然而，肾和肝胆小管上皮均含有γ-谷氨酰转移酶，可分解GSH结合物，并在其他酶的协助下生成硫醚氨酸，并随尿排至体外。

甘氨酸结合反应：甘氨酸在肝细胞线粒体酰基转移酶的催化下可与含羧基的外源化合物结合。首先含羧基的物质在酰基辅酶A（CoA）连接酶催化下生成活泼的酰基CoA，后者在酰基转移酶的催化下，其酰基转移到甘氨酸的氨基上。

甲基化反应：体内一些胺类生物活性物质和药物可在肝细胞胞质和微粒体中甲基转

移酶的催化下，通过甲基化灭活。S-腺苷甲硫氨酸（SAM）是活性甲基供体。

3. 影响生物转化作用的因素

肝的生物转化作用受年龄、性别、疾病、诱导物、抑制物等体内外因素的影响。新生儿肝中酶体系还不完善，对药物及毒物的耐受性较差；老年人肝的重量和肝细胞数量明显减少，肝微粒体代谢药物的酶不易被诱导，对许多药物的耐受性下降，服用药物后，易出现不良反应。

肝功能低下可影响肝的生物转化功能，使药物或毒物的灭活速度下降，药物的治疗剂量与毒性剂量之间的差距减小，容易造成肝损害。对肝病患者用药应当慎重。药物或毒物本身可诱导相关酶的合成，长期服用某种药物可出现耐药性。由于许多物质的生物转化反应常受同一种酶体系的催化，因此同时服用几种药物时可发生药物之间对酶的竞争性抑制作用，影响其生物转化。

（三）肝脏的吞噬及免疫功能

肝脏中吞噬和非特异免疫功能主要与库普弗细胞有关，肝脏固定的巨噬细胞即库普弗细胞位于肝血窦内，库普弗细胞能吞噬胶体颗粒、某些染料、衰老或损坏的红细胞及白细胞、微生物以及抗原-抗体复合物等，未被血液中性粒细胞吞噬的细菌进入肝脏后亦可被库普弗细胞所吞噬。

巨噬细胞在不同的脏器内具有各自的特点，例如，肺泡的巨噬细胞依靠氧化磷酸化作用而得到能量，其他脏器的巨噬细胞则依靠糖原酵解作用而得到能量。肝脏、脾脏以及骨髓中的固定巨噬细胞的数量维持动态平衡。

库普弗细胞除吞噬功能外，还有特异免疫应答和调节的作用，归纳如下：①在免疫过程的感应阶段提供抗原，实现抗原信息的呈递。②在免疫过程的反应阶段，库普弗细胞分泌白细胞介素-1（IL-1），对 Th 细胞和 B 淋巴细胞均有促增殖作用。③在免疫过程的效应阶段，库普弗细胞表面的 Fc 受体与亲细胞型 IgG 特异抗体结合，从而更有效地杀伤靶细胞或起吞噬调理作用。

（四）肝脏的再生功能

肝脏是成年人体内唯一在损伤后具有明显再生能力的重要器官。肝部分切除后，啮齿类动物肝脏可在 10 天内长大至接近原来的重量，而人类需要数周至数月。肝脏移植后，可按照新的宿主的身体尺度而生长（有丝分裂）或缩小（细胞凋亡）。

肝脏再生的启动是由于肝损伤后肝脏微环境发生改变，增强了对严重受损细胞的清除和对轻度受损细胞的修复，以及存活细胞的增殖来取代死亡细胞，最终使肝脏恢复到原有的健康状态。而且，为了保证组织的完整性，需要平衡肝脏重建的各种细胞群：如肝细胞、胆管上皮细胞、内皮细胞、星状细胞、淋巴细胞、巨噬细胞以及支持以上细胞的细胞外基质。但是这种再生常被干扰，或是难以发生，或者是以一种无序或不完全的方式再生。这种再生异常对肝硬化、肝癌的病理发生过程及暴发性肝衰竭起促进作用。

目前，关于参与再生的肝细胞的来源尚有争议，多认为有三个来源：①原来静止的正常肝细胞增殖，这种代偿性机制可见于部分肝切除和实验动物四氯化碳中毒时。②肝内干细胞的激活，形成肝细胞或胆管细胞，可见于毒物如氨基半乳糖对鼠肝的损害或人类的肝大块性坏死。③来自骨髓的干细胞，一般不会生成肝实质细胞，而是生成如肝血窦内皮细胞、库普弗细胞和胆管细胞等非实质细胞。

目前，公认的启动肝细胞周期的信号包括：肝细胞生长因子（由所有主要的非实质性肝细胞合成）、表皮生长因子（EGF，在唾液腺及肝细胞中合成）、转化生长因子 –α（TGF–α，由肝细胞合成）和肿瘤坏死因子（TNF）。一般认为肝再生包括 3 个阶段：启动、增殖和终止。在启动阶段，信号通路或蛋白包括转录激活蛋白 –1（AP-1）、核因子 –κB（NF–κB）、信号转导与转录激活因子 3（STAT3）、胞外信号调节激酶（ERK）等，参与这个阶段的各种细胞因子和生长因子的活动都是经过精细调控的。再生过程中，肝细胞可表达多种引导复制过程的细胞周期蛋白，包括细胞周期蛋白 D1 和细胞周期蛋白 E，还可表达 EGF 和肝细胞生长因子（HGF）等多种生长因子，同时肝细胞也可表达多种炎性因子，如肿瘤坏死因子 –α（TNF–α）和白细胞介素 –6（IL–6）等。在肝切除术后体现为：肝切除术后 48 h 内，残肝的重量增加不明显，肝细胞 DNA 合成不活跃，增殖系数相对较低，即为启动状态；48 h 后，残肝的重量增加较快，DNA 的合成在 48 ~ 72 h 达到高峰，是肝细胞增殖最活跃的时期。

肝细胞再生的复杂过程尚未被充分了解，但显然多种细胞来源的细胞因子和生长因子参与此过程。此外，肠源性内毒素、胰腺激素、活化的库普弗细胞及肝血窦血流均对肝细胞的再生有影响：内毒素刺激 TNF 分泌，而 TNF 刺激库普弗细胞分泌 IL–6，是肝细胞再生的重要介质。HGF 及 TGF–β 结合于细胞外基质。胰岛素和胰高血糖素支持肝细胞在培养基和体内生长。

（五）肝脏的凝血和造血功能

1. 凝血

血液凝固是酶催化的过程。血浆中的凝血因子在血小板、Ca^{2+} 等的作用下，使纤维蛋白原转变成纤维蛋白——血液凝固。近年来的研究结果认为人体的止血机制并不单纯由血液凝固来完成，它包括血管、血小板、凝血及抗凝系统等方面互相关联因素的作用，最后达到血液凝固。

正常血液凝固过程可以分为三个阶级：凝血活酶或称凝血原酶复合物形成期、凝血酶激活期及纤维蛋白生成期。许多凝血因子在肝脏内合成。凝血可以通过内源性凝血系统及外源性凝血系统两条途径进行。

（1）内源性凝血系统

在体内血管内皮损伤后，带负电荷的胶原纤维暴露，它与凝血因子Ⅻ（F Ⅻ）分子中的精氨酸残基反应，改变其空间结构，而使 F Ⅻ 被激活为 F Ⅻa。同时前激肽释放酶转变为激肽释放酶和高分子量的激肽原（即 Fitzgerald 因子）一起促使更多的 F Ⅻa 产生，进而 F Ⅺ 被激活成 F Ⅺa，与 F Ⅷ、Ca^{2+}、血小板因子 -3（PF-3）四者形成复合物，促使 F Ⅹ 激活成 F Ⅹa。F Ⅹa 与 F Ⅴ、Ca^{2+}、PF-3 形成凝血活酶。

（2）外源性凝血系统

组织凝血活酶（F Ⅲ）广泛存在于各种组织细胞的内质网中，当它进入血循环即可激发外源性凝血系统。在 F Ⅲ、F Ⅶ、Ca^{2+} 的作用下促使 F Ⅹ 转变为 F Ⅹa。F Ⅹa、F Ⅴ、Ca^{2+}、磷脂形成的复合物称为凝血活酶。在凝血活酶作用下使凝血酶原转变为凝血酶，在凝血酶作用下，使纤维蛋白原形成纤维蛋白，血液便发生凝固。F Ⅷ 主要亦在肝内合成，又名抗血友病球蛋白，近年来研究又观察到它的高分子部分是抗原性部分，还观察到它附着于血管壁。肝脏能合成大多数凝血因子，所以当有肝脏疾病时，其凝血因子均可产生代谢方面的改变，故测定凝血因子可作为一项肝功能检查。

2. 造血

胎儿时期肝脏为主要的造血器官，成年后由骨髓取代。在某些病理情况下肝脏造血功能可恢复，如由慢性失血所致的红细胞出现小细胞性；危重肝病在严重贫血与溶血的同时，可出现棘细胞；肝炎时嗜酸性细胞增多，此时肝脏释放大量嗜酸性细胞趋化因子以吞噬抗原 - 抗体复合物。正常时肝内静脉窦可储存一定量的血液，在机体失血时，可从肝内静脉窦排出较多的血液，以补偿周围循环血量的不足。

第二节 中西医对肝癌的认识

一、中医学对肝癌的认识

（一）中医学对与肝癌有关脏腑功能的认识

1.肝癌的临床表现及中医学描述

肝癌的主要临床表现为肝区肿块、疼痛、消瘦、乏力、黄疸、腹水。

中医学中有关肝癌的症状、体征记载很多，虽无肝癌这一病名，但仍有脉络可循，均归类于相应疾病门：如黄疸归于黄疸门，腹水归于腹水或臌胀门，肝区肿块归于脾积门，乏力、消瘦归于虚劳门，发热和疼痛归于肝痈门。

肝癌临床特征：多表现为肝脾同病、气滞血瘀、湿热毒邪内蕴之征，晚期多表现为阴液枯竭、瘀毒互结、水湿内停之候，临床辨治当抓住肝脾两脏病的生理变化。

2.肝、脾的生理功能

（1）脾的生理功能

脾位于中焦，在膈之下，与肝相邻，是消化系统的主要脏器。

脾是气血生化的主要来源，有"后天之本""气血生化之源"之称，主运化食物和水液，是维持人出生后机体生命活动的基本保证。脾主升清，主统血，合肌肉，主四肢，开窍于口，其华在唇，涎为脾之液，在志为思。

（2）肝的生理功能

肝位于上腹部，右胁之内，横膈之下，肝为藏血之脏，储藏血液，调节血量，有"体阴而用阳"之说。主疏泄，调畅气机和情志，促进血和津液的运行，促进饮食的消化和吸收。此外，女子的月经和排卵、男子的排精均与肝的疏泄有关。肝在五行属木，性生发，喜条达而恶抑郁，其性刚强，故有"刚脏"之称。肝在体合筋，其华在爪，开窍于目，泪为肝之液，在志为怒。

3.肝、脾的相互关系

（1）生理关系

脾胃正常的运化和升降功能有赖于肝气的正常疏泄，肝的疏泄功能正常，气机条畅，则脾胃升降有序，运化功能健全。同时，脾为后天之本，气血生化之源，脾气健运则生化有源，肝血得充。肝血充足，又能制约肝阳，防其太过，而使肝气冲和条达。

（2）病理关系

脾病可影响于肝，脾气不足，血无化生之源，或脾不统血，失血过多，可累及于肝，形成肝血不足。脾失健运，水湿内停，日久蕴积生热，湿热蕴蒸，使肝胆疏泄不利，可形成黄疸。反之，肝病也可影响于脾，肝失疏泄，可影响脾胃运化和升降，形成肝脾不调或肝胃不和的证候。如胸胁痞满、食欲缺乏、嗳气不舒或食后腹胀，就是肝失疏泄，影响脾胃功能造成的。由此可见，脾病传肝，肝病及脾，肝脾两脏在病变上相互影响。

（二）肝癌的病因病机

1.病因

中医认为肝癌的发生与感受湿热邪毒、长期饮食不节、嗜酒过度以及七情内伤等引起机体阴阳失衡有关。感受邪毒、饮食损伤、脾气虚弱、肝气抑郁是肝癌的主要病因，而正气亏虚、脏腑失调则是发病的内在条件。《金匮要略》论"黄疸"病因谓："黄家所得，从湿得之。"《张氏医通》谓："嗜酒之人，病腹胀如斗……此得之湿热伤脾阴，不能统血，胃虽受谷，脾不输运，故成痞胀。"《诸病源候论》所谓"寒温失节……食饮不消，聚结在内，渐染生长……人即柴瘦，腹转大"是也。虽然肝癌的病因为"从湿得之""湿热伤脾""寒温失节""食饮不消"，但能否发病则决定于正气的盛衰。如《医宗必读》指出"积之成也，正气不足，而后邪气踞之"。说明正气虚弱，邪气乘袭，蕴结于肝，肝气郁结，气机受阻，血行不畅，痰瘀相互，形成痞块，乃致肝癌。《诸病源候论》强调"积者……聚者……皆由阴阳不和，风冷搏于脏腑而生积聚也"。《活法机要》指出："壮人无积，虚人则有之。皆由脾胃怯弱，气血两衰，四时有感，皆能成积。"

（1）情志因素

中医学认为该病多因情志不舒，喜怒失常，忧愁和暴怒等精神情绪变化，导致气机不畅，血行受阻，日积月累而见脏腑功能失调，抵抗力减弱。在营养缺乏、饮食不节、寒温不时、嗜酒过度、邪毒外侵等因素下诱发而成。

（2）外邪入侵

中医学认为本病由于湿热等六淫之邪留滞经脉，聚于脏腑，致使气滞血瘀，或气血失调，或肝肾阴虚，日久而成。也有学者认为局部癌肿是热毒、积滞、瘀血、痰饮等在一定条件下相互聚结而成。其病机则是"因病致虚"，即患者虽可同时具有邪毒积聚和气血虚弱的表现，但其病因病机的基础是外邪入侵。

（3）正气虚弱

中医学认为正气虚弱是肿瘤发生的重要因素。正虚由于程度和阶段不同，可能有显露和隐蔽的两种情况存在，再加上外感六淫疫病（乙肝、肝寄生虫）、饮食失调（酒精性肝病、营养不良）、七情内伤（精神创伤）、脏腑虚损（主要可能是脾虚）、气血失和等因素而引发。

（4）内外因素结合

内因为主，中医学认为本病是由内因和外因相互作用而产生的病理产物，患者正虚和邪实共存，但以正虚为主，病机是一种因虚致病，本虚标实。故临床表现为全身性虚、局部性实的疾病。

2. 病机

肝癌病位在肝，中医脏腑学说认为肝为刚脏，主疏泄，喜条达，恶抑郁。肝藏血，其生理特点为体阴用阳。肝癌的病机为脾气虚弱、肝郁气滞、疏泄无权、肝郁化火。李东垣在《兰室秘藏》中认为："推其百病之源，皆因饮食劳倦而胃气、元气散解，不能滋荣百脉、灌溉脏腑、卫护周身之所致也。"同时也在《脾胃论》中提到"脾病，当脐有动气，按之牢若痛，动气筑筑然坚牢，如有积而硬，若似痛也，甚则亦大痛，有是则脾虚病也"。故肝癌患者常有纳呆、乏力、恶心、腹胀、消瘦等临床症状。王旭高在《西溪书屋夜话录》中曰："肝火燔灼，游行于三焦，一身上下内外皆能为病，难以枚举，如目红颧赤，痉厥狂躁，淋秘疮疡，善饥烦渴，呕吐不寐，上下血溢皆是。"故本病常有门静脉高压致消化道出血。肝癌病变过程中每见肝火炽盛、肝血失养，导致伤元气，耗肝阴；当肝郁化火、肝盛犯脾，则脾气更虚；至肝阴枯竭、肝损及肾，则肾水亏。故肝癌病变于肝，病机则与脾、肾关系密切，临证诊治，宜时时顾及益脾气、疏肝气、养肝阴、滋肾水。

根据病期区分病因病机，本病早期与湿阻或轻度气滞有关，而患者体质以脾虚为主。

中期出现气滞、血瘀、湿热、热毒的表现。后期常见阴虚、津亏。早期病理上癌变的关键可能是脾虚，晚期可出现肝肾诸脏的虚象。

（1）早期

病在肝，肝病及脾，正胜邪毒尚不强大，其主证及病机如下。

肝郁脾虚：两胁或右胁胀痛、坠痛，胸闷不舒，生气后加重，纳呆恶心，气短乏力，消瘦，腹大胀满，舌淡苔白，脉弦细。肝主疏泄条达，肝气不疏，阻于胁络，则见两胁或右胁胀痛、坠痛；疏泄失常，气机不畅，则胸闷不舒，生气后加重；肝郁乘脾，脾运失职，故见纳呆恶心，腹大胀满，气短乏力；生化乏源，则形体日渐消瘦。

气滞血瘀：胁痛如刺，痛引腰背，定着不移，入夜更剧，胁下痞块巨大，舌质紫黯，有瘀点、瘀斑，脉沉细或涩。气郁日久，必生瘀血，阻于肝络，不通则痛；瘀血阻络，则胁痛如刺，痛引腰背，定着不移；肝血为阴，夜为阴时，故入夜痛剧。

（2）中期

病在肝脾两脏，波及于胆，邪胜正气渐衰，湿热瘀血既为病理产物，又为邪气。其主证及病机如下。

湿热结毒：病势加剧，发热汗出，口干口苦，心烦易怒，身目皆黄，胁肋刺痛，腹胀腹满，恶心纳少，便干尿赤，舌质红绛，舌苔黄腻，脉弦滑或数。气有余便是火，肝郁日久化热化火，火热蕴于肝胆，致口干口苦，心烦易怒；湿热阻于胆道，故身目发黄；脾虚湿热内蕴，则见腹胀腹满，恶心纳少；舌脉均显瘀毒火热之征。

脾虚湿困：腹大胀满，如囊裹水，上腹结块，身重纳呆，神疲乏力，便溏或腹泻，小便短少，肢楚足肿，舌淡胖，苔白腻，脉沉细或濡。脾虚不能运化水湿，水湿停于中焦，则腹大胀满，如囊裹水，便溏或腹泻；水湿日久成积，可见上腹结块；脾主四肢，水湿内停，则身重纳呆，神疲乏力。

（3）晚期

正气衰败，邪毒鸱张，病由肝、脾波及肾脏，先天之脏受损，病及终末。其主证及病机如下。

肝肾阴虚：胁肋隐痛，绵绵不休，纳少消瘦，低热盗汗，五心烦热，头晕目眩，黄疸尿赤，或腹胀如鼓，青筋暴露，呕血便血，皮下出血，舌红少苔，脉虚细而弱。毒热之邪属阳，阻于肝胆，易耗伤肝阴，日久肝血亏耗，气阴两虚，故胁肋隐痛；肝肾同源，肝阴亏损必伤肾阴，阴虚内热，血热妄行，兼以邪毒内蕴，故见烦热、低热、黄疸、尿赤、呕血、便血、皮下出血；肝气横逆，脾虚不运，水湿不化，瘀血内停，则腹胀如鼓，青筋暴露。

脾肾阳衰：腹大胀满，入暮尤甚，脘闷纳呆，神疲畏寒，肢冷浮肿，腰酸便溏，小便短少，面色晦暗，舌淡胖有齿痕，脉沉细无力。脾肾阳衰，不能主水行水，水湿内停，则腹大胀满，浮肿；肾虚则腰酸，脾虚则脘闷纳呆，神疲便溏；阳气不达四末，则畏寒肢冷，水为阴，入暮阴气渐盛，诸证加重；苔、脉为一派气虚阳衰表现。

总之，目前中医对原发性肝癌的病因病机的认识尚未完全统一，上述看法具有一定的代表性，也反映了该病的多因素病因和复杂的病机，其共性可能仍与历代医家所描述的体内的"正气不足"和外来的"邪气滞留"有关。肝癌是由正虚和邪实共存，内因和外因相互作用而产生的病理产物。从病机上看，本病是一种因虚致病、本虚标实的疾病，故临床上出现全身表现为虚、局部表现为实的现象。

（三）肝病中医防治体系的形成

1. 肝病中医防治体系初步形成（西周至秦汉时期）

医学史告诉我们，有了人类，就有了认识和防治疾病的意识活动。早在远古时期，人类为了免遭自然灾害与各种疾病的侵袭，就开始采取一些简便易行的方法医治疾病。《周礼》曾载有"四时流行病"和"五毒"之药；《礼记》曰："孟春行秋令，则其民大疫；季春行夏令，则民多疾疫……"春秋以前，人类对于肝病的认识与防治并不深入详细，有关肝病的文献记载亦不多见。

肝病中医防治体系的初步形成，主要是在战国至秦汉时期。这一历史阶段，人类由奴隶社会过渡到封建社会，政治、经济、科学文化水平逐步提高，促进了中医药事业的发展。《伤寒杂病论》（下文简称《伤寒论》）等经典著作的相继问世，使得人们对肝病的认识由单纯的实践上升到理论的高度，并以此来指导临床实践。

（1）《黄帝内经》奠定了肝病的理论基础

《黄帝内经》（下文简称《内经》）是我国医学宝库中现存成书最早的一部医学典籍，分为《素问》和《灵枢》两部。该书对"黄疸""胁痛""臌胀"等病的临床发病机理与特征进行了较系统的论述，初步奠定了中医药防治肝病的理论基础。

"黄疸"之名，始见于《素问》："溺黄赤安卧者，黄疸……目黄者，曰黄疸。"《灵枢》详细地描述了"面色微黄""齿垢黄""爪甲上黄"以及"不嗜食""安卧"等黄疸病的常见症状。《内经》中不仅阐述了"湿热相搏"的主要发病机理，而且讨论了"风寒客于人"后因未能及时治疗，经脏腑传变而发黄的病理机转，提出"可按""可药""可治"的治疗原则。同时，《内经》还认识到黄疸的形成与肝、脾、肾三脏功能失调密切相关。

膨胀：《灵枢》指出"膨胀……腹胀身皆大，大与肤胀等也。色苍黄，腹筋起，此其候也"。《素问》认为膨胀为"病心腹满，旦食则不能暮食"，并对本病的病因病机、临床表现及治疗做了简要介绍。

胁痛：《素问》载有"肝病者，两胁下痛引少腹，令人善怒"。《灵枢》载有"邪在肝，则两胁中痛"。《灵枢》还提出，除了肝病能引起胁痛外，胆腑病变亦能引起胁痛，谓"胆胀者，胁下痛胀，口中苦，善太息"。

积聚：首见于《内经》。《灵枢》载有"人之善病肠中积聚者……皮肤薄而不泽，肉不坚而淖泽，如此，则肠胃恶，恶则邪气留止，积聚乃伤"。《内经》认为其病因病机主要由外邪侵及内伤忧怒，以致血气稽留、津液涩渗、着而不去，渐积而成。《素问》则提出了"坚则削之""积者散之"的治疗法则，颇具临床指导意义。

（2）《伤寒论》确立了肝病辨证论治的基本法则

如果说《内经》主要是从理论上对常见肝病进行了总结和阐述，那么东汉末年张仲景编著的《伤寒论》则是将《内经》有关理论与临床实践紧密结合，从而确立了肝病辨证论治的基本法则，开创了肝病运用中医药治疗的先河，基本理法方药至今仍广泛地指导着中医临床实践。

黄疸：《伤寒论》《金匮要略》对外感发黄与内伤发黄均有较深入的研究。在病因病机方面，认为湿热在里，寒湿在内不解以及火劫其汗，致使两阳相熏灼；饮食失节（饮酒过度）而致胃热脾湿；劳役纵欲而致脾肾内伤，是内伤发黄的主要原因。其中，湿邪为本，谓"黄家所得，从湿得之"。鉴于此，张仲景将其分为"谷疸""酒疸""女劳疸""黑疸"及"伤寒发黄"等不同病症，分述其辨证要点，提出了"诸病黄家，但利其小便"等治疗法则，研制了清热利湿、泻热通腑、发汗涌吐、和解表里、活血化瘀、建中温补诸法，并且拟定了与之相符的茵陈蒿汤、栀子大黄汤、茵陈五苓散、麻黄连翘赤豆汤、柴胡汤、小建中汤等治疗方剂。从此，黄疸病的治疗有法可循，有方可用，理法方药渐臻完备。

膨胀：《金匮要略》虽无"膨胀"之名，但有心水、肝水、脾水等之说。其中，肝水的症状是"腹大，不能自转侧，胁下腹痛……小便续通"；脾水的症状是"腹大，四肢苦重……小便难"。其所记载的临床特征与"胀"相同，并明确提出肝、脾、肾等脏腑功能障碍是本病的主要发病机理，为本病的治疗提供了理论依据。

积聚：《金匮要略》根据《黄帝八十一难经》（下文简称《难经》）之义，提出"积者，脏病也，终不移；聚者，腑病也，发作有时，展转痛移"。

（3）《神农本草经》创立了肝病防治的药性理论

《神农本草经》一书，为我国现存最早的中药学著作，书中记载了许多治疗肝病的药物，可谓奠定了肝病中医治疗的药物学基础，主要分为以下两类。

清热祛湿类。该书认为，归经肝、胆、脾、胃的茵陈，功可攻逐"风寒湿热邪气，热结黄疸"。黄芩主诸热黄疸；黄柏主五脏肠胃中结热、黄疸、肠痔等；苦参主心腹气结、癥瘕积聚、黄疸、溺有余沥，逐水、除痈肿。

行气活血类。柴胡主心腹，去肠胃中结气，轻扬之体，能疏肠胃之滞气；饮食积聚，疏肠胃之滞物；寒热邪气，驱经络之外邪；推陈致新。木香治九种心痛，逐诸壅气上冲烦闷。丹参主心腹邪气，兼寒热积聚，破癥除瘕。桃仁主瘀血。土鳖虫主心腹寒热，血积破坚、下血闭等。

由于战国至秦汉这一历史时期，《黄帝内经》从理论上对肝病做出了重要贡献，《伤寒论》将《黄帝内经》的理论见解与临床实践有机结合，而《神农本草经》则从药性理论方面对肝病防治做出了重要贡献，因此我们可以认为这一历史时期是中医肝病防治体系的初步形成阶段。

2. 肝病中医防治方法不断充实（晋唐至明清时期）

秦汉以后，随着医家对"黄疸"等病的不断深入研究，防治肝病的临床经验也不断丰富，肝病的中医防治体系得以充实和发展。

（1）晋唐时期的主要成就

晋唐时期的主要贡献在于当时的医家对肝病的病因、病机有了进一步的认识，在诊断及治疗方法方面有所创新。

黄疸：东晋葛洪的《肘后备急方》载述了黄疸患者"溺白纸，纸即如柏染者"即为"黄疸"。唐代王焘的《外台秘要》则引《必效》中"每夜小便中浸白帛片，取色退为验"的"比色法"作为判断"黄疸"的方法，此乃世界医学史上对"黄疸"用实验手段检查和诊断的最早文献记载，实在难能可贵。晋代皇甫谧的《针灸甲乙经》中专篇讨论了"黄疸"的配穴方法，为后世应用针灸治疗"黄疸"提供了重要的参考资料。

隋代巢元方的《诸病源候论》将"黄疸"病分为 28 种病候，并认识到"卒然发黄，心满气喘，命在顷刻"的"急黄"是由"热毒所加"所致。唐代孙思邈的《千金要方》

则进一步指出"凡遇时行热病，多必内瘀著黄"，对重症黄疸的传染性、临床发病特点又有所认识，并提供了相应的防治方法，研制了大茵陈汤、茵陈蒿丸等清热退黄的有效方药，至今还在临床沿用。

臌胀：在晋唐时期又称"水蛊""蛊胀"等。如《肘后备急方》说"唯腹大，动摇水声，皮肤黑，名曰水蛊"。该书还首次介绍了放腹水的治疗方法。

胁痛：隋唐时期，一些医家已认识到"胁痛"可发生于"黄疸""臌胀""积聚"等病症的过程中，常与肝气郁结、气滞血瘀、湿热内蕴有关，大多主张采取行气解郁、活血化瘀、清热利湿等多种方法治疗。

积聚：《诸病源候论》对"积聚"的病因病机有较系统的认识，认为该病主要由正虚感邪所致，发病有一渐积成块的过程，即"诸脏受邪，初未能为积聚，留滞不去，乃成积聚"，活血化瘀、扶正祛邪是本病的关键治疗方法。

（2）宋元时期的重要贡献

宋元时期，随着中医各流派的创立、学术争鸣的开展，人们对肝病的认知再一次有了新的突破，发现肝病"黄疸"具有传染性，主张采取一定的隔离措施进行预防。并且，防治方法也有所创新和发展，各有特色，从而提高了肝病的临床防治效果。

黄疸：宋元以后，诸医家对肝病"黄疸"的分类经历了一个由博返约的过程，对脉因证治的认识不断深化和完善。如《太平圣惠方》论述了"三十六黄"的不同证候及其辨证施治；《圣济总录》列载了"九疸""三十六黄"，把主证黄疸列为"急黄"，其中既有历代医家的独到见解，亦有不少学者的论述，凡是有关"黄疸"的各种病因及临床特征均收录在内。

北宋韩祗和的《伤寒微旨论》除了论述"阳黄"证外，还首次设《阴黄证篇》，谓"伤寒病发黄者，古今皆为阳证治之，往往投大黄、栀子、蘖皮、黄连、茵陈之类"，结合自身经验，详述了阴黄的成因（如由阳黄服用苦寒下药太过而转化成阴黄）、辨证施治方法，并根据张仲景"广寒湿中求之"之说而制定了茵陈茯苓汤、茵陈四逆汤等温中散寒、祛湿化瘀退黄方药。从此，治疗阴黄有法可循，有方可用。可以说，宋元之际，阴黄证的深入探讨和研究、辨证施治规律的形成，乃是中医药治疗"黄疸"等病的一重大突破。

臌胀：金元四大家对"胀"的病因病机各有发挥。如刘完素提出本病主要由邪热内侵、气机壅滞所致，"是以热气内郁，不散而聚，所以叩之如鼓也"。同时，黄疸与肝、脾、肾功能失调密切相关，因而用攻邪法时，须时时顾护正气，不可攻伐太过，因"此病之起，或三五年，或十余年，根深矣，势笃矣，欲求速效，自求祸耳"。李东垣《灵兰秘典论》中提出本病"皆由脾胃之气虚弱，不能运化精微而制水谷，聚而不散，而成胀满"，治疗主张"扶脾益胃，以制水湿"，常用中满分消汤等方治疗。《朱丹溪心法》指出"七情内伤，六淫外侵，饮食不节，房劳致虚，脾土之阴受伤，转输之官失职……清浊相混，隧道壅塞……逐成胀满"，此实属见地之论。这些不同的学术见解，为臌胀的辨证诊治提供了理论依据。

胁痛：金代张从正《儒门事亲》载"夫一切沉积水气，两胁刺痛，中满不能食，头目眩者，可用茶调散，轻涌讫冷涎一二升，次服七宣丸则愈矣"。关于这方面的论述较多，这里不一一列举。

积聚：宋代严用和的《济生方》强调了积聚的发病与七情有关，行气活血当为主要治法，他所制的香棱丸、大七气汤一直沿用至今。金元时期《活法机要》认为积聚的产生与正气不足也有关系，因此活血化瘀时应适当加扶正固本药。《卫生宝鉴》中用以治疗积聚之方较多，理气导滞、活血消积的药品在处方中所占比重比唐宋以前的方剂明显增加，并把三棱、莪术作为治疗癥瘕积聚的主药，如荆蓬煎丸（三棱、莪术、木香、青皮、茴香、枳壳、槟榔）。

（3）明清时期的重大进展

明清时期，中医在对"黄疸""臌胀"等病的病因、病机及防治方法方面的研究有了进一步的进展，突出体现在以下几个方面。

病因、病机的深入探讨：明代张介宾《景岳全书》、清代陈士铎《辨证录》、清代叶桂《临证指南医案》等书充分认识到"黄疸"的形成常与湿热蕴结（热毒炽盛）、肝胆瘀热、脾胃虚寒等因素有关，再次分述了"胆黄"，即"黄疸"的形成与胆汁外溢肌肤有关。如《临证指南医案》指出"胆液为湿所阻，渍于脾，浸淫肌肉，溢于皮肤，色如熏黄""瘀热在里，胆热液泄"；沈金鳌《杂病源流犀烛》载"又有天行疫疠，以致发黄者，俗谓之瘟黄，杀人最急"。并发现这类患者起病急剧，病情生笃，具有较强的传染性，常并发出血、神昏谵语等危候。明代皇甫中《明医指掌》载"瘀血发黄，则发热，小便自利，大便反黑"。清代李用粹《证治汇补》载"疸毒冲心，如狂喘满，腹胀"。各家见解都为本病防治工作提供了理论依据。

《景岳全书》曾对"臌胀"病名做了十分恰当的解释，即"鼓胀，以外虽坚满而中空无物，其象如鼓，故名鼓胀。又或以血气结聚，不可解散，其毒如蛊，亦名蛊胀。且肢体无恙，胀惟在腹，故又名为单腹胀"。清代《医碥》认为本病虽有气臌、血臌、水臌、虫臌之称，但气、血、水三者常同时存在，仅有主次之分，而非单独为患，曰："气、水、血三者，病常相因，有先病气滞而后血结者；有先病血结而后气滞者；有先病水肿而后血随败者。"

从临床实际出发，根据病因、病机不同，将"胁痛"分为外感与内伤两类，其中内伤者为多见。《证治汇补》在《古今医鉴》的认识基础上补述了"胁痛"的病理机制："因暴怒伤触，悲哀气结，饮食过度，风冷外侵，跌仆伤形，叫呼伤气，或痰积流注，或瘀血相搏，皆能为痛。"

清代《医林改错》强调，积聚之成无不与瘀血相关，谓"气无形不能结块，结块者，必有形之血也。血受寒则凝结成块，血受热则煎熬成块"。因此，无论是胁痛还是其他部位的积聚，均可用膈下逐瘀汤来活血化瘀。

诊治方法不断创新：对阳黄的治疗又增补了新的方药。对于阴黄，清代《医学心悟》又制茵陈术附汤，至今仍沿用于临床。各医家都在总结经验，充实理论依据，尤其是在方药上千变万化，逐步建立了一套完整的治疗方法。

明清医家对于"臌胀"有其各自的独特见解，处于百家争鸣的新阶段，都对其进行深入研究，并且坚持随证加减、随证辨施的治疗法则。更主要的是，以"扶正祛邪"为治则，重点实施了"活血化瘀、清利消胀、理气消胀"的治疗方法，结合"臌胀"的实证与虚证，拟定了不少有效的法则与方药。

《景岳全书》认为："胁痛之病，本属肝胆二经，以二经之脉，皆循胁肋故也。"诊断当分虚实，以及在气在血之不同，谓"但察有形无形可知矣"，张景岳所制柴胡疏肝散一方，至今仍为治疗胁痛的要方。明朝李梴《医学入门》亦指出："胁痛本是肝家病……实者，肝气实也，痛则手足烦躁不安卧，小柴胡汤加芎、归、白芍、苍术、青皮、龙胆草，或单黄连丸；虚者，肝血虚也，痛则悠悠不止，耳目䁾，善恐，如人将捕，四物汤加柴胡梢，或五积散去麻黄，加青木香、青皮。"《临证指南医案》对胁痛之久痛入络者，善用辛香通络、甘缓理虚、辛泄化瘀等法，立法选方用药，可谓匠心独运，对后世颇具影响。

明代戴元礼的《证治要诀》认为，左右胁下出现包块，固定不移，即是积聚。明代王肯堂《证治准绳》提出治疗本病当分早期、中期、晚期三期，早、中期当以祛邪为主，晚期当攻补兼施，此实属经验之谈。《景岳全书》亦认为治疗积聚的关键是攻补得法，"而攻补之宜，当于孰缓孰急中辨之。凡积聚未久而元气未损者，治不宜缓，盖缓之则养成其势，反以难制，此其所急在积，速攻可也。若积聚渐久，元气日虚"，则以扶正为主，不可攻之太过。攻法多用活血化瘀、消癥散结、清热解毒之法。扶正多用益气固本之品，治此病用三棱丸（三棱、莪术、青皮、麦芽、半夏）。王清任所创的膈下逐瘀汤至今仍用于临床。

此外，如《本草纲目》《本草述》《本草备要》《医方集解》《本草纲目拾遗》等对"黄疸""臌胀""胁痛"等常见肝病的防治，都阐述了许多有实用价值的见解，充实了肝病中医防治的理论依据。

3. 肝病中医防治体系的逐步完善（民国时期至今）

1911 年至 1949 年，这一历史时期中医在肝病防治工作方面几乎没有发展。中华人民共和国成立以后，尤其是 20 世纪 70 年代以来，随着我国医药卫生事业的迅速发展，疾病防治水平的不断提高，肝病防治工作得到各级政府和医学界的高度重视，使中医药在肝病防治方面取得了前所未有的进展。

中医经过几千年的历史，不断发展，有其独到之处，是我国传统文化的结晶。

（1）近现代中医药防治肝病的发生及发展

中华人民共和国成立以来，为了防治病毒性肝炎等病的流行，党和政府及广大人民群众积极开展爱国卫生运动，加强对幼儿园、学校、工厂等集体单位的饮水卫生消毒，做好管水、管粪、灭蚊蝇等工作，同时结合历代医家预防疫病流行的经验，大力推广中医药预防肝病的知识传播，不仅对肝炎注重未病先防，而且也开展了既病防变的防治工作。

巧治已病，重防未病。在 20 世纪 50 年代，国内部分地区发生肝病流行时，中医曾运用茵陈、板蓝根、大青叶、虎杖、黄芩等煎汤进行大面积预防和治疗，获得了良好效果。20 世纪六七十年代，中药丸剂、散剂、冲剂等多种剂型得到普遍推广，对肝病的控制及进一步流行起到了良好的预防效果。各地还用针灸疗法（针灸足三里、太冲、肝俞等穴）对近期接触过肝炎患者的人进行预防，实践证明具有一定的效果，该法主要可以增强机体免疫功能，从而降低了感染肝炎病毒的概率。

（2）开展中医药防治肝病的基础研究

20 世纪 60 年代初，国内开展中医药防治肝病的基础研究（主要研究常用方药及其药理）；20 世纪七八十年代，尤其是 80 年代以来，基础研究进展迅猛，取得了一定的成果。

药物方面：对肝病单味药研究较多，主要围绕三大方面进行。一是研究对肝病病毒有抑制作用的中草药，如黄芪、大青叶、茵陈、虎杖、大黄、板蓝根、黄柏等；二是观察对机体免疫功能有增强作用的中草药，如人参、党参、五味子、首乌、女贞子、枸杞子、鱼腥草等；三是总结对肝功能有改善作用的中草药，如公认有效果的五味子、灵芝、黄芪、柴胡、当归、丹参、黄芩、连翘、板蓝根、茵陈等。

方剂方面：在治疗肝癌、胆管癌、胆囊癌方面，精选古方，并结合现代临床，古方今用，进行研究，临床上取得了满意的疗效。

自古以来，勤劳、勇敢、聪慧的中华民族在长期与疾病作斗争的实践中，逐步掌握了许多行之有效的防治方法与方药运用，积累了防治肝病的经验，为中华民族的繁衍昌盛做出了极大贡献；但也必须认识到，由于肝病中医防治体系的形成经历了相当漫长的历史演变，存在一定的时代局限性，目前依然存在一些亟待解决的难题。因此，我们既要看到中医药防治肝病的优势，亦不能忽视它所存在的不足，只有这样，才能进一步促进肝病中医防治体系的发展与完善。

二、西医学对肝癌的认识

（一）肝癌的流行情况

原发性肝癌（PHC，以下简称肝癌）包括肝细胞癌（HCC）和肝内胆管细胞癌（ICC）以及其他罕见类型，其中 HCC 约占 90%，我国的肝癌患者数量约占全球肝癌患者的一半，是肝癌负担最重的国家之一。

全球范围内肝癌的发病率存在明显差异。据估计，72.0% 的病例发生在亚洲（我国超过 50.0%），10.0% 发生在欧洲，7.8% 发生在非洲，5.1% 发生在北美洲，4.6% 发生在拉丁美洲，0.5% 发生在大洋洲。肝癌在经济转型期国家发病率最高，主要集中在东亚、东南亚、北非和西非地区。肝癌也是蒙古、泰国、柬埔寨、埃及、危地马拉癌症患者死亡的重要原因之一。

1. 肝癌发病率和死亡率

肝癌的年龄标准化发病率（ASIR）在东亚、东南亚和北非地区最高，北美、中欧、北欧、东欧地区居中，西亚、南美和中南亚地区最低；肝癌年龄标准化死亡率（ASMR）在东亚、北非、东南亚地区最高，北美、中欧、北欧、东欧地区居中，西亚、南美和中南亚最低。在所有国家中，蒙古和埃及的肝癌 ASMR 最高，而摩洛哥和尼泊尔的肝癌 ASMR 最低。在世界范围内，肝癌的 ASMR 与 ASIR 接近，也反映了肝癌是一种发病死亡率高的疾病。

近年来，东亚和东南亚许多高风险国家的肝癌发病率和死亡率有所下降，包括中国、韩国和菲律宾等。由于超重和糖尿病发病率上升，此前部分低风险国家和地区，如欧洲、北美洲、大洋洲和南美洲等地区的肝癌发病率却有所上升。

2. 地理分布

国际抗癌联盟曾规定年发病率大于5/10万的地区为肝癌高发区，小于3/10万的地区为低发区。非洲撒哈拉沙漠以南的地区，东南亚及中国、日本等地区和国家皆为肝癌的高发区，而欧美、大洋洲等地区则为肝癌的低发区。

在我国以东南沿海一带，特别是一些江河出海口处的肝癌发病率最高。如广西扶绥、江苏启东、福建同安等地皆是肝癌高发区。浙江省嵊泗县靠近钱塘江出口处，其附近的岱山县肝癌发病率亦高。福建省晋江口的泉州、闽江口的福州等地亦都是肝癌的高发区。

3. 人口统计学特征

（1）年龄

肝癌的发病率与年龄密切相关。在美国，男性肝癌诊断的中位年龄在60~64岁，而女性的中位年龄在65~69岁。埃及（58岁）和其他非洲国家（46岁）的诊断年龄中位数与美国存在显著差异。中国肝癌年龄发病率随年龄增长而逐渐增加，30岁以下年龄组发病率保持较低水平，30岁及以后开始快速升高，80~84岁年龄组发病率达到高峰。

（2）性别

肝癌男性发病率和死亡率是女性的2~3倍。据统计，2020年全球男性肝癌发病率为14.1/10万，女性肝癌估计发病率为5.2/10万；全球男性肝癌估计死亡率为12.9/10万，女性肝癌估计死亡率为4.8/10万；2020年我国肝癌发生率按性别统计，男性发病率（38.98/10万）也明显高于女性（14.2/10万）。部分国家男女的发病率基本一致，如乌干达（男女比率＝1.1）和厄瓜多尔（男女比率＝1.0）报告的男性和女性肝癌发病率几乎相等。

（3）种族

不同民族或种族的肝癌发病率差异较大。2017年，美国国家卫生统计数据显示，美洲印第安人/阿拉斯加原住民的肝癌发病率最高（11.9/10万），其次是西班牙裔（9.8/10万）、亚裔（9.1/10万）、非西班牙裔黑人（8.1/10万）和非西班牙裔白人（4.6/10万）。一项调查显示，不同人种中韩裔美国人的肝癌发病率最高（男性 20.7/10 万，女性 10.4/10 万），白人的发病率最低（男性 3.8/10 万，女性 1.4/10 万），其他黄色人种介于两者之间（男性 16.2/10 万，女性 10.4/10 万）。不同种族间发病率的差异反映了遗传因素在肝癌发生中起到一定的作用。

（二）肝癌的病因

1. 乙型肝炎病毒

乙型肝炎病毒（HBV）感染是肝癌发病的重要危险因素，但是 HBV 致癌机制尚未完全清楚。大量研究证据表明，HBV 是一种 DNA 病毒，通过整合到宿主基因组后引起染色体不稳定，进而引起关键位点发生杂合性缺失；HBV 也可整合入宿主基因组的一些特定区域，造成插入突变从而导致原癌基因激活和抑癌基因失活；此外，HBV X 基因编码的 X 蛋白是一种重要的调节蛋白，参与调节病毒复制，影响肝细胞信号传递以及参与调控肝细胞增殖与凋亡等生物过程，在 HBV 诱导肝癌的过程中发挥重要作用。HBV 感染者发生肝癌的终身风险为 10%～25%。因此，乙肝疫苗接种是预防肝癌的关键策略。中国、新加坡和西班牙等实施新生儿乙肝疫苗接种计划的国家，肝癌发病率均呈不同程度的下降趋势。抗病毒治疗也是降低肝癌发生风险的有效措施。有研究表明，抗病毒治疗可以降低 HBV 感染者罹患肝癌的风险，且抗病毒治疗较癌症筛查更具成本效益。此外，接受恩替卡韦或替诺福韦抗病毒治疗可以降低肝硬化患者 5 年内的肝癌发生风险，但肝硬化患者肝癌发生的总体风险仍高于非肝硬化患者。因此，即使 HBV 感染者接受抗病毒有效治疗，仍存在肝癌发生风险。综上，慢性 HBV 感染者坚持长期规范化的抗病毒治疗将更多获益，同时综合评估抗病毒治疗患者的多种肝癌风险相关因素亦有助于准确有效识别肝癌高风险及高危人群，将肝癌防治的关口前移。

2. 丙型肝炎病毒

丙型肝炎病毒（HCV）是一种 RNA 病毒，由于不能整合到宿主基因组中，其致癌机制与 HBV 不同。大量研究显示，HCV C 基因编码的 C 蛋白可以激活原癌基因（*ras* 和 *c-myc*）的启动子活性和抑制抑癌基因（*P53*）的启动子活性，打破原癌基因与抑癌基因的动态平衡；C 蛋白也可以通过抑制 TVFR 及 Fas 介导的凋亡抑制机体的免疫防御机制，使肿瘤细胞逃避免疫系统的攻击；此外，HCV 感染可引起肝细胞反复坏死和再生，增殖亢奋状态下的细胞染色体不稳定性增加，基因突变率增高，极易启动肝细胞癌变。HCV 感染人群肝癌发生风险较普通人群高 10 ～ 20 倍，其中约 90% 的患者在肝硬化出现之前罹患肝癌。HCV 感染者通过抗病毒治疗获得持续病毒学应答（SVR）是降低 HCV 相关肝癌发生风险的有效措施。研究显示，在 SVR 患者中，肝癌的发生风险降低了 50% ～ 80%。长期随访显示，无肝硬化的 SVR 患者 1 年、2 年和 3 年肝癌累积发生风险分别为 1.1%、1.9% 和 2.8%，这些数值处于或低于具有成本效益的肝癌监测阈值，因此不建议对无肝硬化的 SVR 患者进行肝癌持续监测。

3. 黄曲霉毒素

黄曲霉毒素 B1（AFB1）是致癌性最强的黄曲霉毒素。一方面，AFB1 需要在肝脏中解毒，高水平 AFB1 暴露可诱导急性肝坏死，最终导致肝硬化或肝癌；另一方面，AFB1 的代谢物可通过环氧化物代谢物结合 DNA 和烷基化碱基，诱导细胞周期紊乱和 DNA 保护型 *P53* 基因突变，增加肝癌的发生风险。一项荟萃分析显示，AFB1 暴露会使肝癌发生风险增加约 6 倍，HBV 感染可使风险增加约 11 倍，而慢性 HBV 感染与 AFB1 暴露的协同作用则使肝癌的发病风险增加约 54 倍。因此，在 HBV 流行率比较高且适于霉菌生长繁殖的地区，如我国的长江沿岸以及长江以南地区，乙肝疫苗接种、规范化的抗病毒治疗以及利用黄曲霉毒素生物防治手段（如利用非产毒菌株对产毒菌株进行竞争性排斥等）等是降低当地居民肝癌发生风险的有效措施。

4. 过量饮酒

过量饮酒是肝癌的重要危险因素。一项前瞻性研究的荟萃分析结果显示，大量饮酒（相当于乙醇 37.5 g）可以使肝癌的发生风险增加 16%。另一项研究显示，与不饮酒者相比，当每日饮酒中乙醇含量大于 87.5 g 时，则使肝癌发生风险增加 87%。此外，女性饮酒者较男性更容易罹患肝癌，当每日饮酒中乙醇含量大于 50 g 时，女性的肝癌发生风险增加了近 4 倍，但男性的肝癌发生风险仅增加了 59%。酒精及其代谢物乙醛促进肝癌发生的潜在机制主要包括：①增加氧化应激，损伤 DNA 并阻碍其修复；②诱导肝损伤，促进肝纤维化和肝硬化；③乙醛直接结合 DNA，导致 DNA 突变或染色体变异；④引起一碳单位代谢中断，导致 DNA 甲基化受损和基因表达改变。

5. 糖尿病

糖尿病增加肝癌发生风险的潜在机制包括胰岛素抵抗（持续高血糖状态下体内产生大量氧自由基，氧化损伤 DNA）、代偿性高胰岛素血症（引起代谢紊乱，造成脂肪肝和肝纤维化）和胰岛素生长因子（恶性肿瘤的重要触发因子）分泌增加。研究表明，糖尿病使肝癌发生风险增加 2 ~ 3 倍，且男性的肝癌相对风险显著高于女性。最近一项在中国成年人群中开展的前瞻性队列研究结果显示，糖尿病患者罹患肝癌的风险是非糖尿病患者的 1.49 倍，糖尿病患者和非糖尿病者的高血糖水平与肝癌高发风险相关。近期的一项研究也显示，无糖尿病史的男性中，较高的葡萄糖和胰岛素水平与罹患肝癌和慢性肝病死亡风险有关。

6. 肥胖

肥胖会增加罹患肝癌的风险。目前的研究表明，脂肪堆积过程中会产生无痛性炎症，诱发促炎性 M1 巨噬细胞增加，而增加的 M1 巨噬细胞可分泌多种促炎性细胞因子。当这一过程发生在肝脏时，促炎性细胞因子可引起肝细胞坏死和肝纤维化，长期炎症会导致肝硬化，最终发展为肝癌。丹麦的一项研究报告显示，在 7 ~ 13 岁时，体重指数（BMI）Z 评分增加一个单位，成年后罹患肝癌的风险将增加 20% ~ 30%。美国和瑞典的研究也发现，成年早期的肥胖与肝癌发生风险增加有关。

7. 非酒精性脂肪性肝病

非酒精性脂肪性肝病（NAFLD）是代谢综合征的肝脏表现。对人体肝癌组织和 NAFLD 相关肝癌动物模型的研究表明，NAFLD 诱发肝癌不仅与肝脏生物学的显著改变有关，还与局部和系统免疫、内分泌和代谢途径的深刻变化有关。NAFLD 诱导肝癌的病理过程涉及慢性炎症反应、脂质储存和脂质毒性增加、胰岛素抵抗和高胰岛素血症等；分子机制主要包括肝脏修复过程中肝祖细胞群的异常激活和脂质代谢失调引起肝内 CD4$^+$ 淋巴细胞的选择性丢失等。最近的研究表明，在 NAFLD 相关肝癌患者中有 70% ~ 80% 的患者存在肝硬化。一项大型队列研究结果显示，NAFLD 患者发生肝癌的风险高于一般人群；此外，有肝硬化的 NAFLD 患者肝癌年发病率（10.6/1000）远远高于无肝硬化的 NAFLD 患者（0.08/1000）。一项大型荟萃分析再次验证了这一结果，有肝硬化的 NAFLD 患者肝癌 10 年累计发病率为 15.0%，而无肝硬化的 NAFLD 患者 10 年累计发病率仅为 2.7%。一项探讨代谢特征对 NAFLD 患者肝癌发生风险的研究显示，糖尿病会显著增加 NAFLD 患者的肝癌发生风险，伴有糖尿病的 NAFLD 患者进展为肝癌的风险是非糖尿病患者的 2.77 倍，提示伴有糖尿病的 NAFLD 患者是肝癌连续监测的重点人群。

8. 铁过量

铁在肿瘤形成、肿瘤细胞增殖和正常细胞癌变中起重要作用，人体内铁的含量与肿瘤的发生、发展密切相关。研究显示，铁摄入量高与肝癌发生风险增加有关。一项对亚洲、欧洲和美国的前瞻性研究的荟萃分析发现，血清铁蛋白水平升高与肝癌发生风险增加有关。当肝素缺乏时，循环铁过量会引起肝细胞铁沉积。铁沉积主要发生于肝细胞、库普弗细胞或窦状内皮细胞中。肝细胞铁沉积会导致氧化应激、细胞毒性和遗传毒性，库普弗细胞和窦状内皮细胞中的铁沉积会降低其免疫调节能力、对病原体和病毒感染的防御能力以及免疫监测能力等，从而增加肝癌的发生风险。

9. 其他因素

蓝藻分泌的微囊藻毒素（MC）是最常见的肝毒素，MC 可以通过丝氨酸或苏氨酸磷酸酶抑制、氧化应激诱导和遗传毒性等机制诱导肝癌的发生、发展。由于蓝藻普遍存在于淡水湖泊和部分社区饮用水中，世界卫生组织已将 1 μg/L 的 MC 定为人群饮用水的安全临界值。大量研究显示，微囊藻毒素引发肝癌与其剂量大小密切相关。最新一项研究显示，长期低剂量暴露于 MC 不会增加小鼠肝肿瘤发生或生长的风险。

肝脏寄生虫感染也是引发肝癌的危险因素。研究证实，华支睾吸虫病（也称肝吸虫病）可诱发 ICC。其致癌机制主要通过华支睾吸虫引起的直接物理损伤和排泄分泌产物引起的化学刺激引起肝脏慢性炎症、上皮增生、导管周围纤维化，最终引发 ICC。目前，我国约有 1 300 万例华支睾吸虫病患者，主要分布在广东、广西、湖南、黑龙江和吉林等地，这也是当地 ICC 高发的主要原因。由于目前尚无针对华支睾吸虫感染的疫苗，切断传染源和传播途径是防控的主要措施，也是控制华支睾吸虫病流行地区 ICC 高发的重要途径。一方面，华支睾吸虫感染患者可以使用吡喹酮或阿苯达唑治疗，在治愈患者的同时可以有效切断传染源；另一方面，公共卫生部门应通过健康宣教改变当地居民生吃或半生吃鱼虾的习惯，切断传播途径。

流行病学证据和最近的荟萃分析报告了当前吸烟与肝癌发生风险之间的正相关关系，提示吸烟与肝癌发展具有因果关系。香烟中含有尼古丁等 4 000 多种有害物质，苯并芘、尼古丁等烟草致癌物的代谢产物可与 DNA 结合或引起遗传毒性，引发基因突变，增加癌症的发生风险。一项在我国人群开展的研究显示，吸烟者和不吸烟者之间的校正 OR 值为 1.43，证实了吸烟与肝癌发生风险呈正相关。

此外，咖啡也具有降低肝癌的发生风险的作用。咖啡是生物活性分子的复杂混合物（包括咖啡因、绿原酸等），这些化合物具有抗氧化、抗炎、抗纤维化和抗癌特性，有助于预防肝纤维化和肝硬化，从而起到降低肝癌发生风险的作用。

（三）肝癌的病理学

1. 肝癌的具体分型

我国肝癌病理研究协作组将肝癌大体形态分为以下几种类型。

（1）块状型

块状型肿瘤直径 5 ~ 10 cm，> 10 cm 者称为块状型。全国肝癌病理协作组收集的 500 例肝癌中有 370 例为块状型，占 74%。

根据瘤体的形态又可分成三个亚型。①单块型：单个癌块，边界清楚或不规则，包膜完整或不完整。②多块型：由多个肿块或融合癌肿形成。本型合并肝硬化的程度较轻，或不伴有肝硬化，肝肿大明显。此型最常见。③融合块型：相邻肿瘤融合成块，周围肝组织中常有散在的卫星结节。

（2）结节型

结节型肿瘤直径 < 5 cm，呈圆形或椭圆形。

根据瘤体的形态也可分成三个亚型：①单结节型，单个癌结节边界清楚，有包膜，周边常见小的卫星结节。②多结节型，分散于肝脏各处，边界清楚或不规则。本型常伴有明显的肝硬化。③融合结节型，边界不规则，周围卫星结节散在。

（3）弥漫型

弥漫型肿瘤直径为 0.5 ~ 1.0 cm，遍布全肝，相互间不融合，结节不明显，常发生在肝硬化基础上，肉眼形态与肝硬化易混淆。肝体积可明显增大，此型少见。

（4）小肝癌型

小肝癌型单个癌结节最大直径 ≤ 3 cm，或相邻两个癌结节直径之和 ≤ 3 cm。

小肝癌具有以下 4 个基本特点：①以膨胀性生长为主，多有包膜形成。②以 DNA 二倍体为主，生长缓慢。③病灶局限，分化好，少有卫星结节和癌栓。④局部切除后极少复发。但是，其良性行为是相对而言的。26.7% 的小肝癌出现 DNA 异倍体和明显侵犯行为，甚至 0.8 cm 的小肝癌可见血管侵犯，故手术切除应有一定的边界。

（5）特殊型

除了上述 4 种基本类型外，尚有两种特殊类型的 HCC。①外生型，肿瘤发生在肝被膜下，带蒂或无蒂向肝外突出生长，形成巨大肝细胞癌。个别肿瘤发生在副肝叶或异位肝叶，此型少。②以门静脉癌栓为突出表现而无明确主瘤的 HCC，此型罕见。

2. 肝细胞癌

（1）肝细胞癌的组织学特点

不同 HCC 标本或同一标本的不同部位，HCC 的组织学结构不同。HCC 有模拟正常肝组织结构的一些特点，根据组织学特点可分为以下 6 种类型。

细梁型：癌细胞排列成 1～3 层细胞厚度的梁索状，梁索之间为血窦，癌细胞之间仍可见胆小管的存在，并有胆汁分泌。通常为分化较好的 HCC。

粗梁型：癌细胞厚度超过 3 层，梁索间仍有血窦存在，癌细胞有明显的异型性。

假腺管型：由 HCC 组织梁索内部或胆小管呈腺管样高度扩张形成，腺管衬覆呈单层立方上皮样的癌细胞，可与转移性腺癌或 ICC 十分相似，管腔内可含有胆汁或嗜酸性物质，甚至出现类似于甲状腺滤泡样的吸收空泡，但不含黏液，腺管之间仍可见血窦结构。

致密型：癌细胞排列紧密成片，胆小管和血窦结构因受挤压而数量减少。

硬化型：癌组织内出现大量杂乱的纤维间质，将癌组织分割成大小不等的癌巢。

纤维板层型：以大嗜酸性颗粒状癌细胞间出现大量平行排列的板层状纤维组织为特点。

（2）肝细胞癌的细胞学特点

HCC 除了上述典型的组织类型外，尚有如下细胞学特点。

透明细胞型：癌细胞胞质因富含糖原和（或）脂肪，普通染色制片过程中，糖原或脂肪被溶解而致胞质透亮，宛如肾透明细胞癌的胞质。若肿瘤的 2/3 以上区域由此种细胞组成，则可诊断为肝透明细胞癌。此型约占 HCC 的 9%。

肉瘤样型：癌细胞大小及形状不一，可呈多核瘤巨细胞或破骨细胞样。此型癌组织已丧失了模拟肝组织结构的特征，既没有梁索状排列，也没有腺泡样结构。癌组织多为实体片块或弥散排列，少数区域可见癌细胞带有肝细胞的性状，可作为诊断此型 HCC 癌的证据。

肝细胞型：癌细胞与正常细胞相似，呈多边形，胞质呈嗜酸性细胞颗粒状。分化差的癌细胞体积明显增大，胞质嗜碱性增加，核体积及核质比增大，核形状不规则，染色加深，核分裂多见。

巨细胞型：癌细胞呈多形性，大小不一，形状极不规则，出现巨核、马蹄状排列的多核或怪状核，核分裂多见，缺乏肝细胞分化特征，免疫组化染色显示仍具有上皮细胞的性质。

其他：癌细胞有时出现因严重的脂肪变性而与脂肪细胞相似，也可因化生而出现大片骨样组织。

（3）肝细胞癌细胞内的特殊结构和成分

HCC 的癌细胞内除有常见的胆色素、糖原或脂肪外，尚可见如下特殊结构。

核内假包涵体：癌细胞核增大，呈空泡状，核膜清晰，核内见嗜酸性包涵体。此为嗜酸性的胞质内陷而成。

嗜酸性小体：位于细胞内或细胞外，大小不等，呈球状。位于细胞内者多在核周胞质中，均质，酸性，周边往往有一空晕。糖原染色（PAS 染色）呈阳性。

Mallory 小体：类似于酒精性肝炎中的 Mallory 小体，位于胞质内，形状不规则，嗜酸性，中央淡染，PAS 染色呈阴性。

苍白小体：位于细胞质内，圆形或椭圆形，略嗜酸性的透亮小体，免疫组化证实其由纤维蛋白原组成。

（4）肝细胞癌分级

目前，HCC 的病理分级主要根据 Edmondson–Steiner 分级。《中国常见恶性肿瘤诊治规范》中也基本采用此分级法。该分级标准的主要依据包括：癌细胞胞质嗜酸性着色程度、胞核大小、核质比、核着色深度、细胞功能及组织结构等。

Ⅰ级：癌细胞形态似正常肝细胞，胞质明显嗜酸性，易见胆汁颗粒；核圆而规则，核仁明显，核分裂象少；核质比接近正常；细胞排列成索状，索间血窦明显，衬以单层内皮细胞。

Ⅱ级：癌细胞略异型，胞质嗜酸性和颗粒性强；胞核较大，核着色深浅不一，核仁明显；核质比接近正常或较Ⅰ级略增大；细胞多见腺泡状排列，胞质中有较多的胆汁小滴。

Ⅲ级：癌细胞异型明显，胞质呈嗜碱性着色，胆汁小滴少见；核大而不规则，核染色质粗，着色不一致，核仁明显；核分裂象多；细胞排列较不规则，偶见索状排列。

Ⅳ级：癌细胞形态变异大，可呈梭形或多形性巨细胞或小细胞；细胞排列松散，无一定结构；偶见血窦；核大，核仁不规则，核质比明显增大；偶见胆汁颗粒或无胆汁颗粒。

上述 HCC 分级中，Ⅰ、Ⅱ级分化高，Ⅲ、Ⅳ级分化差。Ⅰ级罕见，Ⅳ级少见，多为Ⅱ级和Ⅲ级，其中以Ⅱ级最多见。通常病程晚、肿瘤体积大者，分化差，级别也高。同一肿瘤标本的不同区域，癌细胞分化可不一致，需多取材制片，分别进行定级，但Ⅰ级

HCC 与肝腺瘤或交界性增生有时甚难鉴别，甚至不能鉴别。Ⅰ级与Ⅱ级 HCC 的划分也较困难。

3. 肝内胆管癌

ICC 也叫胆管细胞癌，为肝内胆管上皮细胞发生的肝癌。肉眼观可为块状型、结节型或弥漫型，但以主瘤局限于肝右叶的块状型多见。肿瘤多无包膜，呈灰白色，因肿瘤内多含有较多纤维组织而致肿瘤质地硬韧。很少出现 HCC 样大片出血坏死，而更多表现为散在出血点样坏死，常伴有黄色斑块。肿瘤中央可出现纤维瘢痕，周边无纤维包膜，呈明显浸润性边界，一般无肝硬化。

有的肿瘤可发生于肝门处肝内胆管，称肝门部胆管细胞癌。此肿瘤呈环状、块状或结节状，易导致明显胆汁淤积。

病理组织学上，95% 以上的 ICC 为分化型腺癌。ICC 细胞可分泌黏液，黏液染色几乎总是阳性，有时黏液分泌很旺盛或形成印戒细胞，但 ICC 细胞不分泌胆汁。癌细胞呈立方形或柱状围成腺管状结构，有时可见筛状结构。ICC 的间质结缔组织特别丰富，而大多数 HCC 的间质几乎只是毛细血管。此外，侵犯神经也是其常见表现，容易经淋巴管、血路及胆管转移至肝内外，预后较 HCC 更差。

ICC 可经血管和淋巴管转移或直接浸润生长至肝门，同样，肝门部胆管癌也可转移或直接侵犯至肝脏外围区，此时，两者难以鉴别。主要应与假腺管型 HCC 及转移性腺癌相鉴别，当 HCC 呈假腺管样排列时，或 ICC 呈腺管样排列时，容易混淆。免疫组化有助于鉴别诊断。

4. 肝细胞、胆管细胞混合型肝癌

混合型肝癌甚为少见，我国仅为 0.97%，国外可有 2% ~ 4%。同一肿瘤内 HCC 和 ICC 并存时，称混合性肝细胞 – 胆管细胞癌或混合型肝癌。许多混合型肝癌的诊断实际上多为 HCC 伴灶性管状分化，可能是重复闰管的结构，形成管状结构的细胞，无论是光镜下还是电镜下都与肝细胞相似，而非胆管细胞，且腺腔内容物黏液染色阴性。

混合型肝癌大致分为三型。Ⅰ型：同一结节内有两种肿瘤成分区域存在界限清楚，又称碰撞癌。Ⅱ型：同一结节内有两种肿瘤混合存在，相互之间有移行过渡，又称移行癌。Ⅲ型：两种肿瘤成分分别存在于两个孤立的瘤结节中，具有多原发癌的性质。无论哪一种类型，HCC 的症状和体征均存在。

5.肝母细胞瘤

肝母细胞瘤主要见于3岁以下的婴幼儿，男孩比女孩多见。因其发生于肝脏的胚胎组织，肿瘤内可含有软骨或骨样组织，不同于一般的HCC，故称之为肝母细胞瘤。多位于肝右叶内，主要为单发结节状，边界清楚，其甲胎蛋白（AFP）常呈阳性。预后一般不良，但较婴幼儿原发性肝癌预后较好，且胎儿性较胚胎性预后较好。以下介绍上皮性肝母细胞瘤。

上皮性肝母细胞瘤组织内只含有胚胎性和（或）胎儿性肝细胞成分，而不含有间叶性组织成分。上皮性组织成分内常含胎儿性及胚胎性两种细胞。

胎儿性：肝母细胞瘤细胞很像出生前胎儿肝细胞，远小于正常肝细胞，呈多边形，境界清楚，比较一致；胞质较少，嗜酸性；核呈圆形，较一致，瘤细胞排列成两个细胞厚度的不规则的肝索，瘤组织内常见髓外造血灶。

胚胎性：胚胎性的瘤细胞分化更低，像胚胎发育早期的肝细胞。瘤细胞小而浓染，胞质很少，境界大多模糊，有的甚至如裸核，易见核分裂象，瘤细胞多排列成实性细胞巢，亦可有条带状、菊形团或乳头形成。胎儿性和胚胎性之间常有过渡。

第三节　肝癌的临床表现

一、肝癌的症状与体征

（一）常见的临床表现

肝癌常见的临床表现：在较早阶段，我国肝癌患者的症状可有腹胀、腹痛、发热、体重减轻、乏力、厌食、消瘦、呕吐等。近年来，随着生活水平的提高和公民健康意识的增强，以上腹部不适、食欲差、饮食习惯或喜欢的食物改变、乏力、体重减轻等为首发症状就诊的比例逐渐增高，疼痛、消瘦、腹胀不适仍为高出现频率的症状。

1.常见症状

（1）腹痛

疼痛的性质因肿瘤的大小及肿瘤在肝脏的位置不同而存在差别，可为持续隐痛、阵痛、刺痛、钝痛或劳累后疼痛。有部分患者因进食不当或饮酒后出现疼痛。疼痛性质和部位的不确定常给诊断带来困难。右上腹阵发性疼痛应注意与胆囊结石、胆囊炎引发的疼痛相区别，并注意与十二指肠溃疡相鉴别，上腹正中、左上腹疼痛有时很难与胃部病变相区别。疼痛的原因为肿瘤迅速增长，牵扯包膜；突发的剧烈疼痛，有可能为肝癌破裂，腹腔内出血可出现腹膜刺激征。

（2）消化道症状

食欲缺乏、腹胀、恶心、呕吐、腹泻等。此类症状无特征性，但若症状顽固，则应考虑为肿瘤的代谢产物或肿瘤压迫胃肠道引起的。肿瘤增大引起肝功能异常，也是出现消化道症状的原因之一。

（3）乏力、渐进性消瘦

早期不明显，随着病情加重，部分患者因短期内体重下降明显而就诊。消瘦可由肿瘤代谢产物引起，也可因患者原有肝病，导致食欲差进食少而引起，部分患者因情绪低落进食少而引起胃肠道功能不好。晚期患者可因疼痛或情绪异常导致休息不好，腹水、腹胀、胃肠道功能障碍导致营养吸收不良等，最后表现为恶病质症状。

（4）发热

发热是肝癌较为少见的临床表现之一，以发热为主要表现的肝癌预后较差。发热多为低热，由于缺乏对其的认识，易误诊为肝脓肿，延误病情。肝癌发热的热型多不规则，温度多在 37.5 ～ 38.5 ℃，有时可高达 39 ℃。其特点是：白细胞计数不高，应用抗生素治疗无效，应用吲哚美辛可以退热。发热间隙患者精神状态良好，食欲正常。发热时血培养结果均为阴性。

目前，肝癌患者发热的具体原因不清，可能为：①肿瘤迅速生长，中心坏死，毒素吸收，也可能因肿瘤代谢产物而致发热，临床上称之为"肿瘤热"。②肿瘤的代谢产物、肿瘤坏死合并感染。③肿瘤压迫胆道、肝内胆管引流不畅合并胆道感染。④腹水、呼吸道、泌尿系统感染等引起。后两类情况应用抗生素治疗可使体温下降。

对于发热患者，治疗上首先要控制体温。吲哚美辛栓（非甾体类抗炎药的一种）退热效果好，临床应用较多。治疗过程中同时要注意排除肝外感染病灶的存在。控制体温的同时，应加强支持治疗。当患者发热时间较长、机体消耗明显、营养状况差时，为进一步治疗肝脏肿瘤，改善患者的营养状态刻不容缓。

（5）腹泻

肝癌合并腹泻称为肝源性腹泻。此症状不常见，但可作为原发性肝癌的首发症状出现，往往被误诊为胃肠炎。腹泻可不伴有腹痛，往往是进食后马上腹泻，内容物多为不消化的食物残渣，多不伴有脓血，药物不能控制，腹泻可致病情迅速恶化。肝癌引起腹泻的机制不完全清楚，可能的原因为：①患者抵抗力下降，肝脏解毒功能下降。肠黏膜在有害化学物质的刺激后产生肠毒素，促使肥大细胞增殖，释放组胺，使肠黏膜变性、水肿，通透性增加，对水分的吸收能力下降，分泌增多，致大量水分排入肠腔而引起腹泻。②肝癌常伴肝硬化、门静脉高压、消化吸收不良等，从而导致胆汁分泌减少、胆盐缺乏，有关的肠脂肪吸收障碍，以及与慢性肝病有关的小肠内细菌过度繁殖，进而引起腹泻。对于肝癌合并门静脉高压的患者，肠道通透性升高，其机制可能是肝硬化合并门静脉高压时，肠血流缓慢，黏膜下毛细血管和静脉扩张淤血，使氧和营养物质输送到黏膜的时间延长，代谢产物不能及时运走；肠微循环障碍，黏膜出现缺血性改变。有资料证明，肝硬化合并门静脉高压时，肠壁小静脉和毛细血管扩张达70%，总血流量增加，但肠黏膜的有效血流量减少。肠黏膜血流量的改变导致其发生充血、水肿、糜烂等，黏膜上皮细胞和黏膜下毛细血管呈病理性改变，从而削弱了肠道的屏障功能，使其通透性增加。肝硬化患者肠道通透性的增加是因为门静脉高压症、低蛋白血症或营养不良导致的肠壁水肿。③肝癌产生异位激素如胃泌素、血管活性肠肽等，使肠蠕动及分泌增加，易致腹泻。④肝癌伴门静脉高压可致肠黏膜缺血、缺氧，肠道细菌繁殖过多，菌群失调、细菌分泌的毒素增多影响消化酶的作用，导致腹泻。李昊等学者曾报道1例肝癌合并顽固性腹水患者多种治疗措施不能缓解腹泻症状，经颈静脉肝内门体分流术治疗后腹泻明显好转，故认为门静脉压力增高是导致该患者腹泻的主要原因。有些患者影像学检查无癌栓发现，另有很多检查显示门静脉癌栓的患者并无腹泻症状出现，故肝癌患者出现腹泻的原因有待进一步研究。

2. 体征

早期肝癌可无任何阳性体征，如果有肝硬化则会有相应的体征，如蜘蛛痣、脾大、腹壁静脉曲张等。肿瘤发展到一定阶段，会出现相应的体征。

（1）肝大、肝脏肿块

肝大、肝脏肿块可表现在剑突下、右季肋下，形态不规则、增大的肝脏可随呼吸上下移动，但肿块巨大或肿物与周围粘连时，活动易受限。肝表面可触及高低不平的结节，质地较硬，有触痛或叩痛。弥漫性肝癌可表现为肝下缘钝厚感。若肿块位于肝顶部可致膈肌抬高，检查时肝浊音界上升，肿物较大可使膈肌固定，活动受限；合并胸腔积液时，积液侧叩诊呈浊音。

（2）黄疸

肝癌患者皮肤、巩膜可出现不同程度黄染。肝癌患者出现黄疸多数属晚期表现。肿瘤广泛侵犯肝脏致肝细胞性黄疸，多见于弥漫性肝癌及ICC。肿瘤侵犯肝内主要胆管或形成胆管癌栓可致梗阻性黄疸，肿瘤压迫或转移淋巴结压迫肝外胆管也可致梗阻性黄疸。

（3）腹水

肝癌患者腹水可为草黄色或血性腹水。肝癌的背景病变为肝硬化，其腹水为草黄色。腹水较多时，查体时可有移动性浊音。大量腹水时，可出现相应腹水的体征，如平卧时腹壁松弛，液体下沉于腹壁两侧形成"蛙状腹"；侧卧或站立时液体移动可使腹下部膨出，有时可使脐膨出，叩诊可检查到液波震颤，或称波动感。

（4）下肢水肿

肝癌患者早期可只有踝部水肿，严重者水肿范围可增大，并可能与腹水、胸腔积液并存。

（5）肝硬化相关的体征

肝硬化的相应体征有蜘蛛痣、脾大、腹壁静脉曲张等，在肝硬化基础上发生肝癌会使上述体征更为明显。

（6）出血倾向

肝癌患者易出现刷牙时牙龈出血，或有损伤时出血不易止住等。肝硬化、门静脉高压、脾功能亢进、血小板减少，再加上肝功能损害均易引起凝血因子减少或缺乏，加重出血倾向。

（7）转移相关的体征

不同部位的转移可出现不同的体征：锁骨上转移可于锁骨上窝触及肿大的淋巴结或肿物；骨转移局部压痛明显等。

（二）少见的首发症状

1. 肩背部痛

目前，人们对右肩痛为首发症状的原发性肝癌认识还不够。右肩痛可由膈顶部肝癌刺激横膈肌所致。右肩痛为主的患者最容易误诊，原因是：①50岁以上的患者易误诊为右肩周炎。②有右肩外伤史误认为是外伤所致。故有右肩痛的患者，临床医生应考虑有肝癌的可能，并提示检查科室医生注意膈顶部原发性肝癌的可能。

2. 阵发性低血糖及低血糖昏迷

原发性肝癌伴低血糖症，多数认为是伴癌综合征之一。少数患者以反复低血糖昏迷为首发症状。起病急缓及病程长短不一，以空腹发生多见，禁食或延迟进食均可诱发，发作频率和严重程度多呈进行性加重。可分为 A、B 两型：A 型常见于巨大肿瘤，组织破坏严重，晚期出现低血糖症；B 型发生率低，较早出现低血糖症。

肝癌患者发生低血糖的主要机制可能为：①肝癌患者肝组织广泛受损，导致肝糖原异生障碍，肝糖原储备严重不足，易引起低血糖。②肝癌细胞糖原酵解增加，糖原消耗过多。③由于肝细胞破坏，雌激素在肝中灭活减弱，引起血浓度相对偏高，对生长激素和胰高血糖素有拮抗作用。④由于葡萄糖 -6- 磷酸酶缺乏或磷酸烯醇式丙酮酸羧化激酶和丙酮酸羧化酶缺乏引起肝糖异生缺陷。⑤由于肝癌细胞可以产生胰岛素样生长因子类似物，使大量葡萄糖被消耗，与此同时抑制肝糖的输出。以低血糖昏迷为首发症状的原发性肝癌易被误诊为癫痫等疾病，尤其是 AFP 阴性的患者，更易被误诊。因为不是肝癌常见的首发症状，原发性肝癌诊断成立后出现低血糖昏迷易被误诊为肝昏迷或颅内转移。

3. 转移病变

肝癌以转移灶为首发症状的不多见，但正因为不多见，更容易被忽视：①颈部转移患者因发现颈部肿物而就诊未见报道。②骨转移引起相应的疼痛或其他相应的症状，甚至骨折等症状。③腰椎转移引起的腰背部痛或截瘫症状。④盆壁转移引起的下腹部痛及一侧下肢痛。⑤盆腔转移引起的大便困难或肠梗阻症状。⑥脑转移引起的头痛、眼部症状、视力改变及其他颅内压增高的症状。⑦肺转移引起的咳嗽、咳痰。⑧胸、腰痛，伴四肢麻木，误诊为脑血栓形成。⑨腹腔内广泛转移引起的腹胀或腹水征。肝癌患者多数腹水由肝功能异常、低蛋白血症引起，少数患者有大量腹水，肝功能检查正常，这类患者往往给诊断造成困难。总之，以转移灶症状为首发症状就诊的患者表现类型复杂，临床医生应重视才可避免误诊或漏诊。

4. 黄疸

有 19% ~ 40% 肝癌患者在晚期出现黄疸，主要原因为癌细胞对肝实质的广泛破坏、肝功能衰竭以及肝癌对胆管的压迫。由肝癌侵犯胆管并形成胆管内癌栓而致的黄疸在临床上少见，由于此类患者多以阻塞性黄疸为首发症状，被称为"黄疸型"或"淤胆型"肝癌。此类患者可有梗阻性黄疸的各种典型症状，如胆道感染、夏科氏三联征（即腹痛、高热寒战、黄疸）、腹痛（多为右上腹钝痛或胀痛，可放射到右侧肩背部）、皮肤瘙痒，大便呈白陶土色，以及胆管内癌栓的坏死或脱落而出现剧痛或绞痛。除夏科氏三联征外还可出现休克、中枢神经系统受抑制的表现，即雷诺尔德五联征，也可表现为不规则发热、乏力、食欲缺乏、体重下降等原发性肝癌的一般症状。以阻塞性黄疸为首发症状就诊的患者，多数首先考虑为胆道系统肿瘤或壶腹周围肿瘤，这类患者肿瘤有一定的特殊性：①肝癌细胞直接侵犯胆管并在其中形成癌栓，癌栓与原发灶呈"哑铃状"相连而阻塞胆管。②胆管内癌栓与原发灶脱离，下行至肝外胆管造成阻塞。③癌细胞侵犯胆管壁致出血，含癌细胞的凝血块（癌性血栓）阻塞胆管。有学者认为肝细胞癌栓多起源于肝汇管区旁的肝细胞，较早地侵入肝内胆管引起梗阻性黄疸，而肝内胆管癌栓直接起源于肝管壁，更易向胆管腔内生长引起梗阻性黄疸。④近肝门部肿瘤压迫胆管引起阻塞性黄疸，部分患者甚至以肝门部胆管癌行手术治疗，术后病理报告为原发性肝癌。

5. 腹部肿物

无其他特殊不适主诉，患者偶然发现腹部肿物。

6. 头晕

肝癌患者中以头晕为主诉的并不少见，但多数医生只把这一症状看作其他症状的伴发症状，很少有医生会把这一症状与肝癌相联系。

7. 消化道出血

患者以呕血、黑便为主诉就诊。消化道出血不是肝癌的常见表现，所以临床医生对以消化道出血为首发症状的患者很难意识到肝癌的可能，容易误诊。遇此情况，详细询问病史及必要的肝脏检查是做出正确诊断所必需的。肿瘤只在门静脉内而肝实质内没有发现肿物的病例，多是以消化道出血为首发症状。

8. 出血倾向

肝癌合并出血倾向，最常见为鼻黏膜出血或牙龈出血，伴门静脉高压者可有呕血或黑便，晚期可出现弥散性血管内凝血（DIC），所以出血倾向可能是门静脉高压相关症状，也可能是肝癌独有的症状。

（三）伴癌综合征

伴癌综合征是指肝癌患者由于肿瘤本身代谢异常或癌组织对机体产生各种影响而

引起的内分泌或代谢异常的一组综合征。伴癌综合征的出现使肝癌的临床表现更复杂，治疗更棘手，也是肝癌患者预后差的重要因素，因此其临床意义重大。正确认识伴癌综合征的临床特征、生化与病理参数的改变规律，对原发性肝癌的诊断、治疗和预后均有重要的指导意义。同时对这些症状的正确处理，可帮助患者减轻痛苦，提高生活质量。

1. 低血糖症

常伴饥饿感，严重时可出现低血糖昏迷症状，可能与以下因素有关：①肝癌细胞异位分泌胰岛素样活性物质。②肿瘤巨大使残存肝组织中肝糖原贮存量显著减少。③癌组织生长旺盛，消耗和摄取较多的葡萄糖。④肝功能障碍影响其他非糖物质转化为肝糖原。⑤残留肝组织的糖原储备不足，不能满足迅速生长的肿瘤和机体的需要。⑥肿瘤组织中葡萄糖 -6- 磷酸酶合成减少或缺乏，使糖原异生、分解过程发生障碍。⑦色氨酸部分分解为烟酸，抑制脂肪分解，减少脂肪能量来源，使葡萄糖利用过多。⑧肿瘤压迫腹膜未知感受器，阻止交感神经对肝脏的兴奋，不能激活糖原和有效地缓冲血糖水平。

2. 红细胞增多症

国内肝癌伴红细胞增多症的发病率一般在 7% 左右。肝癌伴红细胞增多症的发生机制可能与下列因素有关：①肿瘤组织产生过多的红细胞生成素，刺激骨髓产生过多的红细胞。部分肝癌伴红细胞增多症患者的血液、尿液以及癌组织渗出物中均发现有含量增高的红细胞生成素。②肿瘤可产生一种球蛋白，此种球蛋白被肾脏所产生的肾性红细胞生成刺激因子（REF）所激活，而形成红细胞生成刺激因子（ESF），进而刺激骨髓产生过多的红细胞。③与癌组织相邻的肝组织处于缺氧状态，可刺激肾组织产生过多的红细胞生成素。⑤当肝癌合并肝硬化时，肝脏对 ESF 的灭活效率下降，使 ESF 半衰期延长，ESF 量相对增加，刺激骨髓产生过多的红细胞。有观点认为肝硬化患者出现红细胞增多是癌变的一项可靠指标。

肝癌伴红细胞增多症应注意与真性红细胞增多症相鉴别，因二者治疗方法完全不同。真性红细胞增多症：除红细胞增多外，白细胞、血小板及粒细胞碱性磷酸酶均增加，骨髓检查为三系增生，动脉血氧饱和度（SaO_2）正常，红细胞生成素降低或正常。肝癌伴红细胞增多症：白细胞、血小板及粒细胞碱性磷酸酶均正常，骨髓检查仅见红细胞系增生，动脉血氧饱和度减低，红细胞生成素增高。

3. 高胆固醇血症

伴癌综合征的高胆固醇血症，多见于 50 岁以上男性。其发生机制可能为：① HCC 时极低密度脂蛋白合成增加，导致血脂升高。② HCC 压迫致肝内外胆管阻塞造成胆汁淤积，胆汁中的胆固醇和磷脂进入血循环过多。③ HCC 细胞可自主地合成胆固醇，由于缺乏正常负反馈系统致合成失控，使大量胆固醇释入血中。高胆固醇血症患者具有高龄、瘤体大、谷氨酰转肽酶显著增高等特征。高胆固醇血症多伴有低血糖症，所以应注意低血糖反应。

4. 甲胎蛋白增高

AFP 是哺乳动物在胚胎期由肝细胞和卵黄囊合成的胚胎性血清糖蛋白，出生后水平极低。在胎儿发育过程中，胎肝是合成 AFP 的主要场所，其次是卵黄囊，来自内胚层的胃肠道黏膜也能少量合成。胎儿期，AFP 起到蛋白载体作用，并维持胶体渗透压。成年期，AFP 主要来源于内胚层的恶性肿瘤，如肝癌及性腺肿瘤等。在细胞恶变过程中，某些细胞基因被重新激活，原已丧失合成 AFP 能力的细胞又重新开始合成，导致患者体内的 AFP 水平增高。因此，AFP 是诊断原发性肝癌最敏感、最具特异性的指标。

5. 血小板增多症

HCC 伴血小板增多症特点为血小板计数增高，但多在 $1\,000 \times 10^9/L$ 以下，红细胞一般正常，血栓栓塞与异常出血的现象少见，无脾大，骨髓检查仅见巨核细胞及血小板增多，与原发性血小板增多症明显不同。HCC 伴血小板增多症机制可能与血小板生成素增多有关。血小板增多症发生率为 7% ~ 10%，男性多发，谷氨酰转肽酶增高显著。血小板增多的 HCC 患者往往合并其他伴癌综合征。

6. 类白血病反应

类白血病反应系指机体因受某种刺激而发生的一种类似白血病的血象反应。恶性肿瘤为其常见病因之一，白细胞增多症为其常见表现。其与白血病的主要区别在于骨髓检查除有中性粒细胞增生和核左移外，原始和早幼粒细胞很少达到白血病程度，无白血病细胞浸润表现，一般也不伴有贫血和血小板减少。肿瘤患者发生类白血病反应的机制系由于：①肿瘤转移破坏和刺激骨髓。②肿瘤坏死引起炎症、出血。③肿瘤异位分泌骨髓生长因子（MGF）。白细胞增多症患者常同时并发血小板增多症。

7. 高血钙症

肝癌伴高血钙症患者出现高血钙危象（嗜睡、精神异常、昏迷等）时，常被误诊为肝癌脑转移或肝性脑病，应注意鉴别。高钙伴低磷与骨转移引起的高血钙症不同，后者的高钙高磷常伴骨破坏表现。引起高血钙症的原因有：① HCC 可产生异位甲状旁腺激素（PTH）和 PTH 相关蛋白、前列腺素等物质。② HCC 可分泌破骨细胞激活因子，导致骨溶解和高血钙症发生。③ HCC 患者的细胞因子、转化生长因子等活性增高，影响钙代谢。④癌细胞产生维生素 D 样物质，促进肠道对钙的吸收增加。⑤肾功能减退，钙排泄量减少，骨化降低等均可促进血钙升高。高钙时有一系列高血钙症的表现，如虚弱、乏力、口渴、多尿、厌食、恶心及呕吐，严重者出现嗜睡、精神异常、昏迷等高血钙危象。当血钙 > 3.8 mmol/L 时，应及时进行降钙处理，否则也有生命危险。当患者出现上述症状时，应与肝昏迷等相区别，以做出正确的处理。

8. 高钾血症

高钾血症是肝癌伴癌综合征中一种严重的类型，文献报道较少，机制尚不清楚。浙江省肿瘤医院曾诊治 1 例患者，术前检查肝肾功能均正常，行半肝切除术，术中出血较多，给予输血等治疗，术后 3 天患者出现黄疸，随后检查肝功能明显异常，血钾 5.8 mmol/L，给予护肝等治疗，病情逐渐恶化，并出现心律失常，随后出现少尿至无尿，血钾逐渐增高，于术后 10 天死亡。临床讨论认为患者死亡的原因为肝肾综合征，但回顾分析患者高钾在前，少尿、无尿在后，高钾血症应在肝肾综合征出现之前。肝癌患者出现高钾血症的原因尚不清楚，可能与癌细胞大量坏死，大量钾释放入血有关；也可能与酸中毒引起的细胞内外 H^+–K^+ 交换加强有关；也有可能为肝肾综合征最早表现。但无论如何，高钾血症提示为肝癌患者预后不良的信号之一。

9. 高纤维蛋白原血症

该病发病率约 26%，一般不伴有出血征象与体征，多在化验时发现凝血酶原时间延长、纤维蛋白原增高或血液中含有冷性纤维蛋白原。研究发现，当彻底切除患者肿瘤后，纤维蛋白原降至正常，而肿瘤切除不彻底者，术后纤维蛋白原不下降。故肝癌伴高纤维蛋白原血症患者肿瘤切除以后，纤维蛋白原下降与否可作为肿瘤是否彻底切除的标志之一。有观点认为异常纤维蛋白原是有用的肿瘤标志物，这种异常的纤维蛋白原在许多方面与 AFP 的性质相似，故可能是在肝肿瘤时再现的 AFP 的形式，进一步研究发现异常纤维蛋白原单体聚合延迟，其碳水化合物成分（唾液酸、中性糖及氨基己糖）增加，这种变化与异常纤维蛋白原的功能异常有关。肝癌伴异常纤维蛋白原血症可能与肝癌合成异常纤维蛋白有关，也可能与肝癌组织释放的一种抑制物质，使纤溶活性减低，而致血浆纤维蛋白原增加有关。

10. 性征变化

原发性肝癌患者主要有性早熟、男性女性型乳房和男性女性化三种类型的性征改变。性早熟是指除儿童第二性征发育以外，尚可有杵状指及骨骼生长提前，血睾酮增高达成人水平。男性患者肿瘤分泌异位促性腺激素，癌细胞合成某种活性物质刺激睾丸间质细胞释放雄激素。男性女性型乳房主要与血雌激素升高及患者乳房组织对血中雌激素敏感性增高有关。男性女性化则由于肿瘤组织能将脱氢表雄酮和硫酸脱氢表雄酮转化成雌酮与雄二醇，血中雌激素增高而出现男性呈女性体毛分布、女性体型等。

11. 神经系统表现

神经系统症状主要分为两类，一类是以慢性感觉运动神经病变为主的多发性神经病和肌病，表现为多发性神经根炎、感觉异常、位置觉异常等；另一类是以炎性神经元缺失为病理改变，病变好发于大脑、小脑、脑干、脊髓神经节等部位，表现为昏迷、偏瘫、发声障碍等。上述症状既可伴随肝癌产生也可早于肝脏病变。对于其机制，比较一致的观点是：肿瘤可诱导机体产生相应的抗体，由于肿瘤抗原和神经细胞如神经膜细胞有交叉抗原决定簇，故宿主产生的此类抗体可导致神经细胞损伤。

二、肝癌的并发症

（一）上消化道出血

肝癌并发上消化道出血较常见，其原因极其复杂。可能的原因为：①有肝硬化基础或有门静脉 / 肝静脉瘤栓而发生门静脉高压、食管胃底静脉曲张破裂出血。程树群等学者研究发现，肝癌合并门静脉癌栓的患者静脉曲张的发生和表现与患者合并肝炎有关，但与癌栓形成和浸润门静脉程度无密切关联，提示肝炎、肝硬化促使门静脉高压致食管胃底静脉曲张作用更大。门静脉癌栓生长并不与食管胃底静脉曲张破裂出血一致，所以提出癌栓晚期患者仍应以保肝治疗为首选；晚期患者可因胃肠道黏膜糜烂合并凝血功能障碍而有广泛出血。②肝癌合并胆管出血少见，但确有发生。肝癌患者出现右上腹痛、上消化道出血、黄疸是胆管出血的三联征，应考虑肝癌合并胆道出血的可能。典型患者可于胃液或大便中发现管型血凝块。肝内肝动脉与胆管伴行，肿瘤组织增生使管壁损伤，形成动脉 - 胆管间交通，随肿瘤增长压迫使管壁坏死，血液经肝外胆管入十二指肠。肝癌合并胆道出血的确诊，有赖于选择性腹腔动脉造影或手术探查。胃镜检查可排除食管、胃、十二指肠球部疾病，也可直接看到鲜血或血凝块从十二指肠乳头排出，呕血、黑便为首诊症状，可以持续黑便为主，伴呕吐咖啡样液体。③肝癌合并胃、十二指肠溃疡出血或肝癌直接侵入胆道或胃、十二指肠引起出血。未经治疗或治疗过程中均可见溃疡出血。如经肝动脉插管化疗栓塞后，化疗药物损伤胃黏膜或栓塞剂误入胃十二指肠动脉引起胃黏膜缺血、水肿、炎症、糜烂，使溃疡及其周围组织进一步坏死，消化道反应诱发溃疡、出血。手术也可引起应激性溃疡加重出血。④凝血功能障碍，由于肝脏合成凝血因子减少、纤维蛋白溶解性增高以及化疗等造成骨髓抑制等原因，造成凝血功能障碍。⑤各种治疗如肝切除、肝动脉栓塞化疗、肝动脉门静脉化疗等会加重门静脉高压。

（二）肝癌自发性破裂出血

肝癌结节破裂出血是肝癌的严重并发症，也是肝癌患者的重要死亡原因之一。肝癌破裂出血的发生率相当高，有报道为 14%，如抢救不及时，临床病死率可高达 100%。

肝癌破裂出血的症状和体征可因破裂口大小、出血量多少不同而不同。破裂可局限于包膜下，产生局部疼痛，也可破入腹腔引起急性腹痛和腹膜刺激征，大量出血可导致休克和死亡。有肝癌病史的患者，突发右上腹痛，体检腹肌紧张，全腹压痛、反跳痛，有移动性浊音，应首先想到肝癌破裂的可能，但较多肝癌破裂患者的症状、体征多不典型，腹痛不剧烈，腹膜刺激征也并不严重，部分患者仅表现为腹胀以休克就诊，故容易造成误诊。诊断性腹腔穿刺是一项快速、简便的诊断措施，而且禁忌证和并发症较少。自发性破裂出血的原因：①肿瘤在生长过程中由于膨胀，肿瘤内压力增高，压迫回流静脉，使肿瘤内淤血。②肿瘤生长迅速，瘤体内供血不足，出现缺血、缺氧或坏死而引起破裂、出血。③肿瘤直接侵蚀血管引起出血。④肿瘤破溃液化后合并感染。⑤肿瘤位置表浅，包膜脆而薄弱。⑥肝功能不良，凝血因子缺乏导致凝血障碍。⑦弹性蛋白及胶原质表达异常，导致血管功能障碍。⑧因外力而破裂；如用力咳嗽、排便及晨间跑步。也可见于腹压骤降，如孕妇生产后破裂出血。

（三）呼吸系统症状、体征

患者可表现为胸闷、气促、口唇发绀、运动后呼吸困难等，胸部 X 线片检查可无异常，或有胸腔积液，肺纹理增多、模糊等，但均缺乏特异性。门静脉高压，侧支循环建立可导致门 - 肺分流，血管活性物质等经肝脏灭活减少，使肺内毛细血管扩张、肺内动 - 静脉分流形成等，使血氧交换障碍，导致低氧血症。

（四）肝性脑病

肝性脑病（HE）是以严重肝脏疾病和（或）门 - 体分流所致的代谢紊乱为基础的中枢神经系统功能失调综合征，以神经精神症状为主。HE 是重症或晚期肝病、某些肝胆疾病术后常见的并发症，是肝脏解毒功能不全和衰竭的表现。其主要临床表现为性格改变、智力减退、意识障碍、行为失常和昏迷等。

肝癌患者出现肝性脑病是肝癌进入终末期的表现之一，可分为 3 级。

Ⅰ级：反应迟钝、无集中能力、失眠、欣快感、性格改变、对周围事物缺乏反应、行为异常、抑郁、嗜睡、失去定向能力等。

Ⅱ级：精神错乱、不认人、木僵、昏睡、出现扑翼样震颤或其他不自主的动作。

Ⅲ级：昏迷。浅昏迷对刺激有反应，深昏迷对刺激无反应。

肝性脑病的病因和发生机制目前尚未完全明确，诱发因素较多，常见的有消化道出血、感染、医源性因素、电解质紊乱、肾功能不全、高蛋白饮食等。

（五）肝性胸腔积液

肝硬化伴胸腔积液在肝硬化患者中并非罕见，有报道发生率为 5% ~ 10%，最常见表现为咳嗽、低热，和肺结核的临床症状相似，所以往往误诊为肺结核或肺部感染并发胸腔积液。肝性胸腔积液可以是双侧性，但多数为单侧，以右侧为多见。低白蛋白血症，门静脉高压致奇、半奇静脉压增高，胸部淋巴回流障碍致淋巴液外渗，以及胸膜淋巴管破裂可能是导致肝性胸腔积液的机制；而右肺静脉回流至左心室的压力较左肺静脉高，可能是右侧较左侧更易发生的原因；大量腹水可继发产生胸腔积液；另外，近肝表面靠近膈肌的肿瘤刺激也是产生胸腔积液可能的原因之一；各种治疗包括手术、射频、微波等治疗后胸腔积液更是最常见的并发症之一，国外报道肝癌肝切除术后并发胸腔积液的发生率高达 43%，国内刘鹏飞报道也达 32.01%，且以右侧多见；孙万日等报道总发生率为 20.70%，多以单侧为主，其中右侧胸腔积液占 90.57%，部分患者虽证实有两侧胸腔积液，但仍以一侧为重。患者可表现为胸闷、呼吸困难和发热等，如有上述症状，应早期进行检查并给予相应的处理。

（六）肝肾综合征

肝肾综合征（HRS）出现在严重肝病尤其是肝硬化病程后期，可出现肝功能衰竭，称之为肝肾综合征。肝癌合并肝硬化，肝功能处于失代偿期时会合并大量腹水，可发生肝肾综合征，主要表现为少尿、血浆尿素氮和肌酐升高等肾功能衰竭征象。HRS 是肾血流灌注不足所致的肾前性、功能性肾功能衰竭，以肾小球滤过率（GFR）降低为特征，肾脏本身并无组织学改变。目前 HRS 的发病机制仍未完全明确，可能与大量腹水引起有效循环血量减少和肾有效血容量减少有关；肝功能衰竭时，肝脏对血液中有毒物质的解毒作用减弱，以及进食少、呕吐、腹泻、大剂量利尿剂应用使血容量进一步减少。在肝肾综合征中，肾脏损害是功能性的，若能及时纠正肝功能，肾功能会得到改善；若不能及时纠正，会使肾功能损害进一步加重，可能导致患者迅速死亡。

（七）肝肺综合征

肝肺综合征（HPS）指慢性肝功能不全患者因肺内血管扩张而出现的严重低氧血症，是各种慢性肝脏疾病终末期的一种严重并发症，肝硬化合并 HPS 发生率为 33% ~ 42.9%，远期预后不佳。血气分析动脉血氧分压（PaO_2）< 10.7 kPa，患者行直立性缺氧实验，仰卧位改站立位时，PaO_2 降低 10% 为阳性。

三、肝癌的临床分期

（一）Kampala 标准和 Primack 修正方案

1971 年在乌干达的坎帕拉市召开由非洲、欧洲及北美各国学者参加的 HCC 研讨会，为统一观察治疗效果制定了一个按临床症状、病程范围及是否合并肝硬化的 HCC 临床分期标准，向世界 HCC 治疗中心推广，见表 1–1。

Kampala 分期首次作为国际统一标准指导制定 HCC 治疗方案和疗效观察，为 HCC 研究的发展做出了重大贡献。因该方案具有局限性，Primack 等认为胆红素量化指标对判定有重大意义而提出修正方案，见表 1-2。

表 1-1 Kampala HCC 临床分期标准

临床状况	病变范围	肝硬化
Ⅰ期：临床或实验室检查无肝功能障碍，无因肝病而出现的体征	A：一个肝叶	有（+）
Ⅱ期：轻度肝功能障碍，轻度腹水但非血性，轻度恶病质	B：涉及两个肝叶	无（-）
Ⅲ期：显著门静脉高压，张力性腹水或血腹，食管静脉曲张，肝衰竭，显著恶病质	C：有转移	不确定

表 1-2 Primack 改良 HCC 分期标准

分期	特征
Ⅰ期	无腹水，体重减轻，门静脉高压 总胆红素 < 34.2 μmol/L
Ⅱ期	有腹水和（或）中度体重减轻（< 25%），无门静脉高压 总胆红素 < 34.2 μmol/L
Ⅲ期	体重明显减轻（> 25%），有门静脉高压 总胆红素 > 34.2 μmol/L

上述两种分期主要适宜乌干达及南部非洲肝细胞癌患者人群，具有相对局限性。

（二）Okuda 分期标准

日本是 HCC 高发病率国家，Okuda 等回顾性总结了 850 例 HCC 病史与预后的关系，提出 HCC 是否已占全肝的 50%，腹水有无，白蛋白是否 > 30 g/L 及胆红素是否 < 51.3 μmol/L 等 4 项指标是决定生存期的重要因素，并提出 3 期分期方案，即Ⅰ期为非进展期（4 项阴性指标），Ⅱ期为中度进展期（1 ~ 2 项阳性指标），Ⅲ期为进展期（3 ~ 4 项阳性指标）。

该分期从 1985 年沿用至今，为最早适用的分期方法之一。它首次包括了肿瘤和肝功因子，但对肿瘤大小估计比较主观，忽略了一些重要的肿瘤因子，例如：瘤体为单发病灶、多发病灶，还是弥漫的，是否有血管侵犯，这些均与预后密切相关。该分期过于偏倚胆红素。

（三）国际抗癌联盟制定的 TNM 分期标准

国际抗癌联盟（UICC）在 20 世纪 80 年代中期推出常见肿瘤的 TNM 分期，见表 1-3。HCC 的 TNM 分期标准，即原发灶 - 淋巴结 - 远处转移分期标准充分考虑了肿瘤的大小、是否局限，有无血管侵犯、区域淋巴结转移及远处转移等，较全面地反映了 HCC 的进展程度，在判断预后和比较疗效等方面发挥了重要作用。TNM 分期方案对肿瘤的描述十分全面，是目前国际标准分期方法，被建议为对欲行手术或肝移植患者最好的评估方法，但近来研究发现，对早期手术或肝移植的患者缺乏预后评估作用，在预测肿瘤复发方面有较大缺陷,同时 HCC 肝切除术或肝移植后无瘤生存期的长短与 TNM 分期不一致。尤其肝十二指肠韧带区淋巴结的转移在获得病理标本前较难确定，未考虑合并肝硬化的情况，而肝功能情况更是制约治疗方案的选择与估计预后的重要因素。在进行诊断和选择治疗方案时尚需结合其他的分期方法。

表 1-3　国际抗癌联盟（UICC）TNM 分期标准

分期	T	N	M
I	T_1	N_0	M_0
II	T_2	N_0	M_0
III a	T_3	N_0	M_0
III b	$T_1 \sim T_3$	N_1	M_0
IV a	T_4	N_0, N_1	M_0
IV b	$T_1 \sim T_4$	N_0, N_1	M_1

注：

T：原发肿瘤。

T_0：无原发肿瘤。

T_1：孤立肿瘤，最大直径 ≤ 2 cm，无血管侵犯。

T_2：孤立肿瘤，最大直径 ≤ 2 cm，有血管侵犯；孤立肿瘤，最大直径 > 2 cm，无血管侵犯；多发肿瘤，在一个肝叶，最大直径 ≤ 2 cm，无血管侵犯。

T_3：孤立肿瘤，最大直径 > 2 cm，有血管侵犯；多发肿瘤，局限在一个肝叶，最大直径 ≤ 2 cm，有血管侵犯；多发肿瘤，在一个肝叶，最大直径 > 2 cm，有或无血管侵犯。

T_4：多发肿瘤分布超过一个肝叶；或肿瘤侵犯门静脉；肝静脉的一级分支；或肿瘤侵犯胆囊外的周围脏器；或穿透腹膜。

N：区域淋巴结，包括肝十二指肠韧带淋巴结。

N_0：区域淋巴结无转移。

N_1：区域淋巴结有转移。

M：远处转移。

M_0：远处无转移。

M_1：远处有转移。

第二章 肝癌的诊断

第一节 肝癌的影像学诊断

肝脏是人体内最大的实质性脏器，具有十分重要和复杂的生理功能。肝脏也是某些疾病如感染、肿瘤和外伤等的好发部位。随着超声显像、计算机断层扫描（CT）和磁共振成像（MRI）的相继问世和技术不断发展，以及选择性血管造影技术和放射性核素显像技术的进展，医学影像学在肝脏某些疾病，尤其是在肝癌的辅助诊断方面占有重要地位。这些不同影像学技术的相互补充显著提高了诊断的准确性，为肝癌患者获得合理规范的综合治疗及疗效评价提供了依据。在这些影像学检查方法中，以超声显像和CT最为常用。在肝肿瘤的定位和定性诊断方面，MRI可与CT相媲美，在某些方面甚至还优于CT，而逐渐成为常用的肝脏影像学检查诊断方法。

一、超声检查

肝脏的超声检查是很好的筛查工具，无创性实施，且设备便宜，操作简单，临床应用普遍。研究表明，肝脏的超声检查比反复的AFP检查更为敏感，因为只有50%左右的肝癌患者有AFP的升高,故超声检查特别适合于有肝癌高危因素的慢性肝病患者的跟踪监测。肝超声检查结合 AFP 的血清学检测,已成为肝癌筛查的标准方法。普通灰阶超声检查是最常规和最基本的超声检查方法,高档的全数字化超声仪器及其新技术如彩色多普勒超声提高了对肿瘤鉴别诊断的敏感性。采用声学造影剂进行超声造影检查,提高了肝癌的检出率。

(一)超声成像原理

1.二维超声成像

超声是每秒超过 20 kHz 的一种高频声波,能够成束发射,可用于扫描人体组织,但人耳听不到该声波。超声通过人体不同组织时,一些组织直接反射超声波而另一些组织散射超声波,反射的超声波返回探头后,声束内的所有组织经计算机处理可重建一个二维图像并在显示器上显示。不同类型的超声仪以不同的方式显示返回的超声波。A 型超声通常不再应用,B 型超声图像可显示超声所经过的所有组织,得到的图像是二维的,回声的强度以不同亮度的光点表示。另外还有实时超声、M 型超声等。超声波的波长与频率呈反比,频率越高,波长越短;波长越短,分辨率越高,图像也越清晰,信息越丰富,但穿透力越差,因为高频超声较低频超声更容易被组织吸收和散射(衰减)。

二维超声声像图是由大量回声按空间排列组成的,肝脏内回声来源及回声强弱由不同组织间声阻抗失匹配的程度及组织对超声衰减的程度而定。声阻抗为组织的"密度 × 声速"。声阻抗的绝对值对回声无直接联系,而超声通过两种不同声阻抗的组织接触界面时,会因界面反射而产生回声。声阻抗差别愈大,回声愈强。密集的回声称为"高强度的回声",显示器表现为较明亮的光点。在肝脏内,纤维组织声阻抗最大,肝细胞其次,血液更低,气体(包括微气泡)的声阻抗极低。此外,回声的强弱又与组织对超声的衰减有关。衰减愈大,回声愈低。一切人体组织对入射超声都具有衰减效应。衰减主要由散射损失、反射损失及组织吸收三个方面所致。软组织声吸收主要取决于蛋白质含量百分比;而在蛋白质中,又以胶原蛋白的吸声系数最大。从组织的总体考虑,可通过衰减系数的大小表达不同组织对超声的衰减程度。在同一组织中,衰减值与使用超声频率及距离成正比。衰减的相对大小可在声像图上该衰减体的后方与同一深度处的邻近组织做比较。衰减体的衰减系数较邻近组织低时,其后方呈"回声增强"现象;反之,较正常组织高时,其后方呈"声影";声衰减与同一深度的邻近组织相近时,后方回声无明显改变。

2. 频谱多普勒超声成像

当超声发射到一个静止的反射体时,回声的频率与入射频率相同。然而当反射体朝探头运动时,回声频率将高于入射频率,反之,当反射体背离探头运动时,回声频率将低于入射频率。入射和回声频率之差与反射体的运动速度成正比,这种现象称为多普勒效应,频率之差称多普勒频移。频谱多普勒指利用超声多普勒效应获得运动体的信息,并以轴坐标的形式进行显示。多普勒效应可探测任何液体(如血液)的运动速度,在血液中,运动的反射体是红细胞。

(1)血细胞流动与超声多普勒效应

血细胞(主要是指红细胞)的直径在 3 ~ 8 μm,平均 6 μm,计数(3.5 ~ 5.5)× 10^6/mm³。在血管腔内流动的血细胞所散射的回声频率对入射超声的频率变化,也是超声多普勒效应,其频移与血细胞的运动速度成正比。血细胞在微小动脉内的流速很慢(2 ~ 3 mm/s),高灵敏度的多普勒设备可以测出。在门静脉小分支内呈连续性稳流,可测出 3 mm/s 左右的流速。

(2)正常肝组织的血管分布

肝动脉与门静脉及肝管包在同一纤维索中,即 Glisson 系统。声像图上肝动脉内径仅为伴行门静脉内径的 1/4 ~ 1/3。追溯门静脉的分布并上下调节取样容积范围,可在较亮的多普勒稳流的门静脉血流曲线背景中,显示较低的动脉搏动性曲线。

(3)肝癌结节的血供

肝癌结节血供常常较为丰富。在结节的周围及内部均可测及肝动脉及门静脉血流。有时,在结节周围尚可获得肝静脉血流。结节内部血流丰富者,肝癌生长较迅速。肝癌结节直径> 3 cm 时,常同时伴肝固有动脉、肝左或肝右动脉分支的内径增宽以及峰值流速的增高。

3. 彩色多普勒超声成像

彩色多普勒血流图(CDFI)又称彩色多普勒血流成像,它获得的回声信息来源和频谱多普勒一致,血流的分布和方向呈二维显示,不同的速度以不同的颜色加以区别。双功多普勒超声系统,即是 B 型超声图像显示血管的位置、多普勒测量血流,这种 B 型和多普勒系统的结合能更精确地定位任一特定的血管。

(1)血流方向

在频谱多普勒显示中,以零基线区分血流方向。在零基线上方者示血流流向探头,零基线以下者示血流离开探头。在 CDFI 中,以彩色编码表示血流方向,红色或黄色色谱表示血流流向探头（暖色），而以蓝色或蓝绿色色谱表示血流流离探头（冷色）。

（2）血管分布

CDFI 可显示血管管腔内的血流，因而属于流道型显示，但它不能显示血管壁及外膜。

（3）鉴别癌结节的血管种类

用 CDFI 可对肝癌结节的血管进行分类，区分其为结节周围绕血管、结节内缘弧形血管、结节的流入血管、结节内部血管及结节流出血管等。

（二）正常肝脏超声影像表现

正常肝脏实质回声均匀，可见门静脉及其分支呈管状结构，管壁回声可见。较细的肝静脉无管壁回声。在正常肝脏中，沿肝静脉可追踪至与下腔静脉的汇合处。当患者做 Valsalva 动作（屏住口鼻用力做主动呼吸）时肝静脉扩张，可显示下腔静脉肝段随呼吸而变化。腹主动脉位于肝脏的中后方，通过其搏动性的管状结构可加以识别。肝尾叶位于下腔静脉的前方，其前上方通过一强回声带与肝左叶相隔。下方为门静脉左支横部。在肝长轴上，胆囊表现为无回声的梨形结构。正常肝实质回声介于胰腺（回声更强）与脾脏（回声更弱）之间。镰状韧带呈高回声结构，位于肝脏横向扫描平面的中线右侧。

（三）肝癌超声影像表现

1. 包膜

直径 < 3 cm 的肝癌结节常包膜完整。包膜由纤维组织组成，其声阻抗较周围肝组织及癌肿均高，因此形成界面反射，在二维声像图上可显示一圈细薄的低回声膜包围整个癌结节，包膜的厚度估测 < 0.5 mm。声像图上包膜比较光滑均匀，形态规则，呈圆形或椭圆形，体现了小肝癌膨胀性生长的特点，但声像图上的包膜在结节两侧始终显示中断，此为大界面的回声失落效应。肝癌体积很大时，其包膜一般模糊不清，但也有癌结节直径 > 5 cm 时包膜仍然非常完整，此时，其内侧回声多伴声晕表现。

2. 内部回声

癌结节内部回声高低不一，且具多变倾向。除均匀低回声结节以外，其他各种癌结节回声均属不均匀分布。直径 < 1 cm 的肝癌结节，超声检测的检出率为 33% ~ 37%。癌

结节按回声的高低分类如下：①低回声结节，包膜常较清晰，内部回声的基点为均匀低回声，但常伴中心数处小亮点，或数个 2 ~ 3 mm 不规则亮斑。此类结节在增强 CT 及肝动脉造影中未见血管分布的异常。②高回声结节，包膜常不能清晰显示，声像图表现为边缘清晰、内部不均匀分布的高回声结节，有时伴结节周围暗环。高回声结节在增强 CT 及肝动脉造影中显示为多血管型肝癌。③混合性结节，表现为高、低回声的充分组合，肝癌大多表现为混合性结节，而其他肝脏占位性病变较少表现为高、低回声的组合。混合性结节既可表现为高回声中心，低回声边缘，又可表现为高回声结节，中心暗区或于肝癌结节中呈多处高、低回声的嵌合。④等回声结节，若肝癌结节回声与邻近肝组织十分接近，又不易显示包膜，则表现为等回声结节。在一般超声检查时极易遗漏或不易确认。等回声结节常为肝癌回声多变中的一个中间阶段，是低回声结节向高回声结节变化的过渡期。故在临床高度怀疑为肝癌而超声未能发现肝占位的病例中，应对其进行密切随访，等回声结节将呈现高回声的转变。

结节回声高低与血供的关系：低回声结节在增强 CT、肝动脉造影中均无血供增加或分布异常。低回声声像图可向等回声或混合性回声转变，若肿瘤生长迅速，多变为高回声，此时行增强 CT 或肝动脉造影，可显示结节转变为多血供型。

3. 癌结节的彩色血流

肝癌结节及其周围因血供丰富可获得各种有关的血流信息。二次谐波声学造影的彩色多普勒超声检测组织血流的敏感性高，能准确反映肝癌的血供情况。彩色多普勒超声可识别肝癌结节的流入血管、流出血管及瘤内血管：流入血管可为肝动脉，也可为门静脉；流出血管可为肝静脉，也可为门静脉；瘤内血管表现为树干状、彩点状或彩色镶嵌的"簇状"斑块，在频谱多普勒分析中可为肝动脉、门静脉或肝静脉血流。癌结节周围的血流可表现为整圈状或弧形围绕，可用频谱多普勒测出是连续性门脉血流还是搏动性动脉血流。

4. 癌栓

肝癌患者容易发生癌栓，癌栓可出现在肝静脉系统、门静脉系统或胆道系统。

（1）肝静脉内癌栓

肝内静脉的癌肿浸润是肝癌的特征性病变之一，即使早期病变也不例外。癌栓可从小肝静脉波及较大静脉，亦可因静脉癌栓堵塞流出道，并且使癌栓逆向蔓延至小门静脉、较大门静脉或门静脉主干中，在肝静脉主干内癌栓呈细条状，管腔明显变细或完全阻塞，在彩色多普勒超声仪中检测不到任何彩色血流。

（2）门静脉内癌栓

门静脉内癌栓在病理观察中，凡肝静脉有癌栓者，其门静脉内几乎均受累及。在肝癌合并肝硬化的病例中，常由于肝硬化造成输出静脉阻塞而导致癌栓逆行性发展。癌肿若直接侵犯门静脉内，亦可发生门静脉癌栓。有时，癌肿的内部或周围伴发"肝动脉-门静脉瘘流"，因肝动脉血压远大于门静脉，产生局部范围的门静脉血流反向，使癌细胞随血流种植性转移到门静脉。门静脉癌栓表现为受累段门静脉内腔扩张及其中外加低回声，可为完全性或部分性阻塞。彩色多普勒超声仪显示癌栓流出道狭窄，甚至完全阻塞。门静脉主干癌栓易逆行扩展至脾静脉及肠系膜上静脉内。

（3）胆道系统内癌栓

胆道系统为流出性管道，为胆汁排泄的通道。癌肿若脱落或侵入小肝管后，可顺流而下在肝总管或胆总管内形成癌栓。胆道内癌栓亦可从邻近肝癌或门静脉内癌栓直接侵入。胆道癌栓常伴有持续性黄疸以及明显疼痛等症状。

5.淋巴结转移

（1）第一肝门区淋巴结转移

声像图于胆囊颈部、胆总管、门静脉周围显示圆形或椭圆形低回声灶。0.5～2 cm大小，单个或数个。多个肿大的淋巴结可导致胆总管受压，并发黄疸。

（2）第二肝门区淋巴结转移

肝脏靠近头端、横膈部位的淋巴管汇流至下腔静脉的3支肝静脉流入处（第二肝门）的周围淋巴结。此处因位置较深，常不易检出肿大的淋巴结。

（3）腹膜后淋巴结转移

腹主动脉与下腔静脉周围及胰腺周围的淋巴结转移表现为圆形或椭圆形低回声灶，单个或多个。

6.特殊类型肝癌的表现

（1）少血管型肝癌

在肝癌早期（直径＜2 cm）内部及周围常难检出彩色血流，需要应用单纯二维法予以观察鉴别。结节周围暗环、内部回声不均、后方增强及侧后声影四项可作为诊断的依据。必要时结合CT及MRI检查确诊。

（2）弥漫型肝癌

肝内弥漫分布的小病灶，在声像图上既无明显包膜，又不能观察到癌结节的血供规律，很难单纯依据超声予以明确诊断，需要结合 AFP 等检测及 CT、MRI 检查来确诊。

7. 鉴别诊断

（1）肝血管瘤

强回声型肝血管瘤一般瘤体较小，形态规则，边界清楚，内部回声致密；低回声为主的瘤体较大，多为分叶状，边缘多呈分界清楚的强回声，内部以大的网格或集中的多发小筛孔状结构为其结构特点。此种类型血管瘤在做彩色多普勒超声时，也可以在瘤体边缘处显示血流信号。

（2）转移性肝癌

患者多有原发恶性肿瘤病史，典型者为多发性的大小不一、形态相似、边界清楚的结节。可表现为高回声或低回声型，一般不伴肝硬化表现。彩色多普勒超声显示的瘤体内血流信号少，绝大部分集中在瘤体边缘部位，显示率在 20% ~ 57%。转移性肿块中央可有坏死而呈完全的囊性，囊腔内充满液体，但壁厚而不规则，可与单纯性囊肿相鉴别。

（3）肝囊肿

类圆形，后方伴声增强的无回声区，直径常小于 3 cm，可为单个存在的单纯先天性囊肿；也可为多发性囊肿，表现为肝内多个圆形的囊性肿块，大小不一，囊肿内呈完全的无回声，轮廓清楚，后方伴回声增强，可能为先天性的多囊性疾病。

二、CT 诊断

虽然针对肝脏占位性病变的影像学检查手段较多，包括超声显像、MRI、核素显像及血管造影等，但随着 CT 设备的不断更新和技术的进一步提高，加上 CT 诊断仪器在我国的普及，CT 成为肝癌影像学检查手段中不可缺少的组成部分。对于肝癌肿块位置、数目以及有无外侵或血管侵犯，常规 CT 比超声检测更为敏感，敏感性分别为 81%、94%，但两者对 1 ~ 2 cm 大小的肿块，均可能发生漏检。门静脉造影 CT 可显示较小的病灶，但也可有假阴性的情况发生。

（一）CT 检查方法

1. 检查前准备

患者在检查前需禁食 4 ~ 6 h，于检查前 30 min 口服 1.5% ~ 3% 泛影葡胺溶液 1 000 mL，并在上检查台之前再服用 200 mL，使胃和中上腹的小肠充盈。这样可避免它们与腹部肿块或增大的淋巴结等相混淆，也利于清楚地勾画肝、胆、脾、胰、肾等脏器的轮廓。因橘子水中含有较多的钾离子，服用后会使血钾增高，加重或恶化原有的某些疾病，故糖尿病及高血钾的患者应禁止服用 60% 泛影葡胺加橘子水配制成的 1.5% ~ 3% 泛影葡胺溶液。采用离子型碘造影剂（如 60% 泛影葡胺）做增强扫描者，应做碘过敏试验，常用的方法是，事先静脉内注射 30% 泛影葡胺溶液 1 mL 或静脉注射前预先滴注 60% 泛影葡胺溶液 1 ~ 2 mL，以观察有无过敏反应。非离子型碘造影剂（如 Omnipaque、Iopamidol 和 Ultravist 等）因其过敏反应发生率很低，用它做增强扫描时，一般可不做碘过敏试验。对于那些对碘造影剂有过敏反应高危因素的患者，在必须做增强扫描时，应尽可能地选用非离子型碘造影剂，并预先静脉注射地塞米松 10 mg。训练好患者平静呼吸和在一致的吸气幅度下屏气亦十分重要，以保证整个肝脏顺次扫描而无遗漏的区域。另外，需去除检查部位的金属异物。肠道内残留大量硫酸钡剂者，应在钡剂排尽后再做 CT 检查。

2. 检查方法

肝脏 CT 检查方法可分为肝脏 CT 平扫和肝脏 CT 增强扫描两大类。前者静脉内未注入造影剂，仅凭借正常肝组织与病变组织之间的天然密度差别来鉴别。一般两者之间的 CT 值至少要相差 10 Hu 才能明确显示肝内病灶。后者静脉内注入了大量的造影剂，目的是通过造影剂的应用增强正常肝组织与病变肝组织之间的密度差别。增强扫描的方法较多，也最为复杂，其中还包括与选择性血管造影技术相结合的动脉造影 CT 和经动脉门静脉造影 CT，其作用特点可归结为 4 点：①增强 CT 平扫未能发现病变或可疑病变的可见性。②区分肝内外血管结构与非血管结构。③区分囊性和实质性病变。④观察病灶的强化特点以利于定性诊断。

（1）CT 平扫

患者一般仰卧在检查台上，必要时可取俯卧位或侧卧位，例如，因肝左叶邻近胃肠道内气体及造影剂所致伪影的影响而不能满意显示时，可取俯卧位。扫描范围包括膈顶部至肝下缘的整个肝脏。通常采用 10 mm 层厚，遇到小的病灶可增加薄层扫描（2 ~ 5 mm），以克服由部分容积效应产生的缺点。每层扫描时要求患者屏气的幅度一致。在扫描过程中，须仔细观察肝脏形态、大小和密度的改变；要仔细调节窗宽、窗位，增加对比度，以提高肝内病灶的检出率。CT 平扫一般用于以前有造影剂过敏反应和肾功能有损害的患者或与增强扫描联合应用。CT 平扫有助于发现富血管肿瘤（如类癌、胰岛细胞癌、肾癌、乳腺癌和肉瘤等）的肝内转移性病灶和显示钙化、出血等病理变化。CT 平扫对肝硬化患者发生原发性肝癌的诊断敏感性差，检出率仅为 37% ～ 45%。

（2）团注法增强 CT

团注法是以每秒 1.5 ～ 2 mL 的速度从静脉注入大量的造影剂（80 ～ 120 mL），即于 1 ～ 2 min 经静脉加压注入 100 mL 左右的造影剂。造影剂经血液循环到达肝脏，血管和肝脏的密度升高，称之为强化。其最简易的方式是在静脉穿刺成功后，经排气皮条向造影剂瓶内注入 50 ～ 60 mL 的空气，使之在造影剂平面上形成一定的压力，促进造影剂的快速滴注。亦可采用压力注射器推注造影剂。在给药完毕或给药过程中自膈顶向肝下缘顺次行全肝扫描。此法增强效果较好，目前国内应用较普遍。如发现病灶，则在注射完造影剂后隔 10 ～ 15 min，在病灶所在平面再做重复扫描即延迟扫描，以鉴别病灶的性质。

（3）团注法动态增强 CT

团注法动态增强 CT 又分床面移动的全肝动态扫描和床面固定的单个层面（病灶所在平面）动态扫描。造影剂宜采用 60% 的浓度。给药方式有两种，一是先以每秒 1.5 ～ 2.5 mL 的速率注入造影剂 50 ～ 90 mL，然后再以每秒 1 mL 的速率注入造影剂 90 ～ 130 mL（双相注射）；二是始终以每秒 1.5 ～ 2.5 mL 的恒定速率注入造影剂 100 ～ 180 mL。Foley 报道将动态扫描的起始扫描时间从原先注射后的第 15 s 改为第 45 s 开始，其肝实质和肝静脉强化效果更好，并推荐造影剂总用量为 180 mL，注射速率前 10 s 为每秒 5 mL、后 130 s 为每秒 1 mL。由于心功能正常者能耐受 1 000 mL 的急性血容量扩张，故该速率无安全问题。造影剂在肝脏内的动态循环过程可分为三期：第一期为动脉期，此期可见显著的血管强化和肝实质强化。由于肝肿瘤主要接受肝动脉供血，而肝组织主要接受门静脉供血（门静脉占 75%，肝动脉占 25%），如果肿瘤血供丰富，此期病灶增强有可能超过正常肝组织而呈高密度；第二期为门静脉期，此期造影剂血浓度仍大于间质内浓度，造影剂持续地由血管内向血管外间隙再分布，血管密度迅速下降，病灶密度亦随造影剂血浓度的下降而下降，但肝组织密度由于双重血供关系保持基本不变；第三期为平衡期，此期造影剂血浓度与间质内浓度持平。由于肾过滤，血管和肝组织密度逐渐下降，病灶与正常肝组织之间的密度差减少，甚至呈等密度，故此期不利于病灶的检出。团注法动态 CT 整个扫描过程大约 3 min 就能完成，扫描主要是在团注期和非平衡期，故此法的增强效果要比非动态 CT 扫描好。目前，加压注射器的推广应用，使造影剂的注射速率控制得更为精确，进一步提高了肝实质的强化效果。团注法动态 CT 的优点可归结如下：提高了病灶的检出率，有助于检出平扫和普通增强后扫描不能发现的病灶；根据病灶的动态增强特征和时间－密度曲线，有利于对肝占位病变进行鉴别诊断，如肝海绵状血管瘤与肝癌的鉴别；整个肝脏的血管结构显示很清楚，不仅可了解门静脉有无受侵和癌栓，而且可为外科手术提供解剖资料。

（4）动脉造影 CT

动脉造影 CT 是应用经皮穿刺（Seldinger）技术经股动脉穿刺插管，将导管置于肝固有动脉开口处直接注射造影剂，然后自膈顶向下分组做动态扫描，每 4 层为一组，全肝分为若干个组。30% 的造影剂以 1 mL/s 的速度注入，并于造影剂注射开始后第 5 s 行 CT 扫描。如有肝动脉变异情况，可将导管分别置于右肝和左肝动脉内重复上述过程。本法亦可采用每次 2 ～ 3 层动态扫描，间歇团注 15 mL 造影剂的给药方式，直至全肝扫描完成。动脉造影 CT 可显示直径 1 cm 以下的微小病灶，其敏感性高于团注法动态 CT 检查。在动脉造影 CT 图像上，富血管的肿瘤可呈显著的高密度病灶，少血管恶性病变的周围亦可见血管强化。

（5）经动脉门静脉造影 CT

经动脉门静脉造影 CT 是应用 Seldinger 技术经股动脉穿刺插管，将导管置于肠系膜上动脉或脾动脉开口处直接注射造影剂，于门静脉期行全肝 CT 扫描。造影剂注射速率常为 1 ～ 1.5 mL/s，造影剂浓度为 60%，CT 扫描始于造影剂注射开始后第 20 s，扫描方法与动脉造影 CT 相同。整个扫描过程在 2 ～ 2.5 min 完成。本法增加了主要由门静脉供血的正常肝实质的密度，而主要由肝动脉供血的肿瘤强化不明显，从而使两者之间的密度差别增大，提高了病灶的检出率。本法和前述的动脉造影 CT 是目前公认的检查小肝癌较为灵敏的方法。其中，前者的敏感性略高于后者，但其特异性则稍逊色于后者。这两种方法均属于侵入性的检查方法，应严格掌握适应证。

（6）延迟 CT

延迟 CT 是在静脉注射大剂量造影剂（相当于 60 g 碘当量）6 h 后行全肝 CT 扫描。其原理是 1% ～ 2% 的碘造影剂经肝排泄，在其排入胆道之前，碘滞留在正常肝实质内，使正常肝实质的 CT 值升高约 20 Hu，而此时病灶内已无碘滞留，病灶呈低密度影，这样增加了两者之间的密度差别。本法可作为上述各种肝脏增强 CT 检查的一种补充。

（二）肝脏正常 CT 影像表现

肝脏大部分位于右侧季肋部，仅小部分超越前正中线而达左侧季肋部。肝脏的上界相当于右侧锁骨中线第 5 肋间，下界与右肋缘平行。后面相当于第 6 至第 12 肋骨，前面相当于第 6 至第 9 肋软骨。肝脏的左侧达第 6 肋软骨平面正中线左侧 5 cm 处、剑突下约 3 cm。肝脏的位置可随呼吸上下移动。

在不同层面的 CT 横断面图像上，肝脏的形态各异。在靠近横膈的肝顶部，肝脏呈类圆形或椭圆形，面积较小，占据左、右侧腹腔前内侧 1/4 区域；在肝中部，肝脏近似楔形，面积较大，占据腹腔的右半部；在肝的下部，肝脏近似梭形或半月形，依次向下其面积逐渐缩小。

CT 能清楚地显示肝脏各叶的结构。依据肝门和肝内三条裂隙（左叶间裂、右段间裂和正中裂），可将肝脏分为右叶、左叶内侧段（左内叶）和左叶外侧段（左外叶）以及尾状叶。左叶间裂（此裂又称圆韧带裂或纵裂）是区分左叶内侧段和左叶外侧段的标志。此裂起自脐切迹，向后上方抵于肝左静脉进入下腔静脉处。在 CT 横断面图像上，左叶间裂表现为肝前缘至肝门呈矢状走行的低密度裂隙。当裂隙内脂肪组织丰富时，可衬托软组织密度的圆韧带影。增强扫描可显示在裂内走行的肝左静脉叶间支。左叶间裂大多位于身体中线的右侧，少数偏于左侧。静脉韧带和肝门共同构成右段间裂。在 CT 横断面图像上，右段间裂呈一条自左后斜向右前的低密度裂隙。其前方为左叶，后方为尾状叶。正中裂是区分肝左叶和肝右叶的标志。此裂在肝的膈面，起自胆囊切迹，向后上方抵于肝左静脉进入下腔静脉处。在肝的脏面，以胆囊窝和下腔静脉连线为界。正中裂的位置多数经过左、右门静脉干分叉点的左侧。增强扫描可显示在正中裂平面内经过的肝中静脉。因此，肝中间静脉可作为在肝顶部区分左、右叶的标志。

正常肝实质的密度较均匀。不同的 CT 扫描装置因扫描能量和校准方法等因素的不同，所测得的肝的 CT 值有较大的差异。平扫时其范围在 48 ~ 80 Hu，一般高于脾脏、胰腺和肾脏。肝、脾之间 CT 值平均相差 7 ~ 8 Hu。肝实质的密度相对高于其他脏器，这主要是由于肝细胞内含有高浓度糖原。因此，同一病例在饥饿和饱食时因其肝糖原含量变化可影响肝的 CT 值。另外，肝的 CT 值还受肝细胞内脂肪含量的影响，如脂肪肝患者 CT 平扫，肝的 CT 值低于脾脏。一般肝实质的 CT 值亦高于血液。CT 平扫肝内门静脉和肝静脉系统呈略低密度的分支状结构。在严重贫血患者的肝内，这些血管的密度更低。相反，脂肪肝患者因血液的 CT 值常高于肝实质，血管可呈略高密度的分支状结构。增强扫描能清楚地显示三支主要肝静脉（肝右静脉、肝中间静脉和肝左静脉）和门静脉主干及其肝内的主要分支，这些血管强化呈高密度影，同时肝实质的密度亦增加。三支主要肝静脉位于肝的后上缘，肝右静脉在右叶间裂的上部呈冠状走行，注入下腔静脉右侧缘，分隔肝的右前叶和右后叶。肝中间静脉在正中裂的顶端注入下腔静脉左前缘，分隔肝右叶和左叶。肝左静脉或单独或与肝中间静脉汇合后注入下腔静脉左前缘，其叶间支在左叶间裂内行走，分隔左叶内侧段和左叶外侧段。门静脉主干由肠系膜上静脉和脾静脉汇合而成。汇合点位于胰腺头部和颈部交界的后方。然后向右上方斜行，通过肝十二指肠韧带进入肝门，分为门静脉左、右支入肝。成年人门静脉长 6 ~ 8 cm，内径 1.0 ~ 1.2 cm。门静脉的前方可见两个圆点状结构，右侧为胆总管（或肝总管），左侧为肝固有动脉。门静脉左支一般可分为横部、角部、矢状部和囊部。整个左半肝和尾状叶左段的门静脉血管均由这 4 个部发出。门静脉右支可发出两支较大的分支，即右前叶门静脉和右后叶门静脉，分布在右半肝。采用高分辨 CT 扫描，约 40% 的患者可显示直径为 1 ~ 3 mm 的肝内胆小管，这些胆小管与门静脉和肝动脉分支一起走行。在肝门处可见肝左、右管。肝左、右管出肝后在肝门右侧汇合成胆总管。增强扫描胆管的密度不变，依然接近水样密度。

CT 显示肝脏与周围脏器的关系优于其他影像学检查。肝脏的左侧脏面与食管腹段、胃以及胰腺等器官相毗邻。肝脏的右侧脏面与下腔静脉、十二指肠、胆囊、横结肠和右侧肾及肾上腺等器官相毗邻。在肝的轮廓上可见这些脏器相应的压迹。尾状叶和第 10、第 11 胸椎相对应。在尾状叶的左后方为腹主动脉，尾状叶和腹主动脉之间是膈下动脉和右膈脚。

（三）原发性肝癌影像学表现

在各种影像学检查技术中，CT 最能反映肝脏的病理表现，如病灶的大小、形态、部位、数目以及病灶内有无出血、坏死、钙化等。从病灶的边缘情况可了解其侵袭性，如病灶边缘光滑清晰，特别是显示包膜的，表明肿瘤生长相对缓慢，侵袭性小；若肿瘤边界模糊不清，表明肿瘤有较高的侵袭性，易侵犯血管，或在门静脉内形成癌栓。原发性肝癌根据大体形态一般可分为 4 种类型：块状型、结节型、混合型、弥漫型。按肿瘤的生长方式，病理上有 2 种类型，一种是浸润生长型，一种是膨胀生长型。前者病灶与肝实质间分界不清，边缘模糊；后者病灶边界清楚，或有假包膜形成，这两种类型在 CT 上有不同的表现。肝癌常侵犯静脉系统，门静脉较肝静脉和下腔静脉更常受到侵犯。静脉受侵犯可引起癌肿的肝内转移以及形成瘤栓和动静脉瘘。生长在肝门附近的肝癌常侵犯胆管，导致阻塞性黄疸。淋巴结转移并不少见，主要累及肝门和腹膜后淋巴结。肝癌可直接侵犯邻近器官，转移至腹膜可引起血性腹水，远处转移以肺最常见。肝癌可发生自发性出血，形成肝内和包膜下血肿或引起腹腔内出血。

原发性肝癌的 CT 表现不仅取决于肿瘤的病理和血流动力学特点，还与周围未侵犯的肝组织状况有关。CT 平扫绝大多数肝癌表现为低密度，即病灶密度（CT 值）较周围正常肝实质相对低，也可为等密度或混合密度，平扫不能发现。高密度者很少，常伴有脂肪肝。通常 ≤ 1 cm 的病灶，与肝实质的密度差别很小，平扫检出率很低（20% ~ 40%）。当肝癌与正常肝组织的密度差别较小时，需用窄窗以及调整窗位观察。但用窄窗可导致假阳性。肝癌密度不均匀，在低密度病灶中可见更低密度区，为病灶内坏死、囊性病变或脂肪变性所致。病灶内出血较少见，表现为低密度病灶中有斑片状高密度区。少数肝癌的密度较均匀，这常见于较小且坏死不明显的肝癌。位于肝周边的肝癌可使肝的轮廓局限性隆起。肝癌的边缘大多模糊且不光整，病灶内可有分隔呈条状低密度影。膨胀生长型的病灶，不论是结节型还是块状型，边界均清晰，大部分有假包膜存在，在 CT 上表现为肿瘤周围一圈低密度的环影（即晕圈征），厚度可从数毫米至 1 cm 不等，尤其在小肝癌中较常见。病理上包膜由纤维组织构成。有包膜者的预后较无包膜者好，因为无包膜的肝癌发现时，即使较小，往往已有门静脉及其分支内癌栓形成。肝癌的钙化并不常见，可呈密集点状、辐射状、线条状或不规则状。

增强后行常规 CT 检查，大部分肝癌表现为轻度强化（即有增强的低密度病灶）或不强化，由于周围正常肝组织强化较明显，故对病灶的形态、大小显示得更为清楚。采用团注法动态 CT 扫描，肝癌增强后的时间密度曲线可有下列 3 种类型：①Ⅰ型，增强后动脉期内，曲线迅速升高，然后又很快下降。②Ⅱ型，增强后曲线无明显升高，也无明显下降。③Ⅲ型，增强后曲线开始时下降，然后又缓慢上升。大多数（2/3 病例）肝癌表现为第一种类型的时间密度曲线，即造影剂快进快出，这与肝癌的病理和血流动力学特点有关。正常肝组织门静脉供血约占 75%，肝动脉供血约占 25%，而肝癌的血供与之相反，肝动脉供血占 75% 以上，门静脉供血占 25% 以下。因此，静脉内注射造影剂后于动脉早期（15 ~ 20 s），病灶从低密度迅速增强达到峰值，并超过正常肝组织，肝癌呈明显弥漫强化，表现为一团高密度影，这类似于肝动脉造影中的肿瘤染色。而此时正常肝组织的强化不显著。由于肝癌的细胞外间隙容量（细胞间隙与血管内容量之和）较小，因此在 2 min 内肝癌的密度又迅速下降，呈混杂密度、等密度或低密度影，形成所谓的 Ⅰ 型时间密度曲线，这对肝癌的诊断具有较大的意义。Ⅱ 型时间密度曲线代表具有中等量血管的肝癌，此型占 1/3 的病例，由于肝癌内造影剂的量与正常肝组织相仿，因此，其密度在增强后与正常肝组织基本一致，此类肿瘤容易发生漏诊。Ⅲ型时间密度曲线代表血管贫乏的肝癌，肝癌的细胞外间隙容量较小，故增强不明显，此型病例数较少。

肝癌增强后其边界大多较 CT 平扫清晰。绝大部分肝癌增强后密度不均匀，这与肿瘤局部坏死、肿瘤细胞脂肪变性、胆管内胆红素栓形成以及瘤内间隔强化等有关。瘤内间隔的出现率低于包膜，它把不同密度的肿瘤区域分隔开来，增强后表现为宽窄不一、方向不定的条索状较高密度影。有人认为瘤内间隔就是肿瘤原来的包膜，由于肿瘤的发展而残留在进一步扩大的病灶中。肝癌包膜在增强后可出现强化，一般可分为 3 种类型：①平扫为低密度环，增强后不显示包膜。②平扫时为低密度环，增强后显示为高密度环。③平扫时包膜显示不清晰，增强后为高密度或略高密度环。肿瘤越小，第三种类型包膜的出现率越高。动态扫描显示包膜比瘤体强化晚，于静脉内注射造影剂后 37 ~ 90 s 包膜强化率大约为 73%，4 min 后包膜强化率上升为 90%。

部分肝癌在平扫时，其密度与周围正常肝组织相差在 5 Hu 以下，肉眼很难辨别，即为等密度肝癌（一般为浸润型弥漫型肝癌）。Hosoki 等采用动态 CT 扫描技术研究了 11 例等密度肝癌，结果全部病例都显示了肝癌病灶。在动脉期，等密度肝癌除弥漫型外，其余密度均明显增高，而至门静脉期病灶，密度又降至与周围正常肝组织密度相仿。B 超和放射性核素闪烁扫描结果不相一致，临床怀疑有等密度肝癌时，动态 CT 扫描将有助于诊断。

在动脉造影 CT 中，以肝动脉供血为主的肝癌病灶的强化十分显著，可与肝实质形成鲜明对比，肝癌可有以下 4 种表现。

①晕圈征型。在动脉期增强明显，提示肿瘤血管很丰富。20 s 以后，病灶密度降低（比周围正常肝组织的密度低），而肿瘤周围仍呈环状增强，称为晕圈征。大约 60 s 后，此晕圈征开始消失，肝内病灶呈低密度。晕圈征是肝癌的特征性征象。术中发现，晕圈征与肝癌的包膜有关。此种包膜由肉芽组织和许多小血管组成。包膜内血流较肿瘤血管内血流慢，故在动脉早期，瘤体明显增强，而包膜尚未出现增强，但在动脉晚期瘤体的密度减低时，包膜则继续保持高密度。

②均质型。在动脉早期，肿瘤呈均匀增强，30 s 以后，肿瘤密度与周围正常肝组织相仿。此型肝癌不出现晕圈征。

③混杂密度型。在动脉早期，肿瘤明显增强，其中心有一不规则低密度区，为肿瘤坏死所致。在动脉晚期，肿瘤周围可出现不连续的晕圈征。此型肝癌往往是块状型，很少伴有肝硬化，肿瘤的包膜不完整，这可能与此型肝癌生长迅速有关。

④融合型。在动脉早期，肝脏内可见许多大小不等的明显增强的结节，未见晕圈征。

动脉造影 CT 评价肝癌的数目及分布优于血管造影。尤其对肝左叶的病灶，血管造影较难发现，而动脉造影 CT 则能很好地显示，≤ 1 cm 的小病灶检出率可达 80%，远高于常规 CT 包括动态增强扫描检查的检出率。由于动脉造影 CT 能准确评价肝癌的部位及其范围，因此有助于确定手术切除的可能性及其切除的范围，还能了解肝动脉血流分布的情况，这对决定能否进行肝动脉栓塞治疗以及采用哪条肝动脉分支作为推注栓塞剂和化疗药物的通路都具有重大意义。动脉造影 CT 的缺点是操作复杂，费用大，检查时间长，X 射线照射量大且有一定损伤性。目前其应用的指征为诊断尚未明确的病例、肝癌术前或肝动脉栓塞化疗前检查。

肝癌在经动脉门静脉造影 CT 和延迟 CT 中均表现为低密度病灶，这是因为肝癌病灶一般很少由门静脉供血，CT 值改变不大；而肝实质的强化十分显著，病灶与肝实质之间形成极为显著的密度差异对比。即便是小的病灶也能显示，≤ 1 cm 的病灶检出率为 85% ～ 90%。

纤维板层型 HCC 是原发性肝癌的一种亚型，其临床、病理及影像学表现与一般的 HCC 有区别。此类型的肝癌好发于 15 ～ 35 岁的年轻人，一般无肝炎和肝硬化病史，乙型肝炎表面抗原（HBsAg）阴性，AFP 偶有升高，60% 病例诊断时病灶可切除，预后较好。病理检查肿瘤多为块状型，有完整的包膜。镜下，肿瘤细胞呈多角形，细胞核中等大小，核仁大而明显，核分裂少见，癌巢之间有板层状排列的胶原纤维带。CT 平扫多表现为肝内单发低密度病灶，边界清晰，病灶也可多发。约 45% 病灶中心可见呈放射状低密度区，为纤维瘢痕组织。病灶内钙化较常见，呈点状。增强 CT 扫描肿块有不同程度的不均匀强化，但一般仍较周围正常组织的密度低。动态 CT 扫描可见肿块较明显的强化，病灶中心部分的瘢痕组织更为清楚，呈放射状。肿块周围可见子病灶。此癌确诊一般需经手术病理检查。

肝癌常侵犯门静脉系统，很少侵及动脉，CT 能较好地评价门静脉受侵犯的情况。肿瘤越大，癌栓形成的概率越高，肝癌侵犯门静脉的比例占 50% ～ 70%。肝癌直径在 5 cm 以下者，较少形成 CT 图像上可以显示的门静脉癌栓。门静脉近端受侵犯在动态 CT 扫描中可表现为门静脉密度比主动脉密度低 20 ～ 30 Hu，门静脉主干扩张。有时在门静脉内可见癌栓形成所致的低密度区。这些腔内低密度影在动态 CT 扫描的整个过程一般都不增强，但偶尔可见增强，这很可能是由癌栓中的肿瘤血管强化所致。门静脉内的低密度影也可由血栓引起，两者较难鉴别。静脉内快速注射造影剂后于 15 ～ 30 s 在受侵犯的门静脉周围可见增强的动脉血管，形成"车轨征"，这是由于未强化的癌栓与明显强化的血液之间密度差异很大，表现为条索状充盈缺损影。这些增强的血管为门静脉的滋养血管，在肝门和门静脉分叉处最常见。有时受侵犯的门静脉不显示，代之以毛发状、模糊条纹状动脉血管，这是由于肝癌细胞破坏了门静脉壁所致。门静脉阻塞后影响了肝组织的血供，可使肝内出现低密度区，肝叶萎缩，以肝右叶为多见，常伴肝左叶代偿性增大。

肝癌侵犯门静脉可出现动静脉瘘，表现为动脉期中门静脉与主动脉同时显影，而此时下腔静脉未见显影。门静脉强化时间明显延长。在经动脉门静脉造影 CT 中，动静脉瘘表现为接受动脉分流血的门静脉分支所供应的肝区呈低密度改变。

肝癌也可侵犯肝静脉和下腔静脉，但并不常见。侵犯肝静脉易发生巴德 – 基亚里综合征。侵犯下腔静脉可使肝脏增大，增强后在下腔静脉内可见低密度影，并可出现下腔静脉壁明显增强。组织学检查提示增强的血管壁可能是由静脉壁的滋养血管强化所致。

肝癌较大时，尤其是生长在肝门附近的肝癌可侵犯和压迫胆管引起梗阻性黄疸。在 CT 上扩张的肝内胆管表现为树枝状低密度影以及肝周围多发性小圆形低密度影。肝癌还可侵犯邻近脏器，如胰腺、肾上腺等。远处转移常见部位是肺（4%）、脑和骨。淋巴转移（2%）主要累及肝门淋巴结、腹膜后淋巴结，晚期可累及胸骨后和锁骨上淋巴结，在 CT 上表现为结节状影，直径一般大于 1.5 cm，结节可融合呈团块状，增强后可有轻度强化。

CT 是目前检出肝癌最敏感的方法之一。采用适当的增强技术，病灶检出率可达 90%。有时 CT 对等密度肝癌和不典型肝癌的诊断仍有一定的困难，此时需结合临床和实验室资料以及其他影像学检查结果，以提高诊断的准确性。

（四）鉴别诊断

1. 转移性肝癌

转移性肝癌大部分患者有原发恶性肿瘤病史，常呈大小不等或大小相近的多发结节，少数可呈单发块状。转移性肝癌的 CT 平扫的密度常比原发性肝癌低，边界更清晰，多无肝硬化的表现。部分转移性肝癌呈双重轮廓，为低密度肿瘤中心坏死所致。转移性肝癌增强前后 CT 值相差为 14.3 Hu ± 5.5 Hu，而原发性肝癌为 25 Hu ± 4.1 Hu。转移性肝癌钙化的发生率为 17%，比原发性肝癌高。在 CT 增强图像上，如早期强化明显的病灶，表明肿瘤血管丰富，则大多为原发性肝癌；若早期强化不明显，而在门静脉期表现为低密度的病灶，尤其呈多发性结节型，则多为转移性肝癌。

2. 肝血管瘤

肝血管瘤为肝内最常见的良性占位病变，一般具有典型的 CT 表现。CT 平扫时，肝血管瘤呈圆形或类圆形低密度影，密度均匀，边界清楚，无包膜；而大部分肝癌则表现为边界欠清、密度不均匀的低密度肿块。增强后行动态 CT 扫描，肝血管瘤在早期可见边缘不规则的强化灶，呈棉花团状，密度与血管一致，之后逐渐向中心扩展，低密度病灶呈向心性缩小，过 5 ~ 10 min 行延迟扫描，病灶部分或完全呈等密度改变；而原发性肝癌的增强特点是低密度病灶中有密度不均匀、边缘不规则的无定形强化。部分血供丰富的原发性肝癌在动脉期内强化明显，但其增强的持续时间短，一般在 2 min 内造影剂基本排出。

3. 肝脓肿

急性肝脓肿在 CT 上表现为低密度脓腔周围有一圈密度高于脓腔但低于正常肝组织的低密度环，其病理基础为脓腔周围的水肿区。增强后脓腔周围有时可见环状强化，其外侧有一圈低密度影，称为"双靶征"。脓腔内可见气体影。慢性肝脓肿的边界较清楚，其内为密度较均匀的低密度区，周围有一圈肉芽组织形成的脓肿壁，增强后呈高密度。原发性肝癌的密度要高于肝脓肿且不均匀，不出现"双靶征"，除非并发感染或病灶与胆道、肠道相交通，或经栓塞化疗后，否则病灶内很少出现气体。

4. 肝硬化结节

单个或多个肝硬化结节与肝癌结节有时很难鉴别。肝硬化结节形态大多呈类圆形，密度较均匀，边缘较光整；而原发性肝癌大多形态不规则，密度不均匀，边缘不光整。一般而言，肝癌结节主要接受肝动脉血供，而再生结节主要接受门静脉血供。良好的 CT 增强技术，尤其是螺旋 CT 双期增强扫描对病灶的鉴别非常重要。肝硬化再生结节动脉期强化不明显；若明显强化，则倾向于肝癌结节；若只是部分强化，则提示有再生结节癌变的可能。

5. 肝细胞腺瘤

肝细胞腺瘤可有包膜，与肝癌的包膜很相像，且腺体本身的表现与肝癌也相仿，鉴别要点如下：腺瘤多见于女性，男性接受内分泌治疗时也可发生，与口服避孕药和其他合成类固醇激素有关；而肝癌与乙肝、肝硬化关系密切；另外，腺瘤不侵犯血管，而肝癌易侵犯静脉而形成癌栓，在 CT 上有相应的表现。腺瘤还有出血倾向并可发生囊性病变，因而有时可出现类似血肿或囊肿的 CT 表现。

6. 肝囊肿

可单发或多发，CT 平扫呈圆形或椭圆形的低密度病灶影，CT 值接近于水，边界清楚。增强 CT 扫描病灶无强化。一般肝囊肿较容易与原发性肝癌相区别，少数类似肝囊肿表现的腺样癌和囊性胆管癌，主要依据壁结节的显示与肝囊肿相鉴别。

三、MRI 诊断

（一）MRI 概述

MRI 是一种无损伤性的检查方法，无电离辐射，不需要含碘造影剂，可以从横断面、冠状面及矢状面三个方位显像。利用快速流动血液的流空现象，即可显示心脏及大血管的解剖病变。运用不同的脉冲序列可产生不同的磁共振信号而获得不同的 MRI 图像。目前最常用的脉冲序列是自旋回波法（SE）。根据不同的脉冲周期重复时间（TR）和回波延迟时间（TE）可得到不同的加权图像：短 TR 和短 TE 可得到（TR < 500 ms，TE < 30 ms）T_1 加权图像，其信号强度主要取决于组织间的 T_1 差别，能提供较好的解剖细节；长 TR 和长 TE（TR > 2 000 ms，TE > 60 ms）为 T_2 加权图像，信号强度取决于组织间 T_2 差别，有助于病灶的显示；长 TR 和短 TE（TR > 2 000 ms，TE < 30 ms）为质子密度加权图像，图像的对比度仅仅取决于组织间质子密度的差别。肝脏病变的常规成像技术为 SE 序列 T_1、T_2 以及质子密度加权图像。

（二）检查方法

1. 检查前准备

患者进行 MRI 检查前需禁食 4 ~ 6 h，于检查前 30 min 口服 5% 甘露醇水溶液约 1 000 mL，用作胃肠道对比。亦可采用氧化铁胶体溶液作为胃肠道对比剂，此时充盈氧化铁胶体溶液的胃肠道呈低信号区。检查时患者取仰卧位，用腹带裹扎腹部以减少腹式呼吸所引起的移动伪影，肝区置于体部线圈中央。

2. 检查方法

肝脏 MRI 检查可选用的扫描程序有 SE、反转复原（IR）以及梯度回波（CE）等，通常采用 SE 程序。对于原发性肝癌，MRI 检查方法可分为平扫（SE 序列 T_1、T_2 以及质子密度加权成像等常规序列）和增强扫描［SE 序列 T_1 加权＋二乙烯三胺五乙酸钆（Gd-DTPA）增强，动态增强扫描为梯度回波快速序列扫描＋ Gd-DTPA 增强］。检查时一般先做冠状面 T_1 加权成像，定出横断面扫描的范围。然后，再做横断面 T_1 加权和 T_2 加权成像，层厚均为 10 mm。对于绝大多数病例，通过这种 T_1 加权和 T_2 加权程序的联合应用，便足以解决诊断方面的问题。T_1 加权成像软组织分辨率高，能清楚地显示上腹部的解剖结构及其毗邻关系和发现肝内病灶。为提高肝内病灶的检出率，应尽可能选用 T_1 权重较大的 T_1 加权程序，如短 TR、短 TE（TR/TE ＝ 250/15）的 SE 程序。T_2 加权成像尤其是长 TR、多回波的 SE 程序（如 TR/TE ＝ 2 000/30 ～ 120）能揭示病变的信号变化特点，主要用于定性诊断。另外，它还能发现一些 T_1 加权成像未能显示的病灶。

目前临床应用的 MRI 装置按其磁场强度可分为高磁场（＞ 1.0 T）、中磁场（0.3 ～ 1.0 T）、低磁场（0.1 ～ 0.28 T）和超低磁场（＜ 0.04 T）四大类。一般认为肝脏 MRI 检查宜选用中、低磁场的仪器。高磁场的仪器虽可缩短成像时间，但其腹部图像质量并不满意。主要原因是高磁场对呼吸运动、心脏大血管搏动、血液流动和化学位移等因素较敏感，易产生伪影。另外，在较高磁场中，肝脏病变组织与正常肝组织的 T_1 弛豫时间均有延长，但两者不成线性关系，其 T_1 比值反而下降。当磁场强度超过 0.94 T 时，这种情况更为明显。同时，它们的 T_2 弛豫时间又不随磁场强度显著变化，以致在 T_1 加权图像上两种组织之间的信号强度差减小，从而降低了病灶的检出率。超低磁场仪器的腹部图像质量也较差。

即使在相同磁场强度下也可因磁场强度均匀度、计算机软件和硬件等因素的差异，导致肝脏 MRI 检查的理想程序常不相同。中低磁场时，常以短 TR、短 TE 的 SE 程序和长 TR、多回波的 SE 程序组合或再增加 T_1 加权的 IR 程序为宜；高磁场时，常以 T_1 加权 R 程序和长 TR、多回波的 SE 程序组合或再增加短反转时间的反转复原程序为佳。

对于那些临床高度怀疑有肝脏病变而常规 MRI 检查阴性或常规 MRI 检查定性困难者，可进一步做 MRI 造影剂增强后的检查。目前临床应用的 MRI 造影剂有两类：顺磁性元素的螯合物，如 Gd-DTPA 和锰福地吡三钠（Mn-DPDP）等；另一类是超顺磁性氧化铁微粒。Gd-DTPA 临床应用较为成熟，常规应用剂量是 0.2 mmol / kg，15 s 内静脉注射完毕，然后采用快速成像程序扫描。Gd-DTPA 能使肿瘤轻中度强化，它的药代动力学与泛影葡胺相类似。Mn-DPDP 为肝胆专用 MRI 造影剂，主要经肝脏排泄。超顺磁性氧化铁微粒（Ferrite、AMI-25）是一种特异性的造影剂，靶细胞为库普弗细胞，常用的剂量为 20 μmol/kg，于检查前 1～2 h 静脉注射，90 s 内注射完毕，采用常规程序扫描。Ferrite 注射后迅速被肝、脾巨噬细胞吞噬，使正常肝组织（包括脾）的 T_2 弛豫时间缩短，T_2 加权成像时信号衰减，而原发性肝癌缺乏吞噬 Ferrite 的能力，信号强度不变，呈相对高信号区。

改变氧化铁微粒的粒径及其表面涂剂，研制以肝细胞为靶器官的组织特异性 MRI 造影剂是近年来肝脏 MRI 造影剂研究的新方向。AG-USPIO 是一种肝细胞非唾液糖蛋白（ASG）受体介导的 MRI 造影剂，与相同剂量的普通 AMI-25 相比，能更显著缩短正常肝组织的 T_2 弛豫时间，增加肿瘤与肝的对比，更重要的是它能被用来鉴别肝脏良、恶性肿瘤。恶性肿瘤细胞膜表面缺失 ASG 受体，不能摄取 AG-USPIO，增强后肿瘤信号不变，而良性肿瘤细胞膜表面仍有表达 ASG 受体，可通过受体介导吸附和随后的细胞摄粒作用，摄取 AG-USPIO，增强后肿瘤信号降低。

（三）正常肝脏 MRI 表现

MRI 所见的肝脏形态、大小与 CT 一致，肝实质的信号强度均匀。在 T_1 加权图像上，肝实质呈中等信号强度，与胰腺和脊髓的信号强度相仿，但高于脾和肾。由于正常脾脏的 T_1 和 T_2 弛豫时间与许多肿瘤性病变的弛豫时间相近，所以可将脾脏作为一个有用的标志，评价检查程序的优劣。一般要求肝脏和脾脏之间存在较大的信号强度差别，如采用短 TR、短 TE 的 SE 程序。在 T_2 加权图像上，肝实质的信号强度与肌肉相仿，但要明显低于脾脏和肾脏的信号。静脉注射顺磁性对比剂如 Gd-DTPA 后，可使肝实质的信号增高，而注射超顺磁性对比剂如 Ferrite、AMI-25 后，肝实质的信号强度则明显降低。正常肝脏的 T_1 和 T_2 弛豫时间受磁场强度、磁场均匀度、成像程序和计算机软件及硬件等因素的影响，文献中所报道的正常值有较大的差异。

在 T_1 和 T_2 加权图像上，肝静脉和门静脉及其主要分支因血液的流空效应而呈条状或分支状无信号区。有时受缓慢血液和涡流的影响可呈较高信号影。此时可借助 T_2 加权奇、偶数回波图像加以识别。缓慢血流和涡流在偶数回波图像上呈高信号影，而在奇数回波图像上则呈低信号影。采用流动补偿技术亦可增加这些血管结构的信号强度。肝门区的肝左、右管在 T_1 加权图像呈略低信号影，在 T_2 加权图像上呈高信号影。肝裂中的脂肪在 T_1 和 T_2 加权图像上呈条状高信号影。由于 MRI 可做横断面、冠状面和矢状面成像，且软组织分辨率高，故更易区分肝叶、肝段和显示肝脏与横膈、胸膜腔、肺底以及邻近其他脏器的关系。

（四）肝癌的 MRI 表现

在 T_1 加权图像上，原发性肝癌可呈低信号、高信号和等信号。肝癌组织的含水量和脂质含量均比正常肝组织高。水具有长 T_1 弛豫时间和长 T_2 弛豫时间，脂质则具有短 T_1 弛豫时间和较长 T_2 弛豫时间。水分增加将延长肿瘤的 T_1 弛豫时间，而脂质增加则缩短肿瘤的 T_1 弛豫时间。两者制约肝癌 T_1 弛豫时间的变化至少可有 3 种结果：肿瘤水分增加较多，而脂质没有或仅有少量增多，致使这部分肝癌具有较长的 T_1 弛豫时间，在 T_1 加权图像上呈低信号，约占 2/3 的病例；肿瘤水分增加不多，但脂质明显增多，致使这部分肝癌的 T_1 弛豫时间较明显地短于正常组织者，而在 T_1 加权图像上呈高信号，约占 1/3 的病例；肿瘤水分增加和脂质增多处于某种比例关系，致使这部分肝癌组织的 T_1 弛豫时间延长的幅度不大或与正常组织十分接近，在 T_1 加权图像上后者一般呈等信号，而前者的信号强度与所选择的程序有关。若选择 T_1 权重较大的 T_1 加权程序，这些肝癌就呈低信号；反之，若选择 T_1 权重较小的 T_1 加权程序，这些肝癌可呈等信号。采用自旋回波短 TR、短 TE（T_1 加权）程序，多数肝癌呈不均匀的低信号，少数呈高、低混合信号区，整个病灶显示为等信号和高信号的概率不大。其中病灶显示为高、低混合信号是提示恶性病变的可靠征象。这些肿瘤内斑片状的高信号区代表肝癌病理上的坏死出血或肿瘤局部显著的脂质积聚。高信号的癌结节需与肝硬化的再生结节相鉴别，两者不同的是在 T_2 加权图像上，再生结节呈低信号而癌结节呈高信号。病灶的边界一般比较清楚，尤其在包膜形成处边界可很清楚地显示。当肿瘤呈浸润性生长或瘤周水肿较明显时，边界模糊不清。

在自旋回波长 TR、多回波图像上，绝大多数的肝癌呈不均匀的高信号区，并随回波时间延长信号强度衰减，信号变得更不均匀，边界模糊不清且不规则。产生这一征象的原理可能是肝癌由多种形态不同的肝癌细胞以不同的组合方式构成多样化的组织学结构。在镜下可见癌细胞排列成条索状或巢状；有些癌巢间的血窦非常丰富，有些癌巢间的血窦则十分稀少，癌组织呈实性团状；而另外一些癌巢中癌细胞排列变异，在细胞巢中形成大小不一的腺管和腺腔，腺管和腺腔内有较多的黏液样物质或胆汁淤积。同时，在肿瘤的生长的过程中，尤其是较大的肿瘤，常因血供不足等原因发生脂肪变性、凝固性坏死、坏死出血以及液化性坏死等。上述这些病理变化区域 T_2 弛豫时间延长的幅度不相同，因而使肿瘤形成不均匀的高信号区。同时，一般的癌组织区又符合实体瘤 T_2 弛豫时间相对短的特点，在晚期回波图像上信号强度衰减较明显。在质子密度加权和 T_2 加权图像上，癌灶内信号变化有 3 种：①液化坏死区、坏死出血区、富含腺管和腺腔的癌组织区以及脂质积聚较多的区域在质子密度加权图像上呈高信号，在 T_2 加权图像上随回波时间延长信号衰减较轻，晚期回波信号强度仍处于较高水平。②一般的癌组织区在质子密度加权图像上的信号强度与上述区域相仿，但随 T_2 加权回波时间的延长，晚期信号强度处于较低水平，其中富血窦区的信号相对高于少血窦区。③凝固性坏死区在质子密度加权和 T_2 加权图像上均呈低信号。活瘤结节在 T_1 加权图像上呈低信号，在 T_2 加权图像上呈高信号，镜下观察这些瘤结节均由相似于正常肝细胞的多角细胞索组成，并形成良好的窦状隙，而坏死的小区在 T_1 和 T_2 加权图像上均呈低信号。镜下这些坏死小区由一片不定形的、稠厚的嗜酸性物质组成，无出血和炎症反应。

肝癌经肝动脉栓塞治疗后肿瘤信号增高，提示肿瘤坏死或液化，肿瘤信号降低提示肿瘤凝固坏死。碘化油在肿瘤中的浓度对肿瘤信号强度影响不大。

在自旋回波长 TR、多回波的图像上，个别肝癌可呈均匀的高信号和等信号。有学者报道 1 例腺样癌呈高信号，镜下观察整个病灶由均匀密集的腺样结构组成，腺腔内富含胆汁。因此，临床上遇到肝内均匀的高信号病灶，若患者 AFP 阳性，应考虑原发性肝癌的诊断。T_2 加权图像显示等信号病灶的概率要比 T_1 加权图像少。若原发性肝癌在 T_1 和 T_2 加权图像上均呈等信号时，较小的病灶将被漏诊，而较大的病灶可借助病变局部血管的改变被诊出。病变区内的血管可表现为细小僵直、粗细不匀、走行紊乱或被抹去，病变邻近的血管可表现为受压移位或呈抱球状。文献还报道有极少数肝癌因整个病灶发生凝固性坏死而呈低信号。

在相当一部分原发性肝癌中，MRI 能显示肿瘤包膜、血管内癌栓和瘤内间隔。肿瘤包膜由粗纤维组成，是原发性肝癌的重要特征之一。它可能与肿瘤增大相对较慢的膨胀性生长生物学行为相关，即该生物学行为造成了癌周纤维组织形成。这类肝癌一般分化较好，预后也相对较好。在 T_1 加权图像上，肿瘤包膜呈一条宽 0.5 ~ 3 mm 的肿瘤周围低信号带，使用 Gd–DTPA 增强后可强化。在 T_2 加权图像上，部分病例的包膜可呈双层结构，代表丰富的受压小血管或新生的胆管，而半数以上的病例 T_2 加权图像不能很好地显示包膜。类似包膜样的环状信号还见于肝细胞瘤、肝棘球蚴病、阿米巴肝脓肿和肝血肿。它们之间一般可依据环的厚薄、环的信号特点以及病灶本身的信号变化来加以鉴别。原发性肝癌有侵犯静脉系统（门静脉、肝静脉和腔静脉）尤其是侵犯门静脉的倾向。

由于血管内血液的快速流动，在 MRI 上形成所谓的流空现象，正常血管应为无信号区。当癌栓形成时，受累血管的信号流空现象消失，血管腔内表现为充盈缺损，在 T_1 加权图像上呈低信号或中等信号，在 T_2 加权图像上呈高信号。在 T_2 加权图像上，癌栓的腔内高信号区应与血液涡流在偶数回波上形成的高信号区相鉴别，后者在奇数回波上呈低信号或无信号，而前者依然为高信号区。有时可见癌栓经下腔静脉长入右心房。瘤内间隔由细纤维组成，是原发性肝癌的重要病理特征之一，在 T_1 和 T_2 加权图像上瘤内间隔均表现为排列不规则的条索状低信号带，有时与瘤内血管造影之间很难分辨。

纤维板层型 HCC 与一般 HCC 在 MRI 上表现不同，前者有时在 T_1 和 T_2 加权图像上可显示为病灶中央低信号的角状或星状纤维瘢痕。局灶性结节增生和海绵状血管瘤的中央呈星状纤维瘢痕，因其含水量高，在 T_2 加权图像上呈高信号，而肝细胞腺瘤的中央星状纤维瘢痕，在 T_2 加权图像上的信号强度则与纤维板层型肝细胞癌相仿。

原发性肝癌的占位征象（如肝裂和肝门的变窄、闭塞、移位，下腔静脉受压变形、移位以及肝轮廓的局限性隆起）、肝门和腹膜后转移灶以及原发性肝癌患者常伴有的肝硬化，都能在 MRI 上很好地显示。

利用顺磁性和超顺磁性造影剂有利于发现肝内小病灶和等信号病灶。Gd-DTPA 静脉注射后主要分布于细胞外间隙。它主要通过缩短组织的 T_1 弛豫时间，达到改变组织对比度和明确病变性质的目的。使用 Gd-DTPA 增强后，T_1 加权图像肝癌的信号变化与泛影葡胺增强后动态 CT 扫描的信号变化相似。在大约需要 4 min 时间完整成像的 T_1 加权图像上，多数肝癌呈信号强度低于正常肝组织的不均匀强化；部分等信号病灶增强后转变为相对低信号区；少数肝癌增强后可呈高信号。使用铁氧体（Ferrite）增强后，正常肝组织的 T_2 弛豫时间缩短，信号明显衰减；而肝癌组织缺乏吞噬 Ferrite 的能力，信号强度不变，在 T_2 加权图像上呈高信号。Mn-DPDP 做肝脏增强扫描时，主要使肝细胞的 T_1 弛豫时间缩短，因此可被用来鉴别肝细胞和非肝细胞源性的疾病。在 T_1 加权图像上，多数肝癌呈不均匀性强化，少数可呈均匀强化和周边强化，其他一些肝细胞起源的病变如局灶性结节增生、肝腺瘤、再生结节和脂肪浸润可见均匀或不均匀强化。非肝细胞起源的病变，如转移性肿瘤、肝囊肿和血管瘤等很少被强化，强化者一般以病灶邻近受压肝实质的强化居多，不均匀强化次之，无一例表现为均匀强化。

四、血管造影

（一）肝血管造影概述

肝癌的肝血管造影主要包括肝动脉造影、肝静脉造影和门静脉造影。就造影的影像记录方式而言，有普通的 X 线血管造影、数字减影血管造影（DSA）以及血管造影 CT 等。随着介入治疗学的发展，肝血管造影已成为肝癌诊断的常用手段。

1. 血管造影的适应证

肝内占位性病变的鉴别诊断；肝脏肿瘤的术前栓塞或术前了解病变范围，便于手术切除；肝脏肿瘤的介入治疗。

2. 血管造影的禁忌证

碘过敏者；严重心、肝、肾功能不全者；一般情况差或严重凝血功能障碍者；穿刺局部感染或发热者。

3. 术前准备

患者术前准备：碘造影剂和麻醉剂过敏试验；术前 24 h 禁食；术前检查心、肝、肾功能，血常规和出凝血时间；建立静脉通道，便于术中加药或抢救。

器械及药品准备：X 射线机、DSA 装置、高压注射器、导管床、监视器；手术器械消毒包；穿刺插管器材，如穿刺针、相应导管（管径 5 ~ 7 F）、导丝等；造影剂（60% ~ 76% 的泛影葡胺或非离子造影剂等）、麻醉剂（利多卡因）、抗凝剂（肝素）、栓塞剂或溶栓剂、各种抢救预备药物（地塞米松、肾上腺素、去甲肾上腺素、阿托品及毛花苷 C 等）。

（二）肝动脉造影

肝动脉造影是诊断肝脏疾病的重要方法，不仅有助于肝内占位病变性质的鉴别，而且能显示病变的范围、大小、数目及肝动脉系统的解剖变异，为手术方式的选择及手术范围的确定提供可靠判断。肝静脉造影作为原发性肝癌的定性定位诊断已较少采用，而门静脉造影对门静脉癌栓的诊断作用较大，在行肝动脉造影时可以同时完成。下面重点介绍肝动脉造影。

1. 造影方法

肝动脉造影多行经皮股动脉穿刺插管（Seldinger 法），一种是经股动脉插管至腹主动脉注入造影剂使肝动脉显影，称为主动脉 – 肝动脉造影；若选择性地插入腹腔动脉后造影，称为选择性腹腔动脉造影；若进一步插入肝总动脉或肝固有动脉后造影，称为超选择性肝动脉造影或肝固有动脉造影。由于肝动脉或整个肝动脉系统有时起源于肠系膜上动脉或单独起源于腹主动脉，因此有时需做肠系膜上动脉造影。

普通 X 线血管造影的造影剂用量一般为 40 ~ 60 mL，注射压力可用 6 ~ 10 mL/s，摄片从开始注射造影剂到注射后 20 ~ 26 s。造影时相包括动脉期、毛细血管期及静脉期。动脉期每秒摄片 1 张，毛细血管期及静脉期每 2 s 摄片 1 张。选择肝固有动脉造影的优点是使肝内病灶显影更为清晰，但缺点是门静脉显影不清晰。若要了解门静脉情况，可先做肠系膜上动脉或脾动脉造影。

2. 影像表现

原发性肝癌最常见的肝动脉造影影像表现为：①动脉扭曲、变形、移位。原发性肝癌可压迫附近的肝内动脉，使之出现扭曲、移位。②紊乱的肿瘤血管。动脉相时表现为肿瘤区内管腔大小不一的紊乱血管，形似球形，是原发性肝癌诊断的特征表现之一，当肿块直径大小为 1 ~ 2 cm 时，此征象有助于肝癌的诊断。③肿瘤染色。毛细血管期肿瘤的造影剂密度较周围肝实质高，从而勾画出肿瘤的大小及形态。肿瘤较小时呈球形，肿瘤直径较大时，因肿瘤内部坏死而表现为中心区的充盈缺损或密度不均现象。④肿瘤包绕动脉。当肝动脉受到肿瘤侵犯时，肿瘤侵犯或包绕在血管的周围，从而形成肿瘤包绕征，其表现为血管壁不规则，呈锯齿状或失去原有的柔软度，表现为僵硬感或呈串珠状。⑤动静脉瘘。可有肝动脉 – 门静脉瘘和肝动脉 – 肝静脉瘘，均提示肝癌的可能。

3. 鉴别诊断

转移性肝癌的血管造影特征为病灶多发、大小不一、肿块边界清晰以及病灶缺乏"血管湖"，动脉期可见丰富的血管网，血管粗细不规则。当肿瘤大于 5 cm 时，在瘤体中心可见无血管区。毛细血管期瘤体增强明显，但肿瘤染色消失得很快。

肝血管瘤的血管造影特征为病灶显影"早出晚归"，即动脉早期就出现肿瘤染色，而且以肿瘤周边最早出现染色，静脉后期仍可见清晰的肿瘤染色。

肝囊肿血管造影表现为肝内动脉被推移，分支形态正常，肿块的无血管，周边有囊壁,囊壁血管丰富,中央显影缺失。

(三)数字减影血管造影

1. 成像原理

数字减影血管造影(DSA)是 20 世纪 80 年代继 CT 之后出现的一项医学影像学新技术,是将电子计算机与常规 X 线血管造影相结合的一种新的检查方法,是消除了心脏血管以外的数字影像、图像清晰、可调节的数字图像,便于储存、再现、远程传输,能做多种后处理、进行测量的定量分析。传统的血管造影是一种操作烦琐,检查时间长,对患者造成一定痛苦和损伤,需要消耗较多人力和物力的检查方法。为了获得清晰的血管影像,人们就设想出一种方法,除去与血管重叠的背景结构,从感兴趣区(ROI)中分离出差别的影像,这种方法称之为减影。其原理是将 X 线平片及血管造影片分别置于观片灯上,视频摄像机将某一部位 X 线平片(负片)摄下来,并通过电子装置使灰度翻转,变成正像(正片);另一台摄像机将同一部位注入造影剂后的血管造影片拍摄下来,仍保持负像(负片)。然后将两台摄像机的信号传送到电视系统,在这里两张影像进行重合,结果只有含造影剂的血管影像显示在电视上,即为减影血管造影图像。

DSA 是将未造影的图像和造影图像,分别经影像增强器增强,再由摄像机扫描并矩阵化,经模/数转换成数字化,两者相减而获得数字化图像,最后经数/模转换成减影图像,其结果是消除了造影血管以外的结构,突出了被造影的器官影像。DSA 的减影过程基本上按下列顺序进行:①摄制普通片;②制备 mask 片,即素片、蒙片、掩模片、基片;③摄制血管造影片;④把 mask 片与血管造影片重叠在一起翻印成减影片,即把两帧人体同一部位的图像相减,从而得出它们的差值部分。①与③为同部位、同条件曝光,恰当地制备 mask 片是减影的关键。所谓 mask 片就是与普通平片的图像完全相同,而密度正好相反的图像,即正像,相当于透视影像图。mask 像是要从其他图像中减去的基准图像。

DSA 的空间分辨率低,一般为 1 ~ 3 Lp/mm,而普通胶片为 10 Lp/mm。DSA 观察的最小结构为 1 ~ 1.5 mm,普通片可观察 0.1 mm 的阴影结构。DSA 的最大优点是密度分辨率高,能使密度差别为 1% 的组织显示出来,图像清晰。同时还具有较高的时间分辨率和对比分辨率。DSA 与普通血管造影技术相比,大大减少了造影剂的用量,降低了造影剂的浓度,扩大了造影检查的范围,开发了一些新领域。

2. 造影技术

一般行股动脉穿刺插管，使用 Seldinger 技术。首先将导管放在腹腔动脉注药造影，一方面观察肝动脉解剖及有关病变，另一方面通过造影剂经由脾动脉 – 脾毛细血管 – 脾静脉，可观察门静脉的通畅情况，以便制订肝脏介入手术的方案。其次肝动脉造影剂通过时，可进一步观察病变情况，并有利于肝动脉的超选择性插管。

造影剂的浓度一般为 40% ~ 60%，或相应的含碘非离子型造影剂。腹腔动脉造影时，每次注入的量为 30 ~ 35 mL，注射速度为 6 ~ 7 mL/s；肝总动脉造影时，每次注入 20 ~ 25 mL，注射速度为 5 ~ 7 mL/s；超选择性肝动脉造影时，每次注入量为 12 ~ 15 mL，注射速度为 4 ~ 6 mL/s。栓塞后复查造影，造影剂每次 4 ~ 8 mL，注射速度为 1 ~ 3 mL/s。

腹腔动脉和肝动脉造影均采用正位，有时可选用不同角度的左或右前斜位，便于将病变暴露，显像清晰。肝脏血管造影的 DSA 程序，一般选用脉冲方式，每秒 2 ~ 4 帧，采用先曝光后注射造影剂的步骤，即注射延迟，mask 像采集时间为 1 ~ 2 s。腹腔动脉造影观察门静脉时，曝光时间 15 ~ 20 s，直至门静脉显示清晰。肝动脉造影时，应曝光至肝内毛细血管期显像，mask 时间为 2 s。

3. 影像学表现

可见原发性肝癌肿瘤血管和肿瘤染色，有时动脉被拉直或被推移。肿瘤被肿瘤血管所包绕，供血动脉增粗，静脉早期显像，可见"血管湖"。有时可见动静脉瘘和门静脉瘤栓形成。转移癌血供丰富，其血管造影图像类似于原发性肝癌，为血管包绕，肝动脉分支推移，转移癌多为多发性病灶。肿瘤 < 1 cm 肝癌病变的检出率为 40% ~ 55%。肝血管瘤在动脉早期就出现肿瘤染色，而且以肿瘤周边最早出现染色。

五、放射性同位素诊断

（一）放射性药物基本概念

放射性核素显像是原发性肝癌诊断的方法之一，对肝内占位性病变性质的判断具有重要的价值。放射性药物是由放射性核素标记的化合物或生物物质。按照放射性药物作用的不同，可分为诊断性和治疗性药物两类。应用于诊断的放射性药物主要作为患者体内的示踪剂，这些药物大部分放射 γ 射线，通过体外检测装置记录它们在体内不同组织器官的分布部位及分布浓度随时间变化的情况。体外监测设备一般为 γ 射线探测器。

用于肝脏显像诊断的放射性药物基本上分为两类：一类能为肝脏的单核吞噬细胞系统如肝巨噬细胞所摄取，主要有 ^{198}Au、胶体 ^{99m}Tc、胶体 ^{113m}In、^{131}I– 小颗粒聚合人血清白蛋白等；另一类为肝脏的多角细胞所摄取，如 ^{131}I– 玫瑰红、^{131}I– 磺溴酞钠（BSP）、^{99m}Tc–2，6– 二甲基乙酰替苯胺亚氨二醋酸（^{99m}Tc–HIDA）等。

（二）肝脏胶体显像

静脉注入颗粒大小适当的放射性胶体，正常时约 90% 被肝脏的单核吞噬细胞系统即库普弗细胞吞噬，利用影像技术显示的肝脏单核吞噬细胞系统可代表肝实质影像。当肝脏出现病变时，单核吞噬细胞系统吞噬放射性胶体的功能减退或丧失，显像图上表现为放射性稀疏区或缺损区。可用于肝内占位性病变的定位，鉴别肝脏血管瘤和肝癌。

1. 检测方法

患者取仰卧位，静脉注入 ^{99m}Tc– 植物酸盐或 ^{99m}Tc–SC，剂量为 148 ~ 296 mBq。注入药物后 5 ~ 10 min 开始用探头检测，行前位、右侧位和后位的平面显像以及必要时断层显像。

2. 影像表现

（1）正常影像表现

平面显像：①前位，正常肝影像变异较大，最常见为三角形。右叶上缘位于右侧乳头下方，呈弧形紧贴右膈面。左叶上缘紧贴心脏，因受压稍向内凹陷，称心脏压迹。右叶下缘与右肋缘齐平，左叶下缘可达剑突下 4 cm。肝脏下缘凹陷处为肝门和胆囊切迹。右缘向右侧略凸出，边缘清晰。放射性胶体在肝组织内分布是均匀的，但由于肝脏组织厚薄不同，右叶中部肝组织较厚，放射性较高；左叶肝组织较薄，放射性较低。肝门和左右叶间由于有肝血管、胆道、肝圆韧带和镰状韧带等占据，肝组织较少，因此形成明显的带状放射性减低区。肝脏顶部左右两叶交界处有时可见楔形的放射性稀疏区，多由肝静脉所致，约 2/3 的正常人脾脏可显影。②右侧位，多呈逗号形，亦可为卵圆形或菱形。其上缘及前缘呈弧状，后缘向前下方走行，近于平直。放射性分布中部较高，周边较低，前下缘胆囊区及后下缘邻近肾脏处放射性略稀疏或形成压迹。有时可见中部放射性稍低，由肝门结构或肝管汇聚所致。③后位，常见右叶显影，左叶因放射线被脊柱、软组织吸收，以及距离检测探头较远而显影不良。右叶外侧缘略突出，肝下缘右肾压迹处放射性稀疏。脾脏的显影较前位时清晰。

断层显像：断层有较高的分辨率，平面显像未能显示的正常肝内血管、胆管和肝外邻近器官的压迹，在断层上表现为放射性稀疏区、缺损区或轮廓异常。肝内较大的血管包括门静脉右支、门静脉右后支、门静脉左支和左右肝静脉在肝实质矢状断层上常表现为点状放射性缺损区，在横断层和冠状断层影像上常为条状放射性稀疏区。另可见由肝门、下腔静脉、镰状韧带所致的放射性稀疏区和缺损区以及胆囊窝、肾脏压迹。由于正常肝脏形态变异性较大，断层影像也有很大的区别，在分析断层影像时，应与多体位的平面影像相对照，将有助于对结果的判断。

（2）异常影像表现

原发性 HCC 多数合并有肝硬化，约 2/3 表现为孤立性放射性缺损区，约 1/6 表现为多个放射性稀疏和缺损区，其余少数弥漫型原发性 HCC 由于病灶直径较小，仅表现为弥漫性放射性分布不均匀和肝大，易与肝硬化混淆。罕见肝癌表现为局灶性热区。肝胶体显像检测肝占位性病变的能力与病变的大小、位置及应用的显像仪器类型相关。平面显像中，若病变 < 1.5 cm，则不能发现；病变 1.5 ~ 2.0 cm 可被发现，但和部位相关；病变 ≥ 2.0 cm 可被发现。利用单光子发射计算机断层成像（SPECT）技术，可提高检出病变的灵敏度。其他原发性肝脏恶性肿瘤，如肝肉瘤、肝母细胞瘤、胆管癌、库普弗细胞癌等均可有如上所述表现，较难与原发性 HCC 相鉴别。

3. 鉴别诊断

（1）转移性肝癌

转移性肝癌多表现为多个放射性缺损区，特别是当伴有肝大或已知有原发肿瘤时，应首先考虑转移性肝癌的可能性。转移性肝癌也是孤立性放射性缺损区的常见原因。仅 50% 的转移性肝癌呈现肝大。常见的转移到肝的原发性肿瘤有结肠癌、胃癌、肺癌、乳腺癌、肾癌、子宫颈癌和恶性黑色素瘤。

（2）肝海绵状血管瘤

肝海绵状血管瘤表现为放射性缺损区，多数单发，少数多发，结合肝血池显像有助于明确诊断。

（3）肝囊性病变

肝囊肿多为单一放射性缺损区，而多囊肝表现为多个放射性缺损区，约有 50% 伴有多囊肾。肝包囊虫病单发性囊腔常表现为边缘清晰的球形放射性缺损区。多发性囊腔融合后，可表现为边缘不规则的放射性稀疏或缺损区，较多见于畜牧业区，且包囊虫免疫实验阳性。

（4）肝硬化

肝硬化代偿期往往有肝大，肝内放射性弥漫性稀疏。晚期肝硬化可见右叶下角萎缩，左叶代偿性增大，放射性分布稀疏不均，同时伴脾大，脾及骨髓放射性明显增加，出现肺摄取。当有局限性较大的瘢痕或肝再生形成"假瘤"时，可显示局灶性放射性减低区，很难与原发性肝癌，特别是肝硬化基础上的肝细胞癌变相鉴别。

（三）肝脏血池显像

肝脏血供非常丰富，其肝小叶血窦中含血液量为 300 ~ 350 mL，当静脉注入放射性核素标记物后，含标记物的血液通过循环分布在血窦中，借助于显像仪器在体外获得肝血池的影像。如采用弹丸样注射，采用动态连续摄像，称为肝脏血池显像。在肝脏出现疾病时，肝内血运及血容量将发生改变，肝脏血池影像的变化可提供诊断信息。该检查可用于肝占位性病变的鉴别诊断。

1. 检测方法

患者取仰卧位，探头视野对准全肝。显像前 1 h 服用氯酸钾 400 mg，静脉注射 ^{99m}Tc– 红细胞，活度 740 mBq。在静脉注射 ^{99m}Tc 前 20 min，静脉注射焦磷酸盐 10 mg。使用 ROI 技术生成时间放射性曲线进行定量分析。

2. 影像表现

（1）正常影像表现

肝血流（灌注）显像以腹主动脉为参考标志，正常时在腹主动脉显像后 8 s 内为动脉相，肝区几乎不显影，8 s 后逐渐显像，放射性分布基本均匀。血流静脉相后，放射性示踪剂在血液循环中混合均匀，即进入平衡血池相。此时，根据病变区血容量的多少，表现为其放射性活度高于、低于或等于正常肝组织，并由于病变性质的不同，表现为不同的特征。

（2）异常影像表现

常见的肝血池影像有 3 种异常类型，即无填充、填充和过度填充，由此反映占位性病变的血供程度，提供鉴别诊断。原发性肝癌的血供主要来自肝动脉，血供丰富，因此在动脉相时病变区立即呈现放射性填充，而静脉相常表现为较周围肝组织略高。平衡后血池相时，病变区放射性与周围正常肝组织相近，延迟显像时，无继续增浓现象。当肿瘤晚期中心发生坏死、液化时，动脉相的充盈常限于肿瘤的边缘部分，平衡后血池相时，中心部分的放射性亦较正常肝组织低。这种动脉相填充显像常为肝脏肿瘤的特征，与肝囊肿相鉴别有诊断价值。肝硬化时，因门静脉血流减少，肝脏动脉血流增加，肝可能提前显影，应注意分辨。

3. 鉴别诊断

（1）肝血管瘤

肝血管瘤最常见的是海绵状血管瘤，一部分病例表现为血流与肝血池显像基本一致，病变区在动脉相有充盈，静脉相仍可见，在平衡血池相逐渐填充变浓。另有一部分病例表现为病变区动脉相不充盈，静脉相也不充盈，但平衡血池相放射性却随时间的延长而逐渐填充变浓。几乎所有病例病变区的放射性活度在血池相最终均明显高于周围肝组织。这种"缓慢灌注"的显像特点是血管瘤的特征性表现。小的血管瘤往往早期在5～10 min即达平衡，其后放射性不再增浓。较大血管瘤的放射性缓慢增浓，最后接近心血池放射性强度。大血管瘤则由边缘到中心缓慢填充，血管瘤越大所需要时间越长，如血管瘤内有纤维化，则表现为中心放射性缺损区，但整个病变区的放射性均明显高于周围肝组织，接近心血池强度。平衡期如病变显示不清或可疑时，可加做血池断层显像，提高病变的检出率。

（2）转移性肝癌

转移性肝癌常为多发性病变，血供来自肝动脉，但病变处血管不及原发性肝癌丰富，血流较少。转移性肝癌的显像特征常为动脉期有放射性填充，浓聚程度不如原发性肿瘤。静脉期变淡，平衡后血池相放射性常低于周围肝组织。

（3）肝囊肿

肝囊肿多数为单个病灶，多囊肝及肝棘球蚴病有时多发。由于病变区无血供，故动脉相、静脉相和平衡血池相病变区均无"填充"现象，病灶区放射性低于周围正常肝组织，呈放射性缺损。

第二节 肝癌的病理学诊断

一、肝癌病理检查方法

（一）肝脏活组织检查

肝穿刺活检可确定肝脏肿瘤的性质和来源及肝硬化、病毒性肝炎、不明原因肝大、临床难以解释的肝功能异常等肝脏疾病的诊断，并为电镜、酶及免疫组织化学染色和分子生物学等检查提供有用的材料。

1. 方法

目前，临床常用的有以下 4 种方法：①超声或 CT 引导下穿刺活检；②腹腔镜引导下穿刺活检；③经皮盲目针吸活检；④经静脉活检，通常适用于凝血功能异常或大量腹水的患者，通过有经验的放射科医生可获得成功。目前对肝局灶性病变首选的方法是超声或 CT 引导下穿刺活检。

2. 标本处理步骤

肝穿刺活检标本呈圆柱状，长度一般为 1 ~ 3 cm。

（1）标本固定

小心地取出穿刺肝组织，平放在滤纸上，连同滤纸立即放入 10% 中性甲醛溶液中固定（如临床拟诊为糖原贮积症，则固定于 95% 乙醇溶液中）。由于取样组织小，故在室温中固定时间一般不超过 3 h。若需做电镜的标本应将肝穿刺新鲜组织固定于 2% 缓冲锇酸或 2.5% 缓冲戊二醛液中 1 ~ 2 h。

（2）染色

除做常规苏木精 - 伊红染色外，还可做多种组织化学特殊染色，并可进行免疫组织化学、分子生物学、电镜等检查。

（二）细胞学检查

常用细针穿刺针吸细胞学检查。在针吸细胞学检查中，分化好的肝癌细胞一般仍保留肝细胞的形态，核有不同程度的异型性，核仁明显，核质比增加，有时可见裸核细胞，无胆管上皮细胞及慢性炎细胞，可与肝硬化相鉴别；与转移性癌的鉴别主要是 HCC 肿瘤细胞呈多角形且核位于中央，窦状隙的基质分隔肿瘤细胞，核内假包涵体，嗜酸性胞质小体和胆汁分泌。还可选用脱落细胞学检查。肝癌患者约 50% 伴有腹水，在其腹水中常可找到肝癌细胞。

（三）手术标本检查

手术标本检查分手术活检和肿块切除标本。

1. 手术活检

手术活检适用于术前诊断不明或肿块无法切除的病例，应在进入腹腔后立即进行，以免手术创伤导致的被膜下肝实质炎细胞浸润和结构紊乱，影响病理诊断。

2. 肿块切除标本

肿块切除标本适用于小肝癌、结节型肝癌、部分块状型肝癌及肝良性肿瘤。

（四）尸体解剖

尸体解剖的病理检查方法适用于死亡原因不明或晚期肝癌死亡的病例。

二、冰冻切片的诊断及鉴别诊断

冰冻切片适用于术前对肝脏肿块性质诊断不明或需要决定手术范围的病例。临床上选择肝癌手术切除的病例，多数是肿瘤结节直径在 3 cm 以下的小肝癌或不超过 5 cm 的结节型肝癌。对于块状型和弥漫型肝癌很少采用手术切除。在冰冻切片中低分化的肝癌容易诊断，但高分化的 HCC 与肝细胞腺瘤和肝脏局灶性结节增生不易鉴别。

（一）肝细胞癌

镜下高分化 HCC 的癌细胞排列呈小梁状或条索状，肿瘤细胞呈多角形，胞质丰富，嗜酸性颗粒状，可见胆汁小滴，核大，核膜厚，染色质边集，核仁大。分化差的 HCC 细胞异型明显，胞质少，嗜碱性，核明显增大、深染，核质比增大，有时可见核内包涵体、核分裂象，血窦丰富。

1. 肝细胞腺瘤

高分化的 HCC 与肝细胞腺瘤不易区别，特别是不伴肝硬化者。

肉眼观肝细胞腺瘤有完整的纤维包膜，切面呈淡黄色，质软，瘤旁组织无肝硬化。镜下瘤细胞形态与正常肝组织相似，大小一致，无异型，瘤细胞排列呈紊乱的细梁索状，无正常的肝小叶和汇管区结构，周围包膜完整，无瘤细胞侵犯。

2. 肝脏局灶性结节增生

肉眼观结节色泽与肝组织接近，结节中心有灰白色星状瘢痕，呈放射状，包膜不明显，与肝组织分界清晰。镜下纤维瘢痕呈放射状，将肝组织分隔成大小不等的肝细胞岛，结节内细胞与结节外的肝细胞相似。

3. 转移性肝癌

分化差的 HCC 组织形态不典型，需与转移性肝癌相鉴别，但 HCC 常呈梁索状排列、血窦丰富、嗜酸性胞质小体及胆汁小滴、核内假包涵体等，有利于与转移性肝癌相鉴别；透明细胞型肝癌需与转移性肾透明细胞癌相鉴别，其特点为前者癌细胞胞质透亮，部分胞质嗜酸性颗粒状，胞核居中，核分裂象少见，未见明显乳头结构，有助于鉴别。

（二）纤维板层型肝细胞癌

临床以女性青年多见。肉眼观肿瘤通常较大，最大可为 30 cm × 25 cm × 20 cm，切面瘤体中央见界限不清楚的星状灰白色纤维瘢痕灶。其外周呈放射状伸展并分隔肿块，可伴有钙化、出血、坏死。

镜下：癌细胞呈多边形，少数短梭形，排列呈巢状、片块或假腺管状，核分裂象少见，胞质内含大量嗜酸性颗粒，可见嗜酸性透明小体，癌巢间为宽窄不一、程度不同的板层排列的胶原纤维带，形成纤维性瘢痕，癌周常不伴肝硬化。以上组织形态有利于与肝细胞腺瘤、分化好的 HCC、肝转移性副节瘤相鉴别。

（三）胆管细胞癌

合并肝硬化少见，肿瘤切面灰黄或黄白色，癌细胞排列呈腺管状、腺泡状或乳头状，间质纤维结缔组织较丰富，需与转移性腺癌相鉴别。

（四）肝母细胞瘤

多发生在 3 岁以内的婴幼儿，一般瘤体积较大，常有假包膜。未分化型的肝母细胞瘤需与神经母细胞瘤相鉴别。前者除瘤细胞有异型外，还见有幼稚短梭形细胞、软骨、骨等间叶成分，可见有髓外造血。

三、肝癌的超微结构

肝癌细胞的超微结构除癌细胞的特点，如核大、核质比增大、核畸形、可见双核或多核细胞外，在某些方面与正常成人肝细胞相似，胞质内可见胆汁分泌。线粒体的改变与肿瘤的分化程度和组织学类型有关，分化好的肝癌细胞线粒体数量较正常肝细胞少，但发育较好；分化差的癌细胞除线粒体的数量明显减少外，可见巨大线粒体，线粒体排列紊乱，有的可呈囊泡状改变。纤维板层型 HCC 的癌细胞内含有大量线粒体，光镜下为嗜酸性颗粒。胆小管中可见粗短微绒毛，管面有微绒毛突入腔内，有时管腔内见胆汁淤积。肝母细胞瘤的上皮型肿瘤细胞胞质细胞器简单，胆小管可见小桥粒的紧密连接。

四、肝癌的组织化学和免疫组织化学

（一）组织化学特殊染色

Stein 碘染色法胆色素染色：用于鉴定肝细胞起源。

核仁组成区相关嗜银蛋白（AgNOR）：其大小、数量、形状和分布可作为细胞增生和分化的基因调控信息指标，在 HCC 中，其测定值与 DNA 含量相关，反映癌细胞增殖。

网状纤维染色、胶原纤维染色：有助于显示肝组织结构改变和纤维间隔形成，确定肝纤维化程度，识别中央静脉及对肝小叶内病变定位；观察癌细胞浸润、肿瘤包膜完整性。

铁沉积反应：用于帮助鉴别肝组织中沉积色素的性质。

地衣红染色：了解肝组织中铜结合蛋白沉着情况，并可显示肝细胞中 HBsAg。

过碘酸雪夫（PAS）染色：显示糖原。

油红 O 脂肪染色：显示脂质。

（二）免疫组织化学

细胞角蛋白（CK）、上皮膜抗原（EMA）：在 HCC 中呈灶性或部分表达，HCC 表达 CK8、CK18 及 EMA；胆管细胞癌表达 CK19 及 EMA。

白蛋白：在高分化 HCC 中表达，有助于肿瘤下肝细胞来源的确定。

相关抗原：① AFP，约 40%～80% 的 HCC AFP 阳性；②癌胚抗原（CEA）在约 50% 的 HCC 中呈阳性；③铁蛋白（SF）、转铁蛋白受体（TfR）、蓖麻毒素 1 受体（RCA-1R）在 HCC 中高表达，有助于诊断。

增殖标记：增殖细胞核抗原（PCNA）、增殖指数（Ki-67）反映癌细胞增殖活性与分化关系及生物学行为。

癌基因与抑癌基因蛋白：研究发现 HCC 中可有多种基因表达，如 *ras*、*Pz*、*Pss*、*Bcl-2*、*C-myc*、*p16*、*nm-23* 等基因的表达与肿瘤的发生、发展、生物学行为及预后有关。

多药耐药基因（*MDR-1*）：在原发性肝癌组织中高表达，Isshici 等发现 57% 的肝癌有 P- 糖蛋白（P-gp）表达；Itsubo 等检测发现 67.4% 的 HCC 和 66.7% 胆管癌有 P-gp 表达，因此可以推测 *MDR-1* 是肝癌产生耐药的主要原因。

细胞外基质 [层粘连蛋白（LN）、Ⅳ型胶原（Co Ⅳ）、纤连蛋白（FN）]：马捷等对 11 例慢性肝炎、26 例肝硬化和 30 例 HCC 组织进行了 LN、Co Ⅳ 的免疫组化检测，发现 HCC 窦壁 LN、Co Ⅳ 的阳性表达明显增强，在低分化肝癌及有门静脉癌栓的癌组织中基膜表达有所减少。提示肝癌中基膜断裂、缺失及减少可能参与癌细胞的转移机制，层粘连蛋白和Ⅳ胶原的表达有助于了解肝硬化和 HCC 的关系，并与 HCC 的分化和组织学类型有关。黏附分子 CD54、CD44V、E-cadherin 在 HCC 组织中的检测有助于判断肿瘤的生物学行为。CD54、CD44 在 HCC 组织中高表达与肿瘤的侵袭转移倾向呈正相关；E-cadherin 在 HCC 组织中低表达与肿瘤的侵袭转移倾向呈负相关。

病毒抗原：HBsAg、HBcAg、HCV 与 HCC 的发生有关，在肝癌及癌旁肝细胞中表达增高。

第三节　肝癌的实验室检查

一、甲胎蛋白及其临床意义

（一）概述

甲胎蛋白（AFP）是哺乳动物在胚胎期由肝脏和卵黄囊合成的胚胎性血清糖蛋白。在电泳中泳动于 α- 球蛋白区，且正常情况下主要存在于胎儿组织中，故称为甲胎蛋白。1944 年 Pederson 等人首先在胎牛血中发现，1956 年，Bergstrand 和 Czar 又在人胎儿血清中发现 AFP，这一发现当时并未引起注意。1964 年苏联科学家 Tatarinov 发现 HCC 患者血清中能检测到 AFP。AFP 主要是由胎儿肝脏合成的，其次是卵黄囊，内胚层的胃肠道黏膜也能少量合成。在胚胎早期 AFP 是胎儿血液循环中的主要蛋白质之一，约为白蛋白浓度的 1/10。一般于妊娠 6 周开始合成，12 ~ 14 周合成达到高峰，血清浓度可达 3 g/L，之后随白蛋白增加逐渐降低，出生时 AFP 浓度只有最高时的 1/10。出生 1 年后血清 AFP 降至正常成人水平。孕妇约在怀孕时 12 周 AFP 水平升高，至 25 周最高，一般为 250 ~ 500 μg/L，分娩后很快降至正常水平。

AFP 的编码基因位于 4 号染色体 4q11 ~ 12，与人血白蛋白、维生素 D 结合蛋白同属一大家族，3 种蛋白质在遗传特性和结构上相近，在氨基酸顺序上具有广泛的同源性。AFP 基因由 19 489 个碱基对组成，由 15 个外显子和 14 个内含子组成 3 个区，有 3 个增强子分别和特定因子结合而启动基因。AFP 由 590 个氨基酸组成，是分子量为 7 万、含糖 4% 的糖蛋白，糖链连接在 AFP 第 232 位天冬酰胺残基上，半衰期为 5 天。

由于不同来源肿瘤的 AFP 糖链不一样，可通过多种植物凝集素将其区分。这种不同糖链结构的 AFP 称为 AFP 异质体。亲和伴刀豆球蛋白（ConA）的 AFP 区带可分为 AFP–C1、AFP–C2，亲和小扁豆凝集素（LCA）的 AFP 区带可分为 AFP–L1、AFP–L2、AFP–L3，亲和红腰豆凝集素的 AFP 区带可分为 AFP–P1、AFP–P2、AFP–P3、AFP–P4、

AFP-P5，亲和曼陀罗凝集素的 AFP 区带可分为 AFP-D1、AFP-D2、AFP-D3、AFP-D4、AFP-D5 等。研究发现，肝细胞癌患者血清 AFP 特点为 AFP-L3 和 AFP-P4 明显增高，肝外肿瘤 AFP 主要是 AFP-C1、AFP-L3、AFP-P4、AFP-P5 和 AFP-D 带明显增高，而良性肝病的 AFP 基本上和脐带血（AFP-C2、LCA、AFP-P2、AFP-D1 增高）相类似，一般不会出现病变，AFP N- 糖链加工酶的活力改变，导致 N- 糖链结构的差异。

（二）AFP 的临床应用

1. 肝癌的诊断

在排除妊娠和生殖腺胚胎瘤的基础上，AFP 检查诊断 HCC 的标准为：① AFP > 400 μg/L；② AFP 由低浓度逐渐升高不降；③ AFP 在 200 μg/L 以上的中等水平持续 8 周。

2. 鉴别诊断

活动性慢性肝炎和肝硬化病例有 20% ~ 45% 的 AFP 呈低浓度阳性，多不超过 20 μg/L，常见于血清谷丙转氨酶（ALT）明显升高，AFP 呈同步关系，一般在 1 ~ 2 个月随病情好转，ALT 下降而下降。如 AFP 呈低浓度持续达 2 个月或更久，ALT 正常，应特别警惕亚临床肝癌的存在。

AFP 异质体的检测可提高诊断率，对肝癌和良性肝病有重要的鉴别价值。

AFP 阴性的肝癌可通过检测其他肿瘤标志物并结合临床及 B 超、CT 等检查进一步确诊。

3. 疗效评价及预后监测

AFP 是原发性肝细胞肝癌的最灵敏、最特异的肿瘤标志物。除 AFP 阴性肝癌的可能外，若 AFP < 20 μg/L 者，患原发性肝癌基本不可能；在 100 ~ 300 μg/L 者必须进行随访，密切观察 AFP 的动态变化，注意小肝癌；AFP 在 350 ~ 500 μg/L，或含量明显增高者，必须参考其他检查结果，应高度警惕原发性肝癌的可能；如 AFP 为 500 ~ 1 000 μg/L，且含量在短期内不断升高，原发性肝癌的可能性很大，但必须建议做活检；AFP > 1 000 μg/L 者，甚至在近期内 AFP 含量迅速升高，则原发性肝癌诊断基本确定。

AFP 阳性患者进行 AFP 动态监测或定期检查，有助于了解病情的发展。在手术切除、化疗、微波、乙醇注射等治疗有效时，肿瘤缩小，AFP 水平下降；如果肿瘤缩小而 AFP 水平上升，说明肿瘤发生转移或播散。高水平 AFP 常表示预后不良或治疗反应差。

对于肿瘤切除患者，术后 AFP 水平若降至 20 μg/L 以下，则预后明显优于未降至正常者。

二、其他肝癌标志物

虽然 AFP 是诊断肝癌最佳的肿瘤标志物，但不幸的是原发性肝癌中 AFP 的阳性率只有 60% ～ 70%，尚有 30% ～ 40% 的患者漏诊。经过一些学者的不断努力，近年来又发现了许多新的用于诊断肝癌的标志物，对于 AFP 阴性肝癌的诊断有十分重要的作用。目前较为肯定的标志物主要有以下几种。

（一）γ- 谷氨酰转移酶同工酶

谷氨酰转移酶（GGT）同工酶是主要来源于肝脏的细胞膜蛋白，与细胞的氨基酸吸收以及生理解毒功能有关。在不同组织和不同发育阶段，GGT 同工酶可出现同工酶谱的改变，是属于仅有糖链结构不同的次生性同工酶。GGT 同工酶与细胞功能的分化有关，组织中的 γ- 谷氨酰转移酶（γ-GT）主要参与肽链之间的交联或与多胺物质的交联，在细胞以及细胞骨髓蛋白发生不可逆转变过程中具有重要作用。在成人肝脏中，GGT 同工酶的活性很低，但在发生癌变时 GGT 同工酶活性很高。常比相应的正常组织高出 10 倍以上。慢性活动性肝炎、肝内外梗阻，以及一些肝外肿瘤也有明显的 GGT 同工酶水平的升高，故总 GGT 同工酶活性测定对于肝癌诊断特异性较差，但对于 AFP 阴性肝癌或无肝外疾病时，GGT 同工酶测定则有利于肝癌的诊断。国内沈鼎明报道 GGT2 对肝癌敏感性为 79.7，特异性为 96.4%，在 AFP 阴性肝癌中阳性率为 72.7%。

GGT2 是除 AFP 以外的最优肝癌标志物。GGT2 与 AFP 联合检测可互相补充，尤其能提高小肝癌、亚临床肝癌以及 AFP 阴性肝癌的诊断率。对 AFP 阴性肝癌的诊断，鉴别肝内占位性病变的良、恶性以及估计肝癌的预后、术后有无复发的监视也有较大的应用价值。

GGT 的检测主要采用聚丙烯酰胺连续梯度电泳检测 GGT 的同工酶区带以及酶活力测定检测 GGT 的活力。电泳时在 α- 球蛋白的区域出现Ⅰ'、Ⅱ和Ⅱ' 酶带，GGT2 为原发性肝癌所特有，而其他各带在各种肝胆疾病中均能出现，为非特异性酶带。

（二）血清岩藻糖苷酶

血清岩藻糖苷酶（AFU）是存在于血清中的一种溶酶体酸性水解酶，广泛分布于血清等体液中，参与体内糖蛋白、糖脂和寡糖的代谢。1980 年由法国 Deugner 等学者首先在 3 例原发性肝癌患者血清中检出 AFU 活性升高，并认为其是由肝细胞清除糖苷酶的功能下降、溶酶体酶释放入血、糖苷酶功能亢进所致。

AFU 是近年来国内许多学者感兴趣的肝癌标志物。AFU 参考值为（324±90）μmol/L。诊断的敏感性为 75%，特异性为 90%。有人认为血清中 AFU 活性动态曲线对判断肝癌手术或化疗与否、估计预后和预报复发有极其重要意义，甚至优于 AFP。但是，血清 AFU 活性测定在某些转移性肝癌、肺癌、乳腺癌、卵巢癌或子宫癌之间有一些重叠，甚至在某些非肿瘤性疾患如肝硬化、慢性肝炎及消化道出血中也有轻度升高。

（三）异常凝血酶原

异常凝血酶原（DCP）和正常凝血酶原一样是肝细胞微粒体内由维生素 K 依赖性谷氨酰 -γ- 羧化酶催化而成的。当肝细胞合成维生素 K 减少时，无法使肝细胞内质网上的肽链 N- 端的第 10 个谷氨酸残基羧化成 γ- 羧基谷氨酸（gla）形成活性凝血酶原，凝血酶原即以去羧基凝血酶原形式释放入血。这种去羧基凝血酶原又常被称为维生素 K 缺乏诱导蛋白或称异常凝血酶原。

由于 DCP 缺乏参与激活的 γ- 羧基谷氨酸基团，DCP 不能被正常的凝血途径激活，却能被巨齿蛇毒激活；也不能被硫酸钡吸附，可借此与正常凝血酶原相区别或相分离。通常在健康人血中测不到 DCP。慢性肝炎、肝硬化患者的 DCP 多小于 30 μg/L，而肝癌患者约 70% 可测得 DCP，且多大于 30/L。DCP 有较高的特异性，是除 AFP 外公认的有效肝癌标志物，DCP 在对肝癌的诊断、预后和疗效监测上都有一定的价值。

（四）M2 型丙酮酸激酶同工酶

丙酮酸激酶是糖酵解中 3 个重要的限速酶之一，它有 4 种同工酶——L 型、R 型、M1 型、K 型（又称 M2 型），都是四聚体。肝癌患者丙酮酸激酶升高，主要以 M2 型丙酮酸激酶升高，阳性率达 90% 以上。肝癌切除手术后，M2 型丙酮酸激酶同工酶很快降低到正常水平，复发后又重新上升。此同工酶有助于良、恶性肝病的鉴别诊断，同时还可作为肝癌疗效评价的一项指标。

（五）碱性磷酸酶及其同工酶

碱性磷酸酶（ALP）是指一组底物特异性很低，在碱性环境中能水解很多磷酸单酯化合物的酶，需要镁离子和锰离子作为激活剂。ALP 的同工酶有肝型、骨型、胎盘型、小肠型 4 种。正常人血清中 ALP 以肝型 ALP 水平和骨型为主。肝癌时肝型 ALP 水平显著升高，但阳性率较低。曾有医院报道，肝型 ALP 特异性最高为 96.7%，敏感度 24.8%。部分 AFP 正常的 HCC 患者，此同工酶阳性。因此该指标可作为诊断肝癌的辅助检查手段。

（六）α1- 抗胰蛋白酶

肝癌患者 α1- 抗胰蛋白酶水平显著升高，而其他急性反应时如感染、创伤、心肌梗死、肿瘤坏死等也可增高，故特异性较差。

（七）恶性疾病相关性 DNA 结合蛋白 2

恶性疾病相关性 DNA 结合蛋白 2（MAD2）是纤连蛋白降解片段，有文献报道肝癌患者血浆纤连蛋白降解片段 MAD2 的检测对肝癌也有协助诊断的意义。30 例肝癌的平均值为 28.91 mg/L ± 1.96 mg/L，慢性肝病（13 例）为 19.60 mg/L ± 2.43 mg/L，正常人（80 例）为 4.32 mg/L ± 3.10 mg/L，肝癌切除后 MAD2 水平下降。

（八）组织多肽抗原

组织多肽抗原（TPA）存在于胎盘和大部分肿瘤组织中，可被 CK8、CK18、CK19 抗体识别。TPA 用来检测血清与细胞中 CK8 和 CK18 的含量。在肿瘤中 CK8 和 CK18 大量增加。有研究结果显示，TPA 对肝癌和胰腺癌敏感性最高，分别为 73.53% 和 63.64%；对转移癌和非转移癌的敏感性分别为 27.08% 和 16.89%。

（九）癌基因蛋白

癌基因 CerbB-2 蛋白属 I 型生长因子受体家族和表皮生长因子，受体具有高度同源性。在人类，不同种类的恶性肿瘤其 CerbB-2 基因突变发生概率是不一样的。有结果显示，*CerbB-2* 蛋白在肝癌为 72.22%，乳腺癌为 38%，卵巢癌为 32.65%，胃癌为 25.29%。

除上述标志物外，肝癌诊断的标志物还有铁蛋白与酸性同工铁蛋白、GSH 转移酶、醛缩酶、癌胚抗原、己糖激酶、核苷酸酶、乳酸脱氢酶同工酶、葡萄糖异构酶及同工酶等。它们对肝癌诊断的敏感度和特异性都相对较差，但在 AFP 阴性时，它们的联合检测可明显提高肝癌检出的阳性率。对上述指标的了解，将有助于肝癌的诊断、治疗及预后的观察。

三、病毒性肝炎标记及肝功能检查

（一）病毒性肝炎标记

原发性肝癌患者中约 1/3 有慢性肝炎史，流行病学调查发现肝癌高发区人群的 HBsAg 阳性率高于低发区。我国 HCC 患者中，约 90% 有 HBV 感染背景，10% ~ 30% 有 HCV 感染背景。免疫细胞方法显示 HBV–DNA 可整合到宿主肝细胞的 DNA 中，HBV 的 X 基因可以改变肝细胞的表达。这样提示 HBV 和 HCV 与肝癌有关。HBV 与 HCV 标记的检测有助于肝癌的诊断。

1.HBV 标记

HBV 属嗜肝 DNA 病毒科。电镜下的血清 HBV 呈 3 种颗粒：①Dane 颗粒，代表完整的传染性颗粒，直径为 42 nm，外层含有 HBsAg，内层为核心抗原（HBcAg）组成的衣壳包被一个环形 DNA 多聚酶。②无内部结构的球形 a 颗粒，直径为 22 nm。③无内部结构的杆状颗粒，大小为 20 nm×（50 ~ 280）nm。

乙型肝炎的发病机制主要与免疫反应有关。HBV 虽可在肝细胞内复制并引起细胞病变，但其肝损伤主要源于机体的免疫反应导致的免疫损伤。乙肝血清标记物的检测主要有 HBsAg、抗 –HBs、抗 –HBc、抗 HBc–IgM、HBeAg、抗 –HBe、HBV 前 S 蛋白及其抗体和 HBV–DNA 等。上海医科大学应越美等报道 220 例尸检肝癌病例，HBsAg 的阳性率为 81.82%，其中伴肝硬化者的阳性率为 86.70%，不伴肝硬化者的为 53.12%。检测 HBV 的血清标记物对于 HBV 致病性和免疫性的研究、HBV 感染诊断、疗效观察和预后判断都非常重要，有些标记物对乙肝转化为肝癌有提示作用。

2.HCV 标记

HCV 为 RNA 病毒，属黄病毒科。1998 年美国 Chiron 公司 Choo 等率先克隆出 HCV–cDNA，命名为 HCV，其特征为：①免疫电镜下为直径 36 ~ 62 nm 的小球形颗粒，包膜表面有 22 个突起和棘突；②感染者血清中 HCV 浓度低于 10^2 ~ 10^3CID50/mL；③沉降系数为 14 S，在蔗糖中的密度为 1.09 ~ 1.11 g/mL。HCV 抗原检测十分困难，诊断主要依赖于抗 –HCV 和 HCV–RNA 检测。

在日本、法国、意大利、西班牙等国家，丙型肝炎相关肝癌明显多于乙型肝炎相关肝癌，为 60% ~ 80%。与乙型肝炎相关肝癌相比，通常丙型肝炎相关肝癌患者的年龄较大，多中心发生较多，肝硬化较严重，预后较差。

（二）肝功能检查

肝脏是人体最大的实质性器官，担负着复杂多样的生理功能，包括合成、代谢、转运及排泄等。当各种原因引起肝细胞损害或肝内外胆道梗阻时，一方面可引起肝细胞内各种物质代谢（如蛋白质、脂肪、糖、胆红素及胆汁酸等）的异常，另一方面由于肝细胞膜通透性增加或膜结构损伤，会使胞内酶外溢，导致血液中与肝脏有关的代谢产物和酶含量改变。

对肝癌患者进行肝功能检查，有助于了解肝脏损伤的严重程度，选择合理的治疗方案；协助肝癌的诊断和鉴别诊断；用于预测手术切除后是否复发，以及预后判断。临床上常用的肝功能检查主要包括胆红素代谢、蛋白质代谢、酶代谢和染料排泄试验等方面，具体项目有血清胆红素、白蛋白与球蛋白比值、蛋白电泳、ALT、γ- 谷氨酰转肽酶、凝血酶原时间等。

1. 胆红素

血清胆红素升高多表示肝病活动，梗阻性黄疸或病程晚期。总胆红素 > 30 μmol/L 者不宜进行外科手术；> 20 μmol/L 者，行大型肝癌切除术应谨慎。

2. 白蛋白与球蛋白的绝对值和比值

白蛋白绝对值反映有效肝细胞的总数在肝脏慢性和严重损害时明显暴露。白蛋白正常值为 35 ~ 55 g/L，< 30 g/L 不宜进行大型手术切除。正常人白蛋白与球蛋白比值为 1.5 ~ 2.5，白蛋白与球蛋白比值倒置，反映肝功能失代偿，难以耐受大的手术。

3. 谷丙转氨酶

ALT 异常，常反映肝实质细胞损害，或反映肿瘤的大量坏死。肿瘤患者 ALT 明显增高，手术死亡率也明显增高。

4. γ-谷氨酰转肽酶

肝癌巨大、门静脉内有广泛癌栓、肝功能异常时，γ-GT 明显升高，对手术或预后有很大影响。

5. 凝血酶原时间

凝血酶原时间（PT）明显延长，表示肝功能损害严重，预后较差。PT 低于正常值50% 时不宜进行手术。

四、免疫学检查及其他检查

机体的免疫状态与肿瘤的发生、发展有密切的关系。近年来，随着人们对肿瘤与免疫之间关系的进一步认识，肿瘤的免疫学检查也受到越来越多的重视。肿瘤的免疫学检查主要包括：肿瘤抗原的检测、机体免疫状况的检测以及细胞因子的检测等。肿瘤抗原的检测主要指一些肿瘤标志物的检测。机体的免疫状况检测主要是指细胞免疫和体液免疫功能的检测。细胞因子的检测有 IL-2 及其受体、干扰素 -2（IFN-2）、巨噬细胞活化因子（MAF）、TNF-α、激活炎症细胞的 IL-5、IL-6 等。

其他脏器与疾病的检查也不应该忽视，包括心肺功能及肾功能的检查等。这对肿瘤的治疗以及预后、疗效观察都有一定的益处。

第四节　肝癌现代诊断与中医证型相关性

一、肝癌的中医辨证分型

中医学认为，肝癌是由于七情内伤，饮食劳倦，或邪毒内侵，致脏腑气血亏虚，脾虚不运，气滞、血瘀、湿热、痰毒等互结于肝所致。早期邪实于外，正虚于内，以实证为主；晚期邪侵日深，耗伤气血，正气不足，以虚为主。

肝癌其本质为虚、毒、瘀，基本病机为脾气亏虚、瘀毒内结，所以中医治疗要以健脾理气、清热解毒、软坚散结为基础，再根据每个患者的具体情况，证型偏重或兼夹证型予以加减用药，以达到标本兼顾、扶正祛邪、控制病灶、改善症状之目的。

临床中肝癌基本可分为下列证型：①肝气郁结。肝区胀痛或隐痛，胸闷腹胀，食后尤甚，两肋气窜作痛，胃纳不佳，疲倦乏力，恶心或呕吐。舌苔白腻，脉细弦。②气血瘀滞。肝区胀痛或刺痛，疼痛固定不移，胁下结块，表面欠光滑，面色黧黑，肢倦乏力，形体消瘦，肌肤甲错。舌紫暗，边有瘀点瘀斑，舌苔白腻，脉弦或涩。③热毒瘀肝。肝区胀痛，发热烦渴，巩膜及全身皮肤黏膜黄染，大便秘结，小便短赤，齿衄，紫斑，甚则呕血黑便。舌苔黄腻而干，脉弦数。④脾胃气虚。倦怠乏力，胃纳减少，脘腹不舒，面色不华，下肢浮肿，大便溏薄。舌苔白腻，脉濡细。⑤肝肾阴虚。形体消瘦，虚弱无力，头晕耳鸣，眼花腰酸，低热，颧红，纳少脘胀，大便干结，小便短赤，口干舌燥，齿衄，皮下瘀斑。舌质红绛，舌体干瘪，脉细数。

二、肝癌中医辨证分型与生化病理指标的相关性

临床上和原发性肝癌的诊断与预后评价最相关的生化病理指标包括：AFP、AFU、肿瘤特异生长因子（TSGF）、HBVAg、肝功能 Child-Pugh 分级。其中 AFP、AFU、TSGF 是肝癌诊断和治疗中的重要肿瘤标志物，联合检测肝癌的阳性率高达 92%，特异性也达 95%，同时在评价手术彻底性和检测术后复发中也有重要意义。HBV 感染所致的慢性病毒性肝炎是肝癌流行病学中的重要病因之一。肝功能 Child-Pugh 分级能很好地体现了肝脏目前的储备功能，对于肝癌的预后评价有重要意义。苏小康等学者调查原发性肝癌 125 例，发现从病程和总体状况来看，脾虚肝瘀型、气虚痰凝型、阴虚湿热型、阴阳两虚型呈现逐渐加重的趋势。肿瘤的大小、数目、肝外转移灶也随着辨证分型演进而逐渐加重，肝脏储备功能随之下降。因此，肝功能 Child 分期变化和肝癌辨证分型的演变基本一致。研究还发现阴虚湿热型患者中 HBV 感染率明显增高，可能与病毒感染导致肝脏炎症或免疫功能异常合并肝脏实质或胆道其他感染有关，具体机制还需进一步研究；而 AFP、AFU、TSGF 与肝癌中医辨证分型没有直接关系。由此可见，肝癌的辨证分型与肝功能 Child-Pugh 分级密切相关，与肿瘤大小、数目、肝外转移灶有关，而且随着病程演进而变化，与肿瘤标志物关系不大。

三、肝癌中医辨证分型与影像学分型的相关性

根据原发性肝癌影像学的表现可分为块状型（直径＞10 cm 为巨块型）、结节型、混合型和弥漫型。何锡方等对 121 例肝癌患者进行中医辨证分为肝郁脾虚、气滞血瘀、湿热蕴结、肝阴亏损四型，与影像学表现相互对照研究，发现肝郁脾虚证和气滞血瘀证中均较常见块状型，其次为结节型和弥漫型；湿热蕴结证中较多见结节型，其次为块状型和弥漫型；肝阴亏损证中较多见弥漫型，其次结节型，再次为块状型。在此 121 例患者中住院期间死亡 22 例，死亡病例中肝阴亏损证最多，占 77.27%，弥漫型较多，占 40.91%。

四、肝癌中医辨证分型与肝癌临床分期的相关性

根据肝癌的病理分型及肝功能状态制定的肝癌分期是估计肝癌预后和选择治疗方法的重要参考依据。

Ⅰa 期：单个肿瘤最大直径 ≤ 3 cm，无癌栓、腹腔淋巴结及远处转移；肝功能分级 Child-Pugh A 级。

Ⅰb 期：单个或两个肿瘤最大直径之和 ≤ 5 cm，在半肝，无癌栓、腹腔淋巴结及远处转移；肝功能分级 Child-Pugh A 级。

Ⅱa 期：单个或两个肿瘤最大直径之和 ≤ 10 cm，在半肝或两个肿瘤最大直径之和 ≤ 5 cm，在左、右两半肝，无癌栓、腹腔淋巴结及远处转移；肝功能分级 Child-Pugh A 级。

Ⅱb 期：单个或多个肿瘤最大直径之和 ＞ 10 cm，在半肝，或多个肿瘤最大直径之和 ＞ 5 cm，在左、右两半肝，无癌栓、腹腔淋巴结及远处转移；肝功能分级 Child-Pugh A 级。或肿瘤情况不论，有门静脉分支、肝静脉或胆管癌栓和（或）肝功能分级 Child-Pugh B 级。

Ⅲa ~ Ⅳ期：肿瘤情况不论，有门脉主干或下腔静脉癌栓、腹腔淋巴结或远处转移之一；肝功能分级 Child-Pugh B 级或 C 级。

国内已有研究证实肝癌的临床分期与中医证型存在一定的相关性，方肇勤等研究人员调查原发性肝癌 2 060 例，结果发现早期肝癌（Ⅰa、Ⅰb 期）证候以脾虚、肝郁为主，肝

功能相对较好，以腹胀、食少、胁下痞块为主要表现；中期肝癌（Ⅱa、Ⅱb期）以气虚、湿热为主，肝功能处于中等水平，以乏力、身目发黄、溲赤便干为主要表现；晚期肝癌（Ⅲa、Ⅲb期、Ⅳ期）以气虚、阴虚、阳虚为主，肝功能处于较低水平，此期以腹大如鼓、消瘦、胁下疼痛为主。因此，可以认为原发性肝癌的证型是随病程的进展而不断变化的。

五、肝癌中医辨证分型与肝癌组织病理分型的相关性

原发性肝癌的组织病理分型包括：肝细胞型、胆管细胞型和混合型。由于肝细胞肝癌占据肝癌患者总数的90%，临床较少见胆管细胞癌及混合型癌，因此目前尚未有学者就肝癌的组织学分型与中医证型间的关系进行大样本研究统计。不过，笔者在多年临床工作中观察归纳得出，在胆管细胞型肝癌中以阴虚湿热型与阴阳两虚型为多见；而在肝细胞型与混合型肝癌患者中四种证型均有出现，与组织分型无明显的相关性。

第三章 肝癌中西医结合治疗

第一节　肝癌中西医结合治疗概述

肝癌的治疗目的，一为根治疾病，二为延长患者生存期，三为减轻患者痛苦。

一、西医肿瘤综合治疗概述

（一）西医肿瘤综合治疗概念

根据患者的身体状况，肿瘤的病理类型、侵犯范围（病期）和发展趋向，有计划地、合理地应用现有的治疗手段，以期较大幅度地提高治愈率和改善患者的生活质量。这一概念由我国肿瘤学前辈于多年前提出，并在近年有了更进一步的发展，强调重视患者机体和疾病两个方面，不排斥任何有效的方法，目的明确，提高治愈率和改善患者的生活质量，并明确提出充分发挥中医辨证论治、扶正祛邪的指导思想和我国在这一方面的传统，提高综合治疗的水平，从而对世界医学做出贡献。

（二）西医肿瘤综合治疗模式举例

1. 手术加中医治疗

如对Ⅰ期肝癌患者手术后进行长期中医抗转移复发治疗。

2. 手术、化疗、放疗相结合

如对Ⅱ期肝癌患者进行化疗、放疗、手术治疗相结合。

3. 放疗加中医治疗

如对有骨转移、体能状态差的晚期肝癌患者，进行中医综合治疗加局部姑息性放疗。

4. 生物治疗加中医综合治疗

如对晚期（Ⅲ期）肝癌患者应用IFN和（或）IL-2加中医综合治疗。

二、中医肿瘤综合治疗概述

（一）中医肿瘤综合治疗概念

中医综合治疗是肿瘤综合治疗的重要组成部分，中医治疗和中西医结合治疗是我国特色，在抗肿瘤治疗上一直发挥独特的优势，但既往中医治疗肿瘤的确切地位与作用未能被国内西医学者普遍接受。随着中医药的现代化发展，中医治疗方法本身也逐渐丰富起来，为了正确应用中医各种治疗方法并将其与现代医学有机结合，近年来，有学者提出中医肿瘤综合治疗不仅是肿瘤综合治疗的重要组成部分，同时也要强调多种中医治疗方法的综合合理应用，其确切含义是：在治疗肿瘤全过程中，以中医药理论为指导，辨证论治，与现代医学技术有机结合，有计划、合理地应用现有各种治疗手段，最大限度地发挥中医整体治疗优势，力争中医对肿瘤的全程治疗，恢复机体动态平衡，以期提高放疗和化疗的敏感性，最大限度减少不良反应，减少肿瘤转移和复发，使获得根治性治疗的肿瘤患者痊愈，使晚期肿瘤患者的生活质量得到改善，延长生存期。这一定义，强调中医各种治疗方法与现代医学技术的有机结合，强调中医在肿瘤治疗中的全程作用，明确提出了中医治疗肿瘤各阶段的优势。

（二）临床实践原则

在充分衡量正邪、局限与播散的情况下，考虑各种治疗方法的适应证，抓住各种治疗手段的最佳治疗时机，以制定完整的中西医综合治疗方案。

（三）中医肿瘤综合治疗手段

1. 中药口服制剂

适用于绝大多数各期、各阶段肝癌患者（消化道完全阻塞或出现延髓性麻痹时不适用，可改用灌肠）。

（1）传统口服中药汤剂

这是较好的个体化治疗手段，若能在肝癌治疗的全程不间断使用，有可能收到良好疗效。

（2）传统中成药口服制剂

适合各期、各阶段肝癌患者。一般以祛邪药为主，配合扶正为主的汤剂，可弥补一些有毒祛邪药不好入汤剂的不足。

2. 中药外用制剂

适用于肝癌胸腹水的治疗及止痛。

3. 中药肛门栓剂

用于止痛、消炎、局部肿瘤治疗。

4. 中药静脉制剂

适用于各期、各阶段肝癌患者，从作用上分为扶正和祛邪两类制剂。

5. 中药介入治疗

中药静脉滴注制剂适用于中晚期肝癌患者的局部介入治疗。

6. 其他中医辅助治疗

针灸、食疗、药浴、心理治疗适用于各期、各阶段肝癌患者。

第二节　肝癌中西医结合治疗原则

一、亚临床肝癌

亚临床肝癌，指 AFP 已升高，但目前的检测方法未能发现肝内占位病变，肝功能正常或异常。肝功能正常，而 AFP 持续升高者，常为亚临床肝癌。ALT 升高者，常有肝炎的可能，可给予中医药保肝治疗以及维 A 酸等的治疗。如发现肝癌，可进行手术或局部药物注射治疗。

二、小肝癌

对小肝癌（肿瘤 < 3 cm），治疗以手术切除为主；对有严重肝硬化者，可在 B 超引导下进行局部药物注射，一般采用无水乙醇瘤内注射。小肝癌手术切除后，由于术后复发率较高，因此，在术后应予中医药、免疫药物或化疗药物治疗。

三、早中期肝癌

（一）早期肝癌

如肝癌较局限，肝功能正常，肝硬化不严重者，以手术切除为首选治疗。如肝功能异常，可先用中医药或西药保肝治疗，待肝功能恢复后再考虑手术。

手术切除后，如切缘有残癌，应考虑术后的放疗或动脉内化疗。对血管内有癌栓者，术后可用中医药治疗、免疫治疗，亦可考虑肝动脉内化疗、全身化疗。如术后切缘残癌阴性，门静脉内未见癌栓者，术后可采用中医药或生物治疗等，以提高远期疗效。

（二）中期肝癌

对肝功能正常的中期肝癌，争取做根治性切除，如术前评估无法切除，亦可进行经导管动脉栓塞化疗（TACE）、局部放疗、生物治疗或中医药治疗，待肿瘤缩小后再争取手术切除。

对手术难度较大或不能手术、肝功能正常、肝硬化不严重者，如肝癌肿瘤局限，大小在 8 ～ 10 cm，均可采用放疗。放疗过程中，同时服用中药，或瘤内注射无水乙醇，亦可进行 TACE。

对肝癌肿瘤局限，大小在 13 cm 以上者，可考虑先行介入治疗，予动脉内注射化疗药物或栓塞剂，待肝癌肿瘤缩小后再行放疗，同时可采用中医药治疗。由于介入治疗维持有效时间较短，远期疗效不佳，在介入治疗后，如肝癌肿瘤缩小，应结合手术切除或放疗，以提高远期疗效。

如肝癌呈多发，亦可考虑放疗，或介入治疗结合放疗。

对肝癌病灶呈弥漫型者，可考虑全身化疗。如雌激素受体阳性，亦可考虑用阿替洛尔治疗，或应用生物治疗及中医药治疗。

如肝癌病灶呈弥漫型，肝硬化严重者，可以中医药治疗为主，亦可采用生物治疗或抗雌激素治疗。

（三）晚期肝癌

肝癌伴腹水、黄疸、远处转移等情况是晚期肝癌的常见表现。

对肝癌伴腹水者，可予中药或西药利尿剂治疗。如为血性腹水，则不易消退；门静脉或肝静脉有癌栓者，予中西药利尿剂不易见效。如肝癌结节破裂出血，应予止血处理，同时采用腹部加压包扎。

肝癌伴黄疸者，如系肝门区肿块压迫所致阻塞性黄疸，可采用局部放疗，或局部瘤内注射，或介入治疗，或置内支架，或外引流；如系非阻塞性黄疸，可予中医药治疗、保肝治疗。

对肝癌有肺转移者，如肝癌原发灶已控制，只有单个肺转移灶，可考虑切除，或局部放疗。如系多个转移灶，或弥漫两肺，可考虑放疗（全肺野照射），或化疗、生物治疗。如肝癌原发灶未治疗，或治疗未见控制，转移灶为单个，或较为局限，亦可考虑放疗。如全肺弥漫转移者，则可采用生物治疗或化疗、中医药治疗。晚期肝癌骨转移者，如转移灶为单个或少量，可采用放疗。如骨转移广泛，可予化疗、生物治疗或放射性核素治疗，亦可予骨膦、阿可达等治疗。

对门静脉、肝静脉、下腔静脉有癌栓者，可试用肝动脉灌注化疗，一般不采用肝动脉栓塞术，可用生物治疗或中医药治疗。

第三节　肝癌中西医结合治疗方案

一、中西医综合治疗的合理选择

治疗方案应根据肝癌的病灶大小与多少，肝硬化程度，肝功能损害情况，有无腹水、黄疸，有无转移灶，以及血管内癌栓情况等而定。根据 UICC 的 TNM 分期标准，不同的分期选用不同的方案。

T_1 或 I a 期：手术切除，或局部放疗，或局部注射药物（乙醇、中药、免疫制剂、化疗药物、热疗等）。中药处方按辨证类型而定，建议坚持服用中药 5 年以上。

T_2 或 I b 期：手术切除，或放疗，或局部注射药物。同时长期服用中药，或免疫治疗。

T_3 或 I b 期或 II a 期：手术切除，或放疗，或介入治疗。同时长期服用中药，或免疫治疗。如 8 cm ＜单个肿瘤直径≤ 13 cm，可采用介入治疗或放疗，待肿块缩小后再切除，或介入治疗使肿瘤缩小后再放疗，并长期服用中药，或联合免疫治疗，或全身化疗，或激素治疗。如单个肿瘤＞ 13 cm，可先予介入治疗再放疗，或待瘤体缩小后再手术。

T_4 或 II b 期：中医药治疗为主，或加激素治疗，或试用放疗，或试用介入治疗。对 N1 如肝门区淋巴结侵犯，可在放疗时，用放射野将受累淋巴结包入。

III a 期或 III b 期：均以中医药治疗为宜。

M1 ：如有肺部转移，且肝区病灶已控制，单个肺转移灶可切除，多个转移灶可做全肺放疗，或做肺部介入治疗。同时服用中药，结合免疫治疗，或结合化疗，或结合激素治疗。

如原发病灶未控制，或肝癌病灶发现时已肺转移，可试行全肝、全肺放疗，或肝、肺介入治疗，或全身化疗，或免疫治疗，均同时服用中药。

如为骨转移单发或多发，不论原发病灶控制与否，可予局部放疗，并服用中药，或加化疗、免疫治疗。如为多处骨转移，还可结合放射性核素治疗或骨膦治疗。

在治疗时，如肝硬化严重，肝功能损害明显，不论 T、N、M 属哪一期，均以中药及保肝治疗为主，待肝功能恢复正常后，再依据具体情况选择治疗方法。

伴有黄疸时，以中、西药对症治疗为主。如为阻塞性黄疸，可在肝门区设野放疗，也可考虑适形放疗，并结合中医药治疗。

对伴有腹水者，以中医药为主，并结合西药利尿、对症治疗等。待腹水消退后，再根据分期情况选择治疗方法。

二、外科治疗与中医药治疗结合

对手术切除彻底者，如切缘无癌、门静脉内无癌栓等，术后应采用中医药治疗，可以补益软坚为主，适当理气化积。方剂如六君子汤加减，用药以党参、白术、茯苓、鳖甲、陈皮、半夏等为主。

对手术切除不彻底者，如切缘有癌，可在术中予银夹标记，在术后局部放疗，并结合以健脾理气为原则的中医药治疗。

对手术中或术后病理发现血管内有癌栓者，术后应予免疫治疗、介入治疗及中医药治疗。中药以健脾祛邪药为主。健脾以"四君"为主，祛邪可予白花蛇舌草、半枝莲、猫爪草、蛇六谷等。

三、放疗与中医药治疗结合

放疗中及放疗后的中医药治疗，以健脾、消导治疗为主的疗效较好，应注意因势利导，适当选用，并结合理气、清热之品。健脾以"四君"为主，消导如"三仙"之类，理气用木香、枳实、青皮等，清热用茵陈、漏芦等。

四、化学药物治疗与中医治疗结合

通常，原发性肝癌全身化疗疗效不明显。肝癌原发灶已控制并伴有肺转移时，化疗有一定疗效。

介入化疗或栓塞疗法效果较好，常用药物有顺铂（DDP）、氟尿嘧啶（5-FU）、丝裂霉素（MMC）等。化疗前后，中药治疗以保肝、止呕、扶正等为主。保肝常用矮地茶、田基黄、六月雪等；止呕以平胃散、二陈汤为主；扶正可用黄芪、枸杞子等。

五、生物治疗与中医治疗结合

免疫治疗常用 IFN、IL-2、INF 等。近年亦用淋巴因子激活的杀伤细胞（LAK）、肿瘤浸润淋巴细胞（TIL）等。金葡素注射液、混合菌苗（MBV）等也有效。

中医药与生物治疗结合应用时，亦以扶正为主，可选用补中益气汤等。

六、中医的综合治疗

中医的综合治疗包括不同治法的综合运用，如脾虚以"四君"为主，气滞以枳实消痞汤为主，湿热以茵陈蒿汤或茵陈五苓散为主，血瘀以失笑散为主，阴虚以一贯煎为主。可诸种治法综合应用。

综合治疗还应将内治法与外治法相结合。内服药主要系内治。外治多采用膏药或中药外敷、针灸治疗等。

目前认为，肝癌的整体和局部治疗相结合极为重要，可提高肝癌的疗效。整体治疗多以中药煎剂内服为主，局部治疗多采用 B 超或 CT 引导下肝癌块内注射药物，或介入法将中药通过肝动脉注入癌块等。

单纯采用中药治疗时，辨证加辨病加对症用药的内服方，疗效应优于单一辨证论治、辨病论治、对症治疗的中药治疗，若能结合局部治疗、外治法等，疗效有可能进一步提高。

第四章 肝癌的中医药治疗

第一节 肝癌治疗的常用中药

一、健脾益气类

（一）人参

1. 性味与归经

味甘、微苦，性微温；归脾、肺、心、肾经。

2. 典籍药效记载

《神农本草经》："人参，味甘微寒，主补五脏，安精神，定魂魄，止惊悸，除邪气，明目，开心益智。"李杲认为："人参甘温，能补肺中元气；肺气旺，则四脏之气皆旺，精自生，而形自盛，肺主诸气故也。"《神农本草经疏》："人参能回阳气于垂绝，却虚邪于俄顷。其主治也，则补五脏。盖脏虽有五，以言乎生气之流通则一也，益真气，则五脏皆补矣。邪气之所以久留而不去，则无他，真气虚则不能敌，故留连而不解，兹得补而真气充实，则邪不能容。"

3. 功效与主治

功效：大补元气，复脉固脱，补脾益肺，生津养血，安神益智。

主治：阴亏阳绝之证；脾胃气虚，不思饮食；胸中痞坚，胁下逆气抢心；胃寒气满，饥不能食，反胃；阳虚气喘，自汗盗汗，气短头晕；胃虚恶心，或呕吐有痰；肺虚久咳，自汗，心气不足证；口渴；产后大便不能，出血很多；血虚微黄；阳痿证等。

4. 主要成分

主要含有人参皂苷，目前已分离的人参皂苷有 Ro、$Ra_{1 \sim 6}$、$Rb_{1 \sim 3}$、Rc、Rd、Re、Rf、$Rg_{1 \sim 3}$、$Rh_{1 \sim 3}$、$Rs_{1 \sim 2}$ 等 30 余种，还含有挥发油、有机酸、多糖、多肽、腺苷转化酶、L- 天冬氨酸酶、β- 淀粉酶、蔗糖转化酶、麦芽醇、山奈酚、人参黄酮苷及铜、锌、铁、锰等 20 多种微量元素。

5. 药效综述

人们对人参的服用已有多年的历史，《神农本草经》首次将其当作药物收入，直到明朝，李时珍在《本草纲目》中首次对其进行了详细论述。

许多学者对人参进行了大量的研究，得出了各种不同的结论，尤其是近代人参传入西方后，中国和国外的研究更是丰富，为我们在临床上应用人参提供了宝贵的参考价值。一些学者发现，人参的药性在古代被认为是"微寒"，而近代被认为是"微温"，根据中医"相生相克"原理，这是因为人参的产地不同引起的，值得我们临床关注。

人参自古以来拥有"百草之王"的美誉，更被东方医学界誉为"滋阴补肾，扶正固本"之极品，独参汤、参附汤是代表方之一，广为流传。近现代一些研究者发现人参具有多种药理作用，对中枢神经系统、心血管系统、免疫系统、内分泌系统、血液和造血系统，还对物质代谢，增强机体抗应激能力、抗休克作用、抗肿瘤作用等都有积极影响，能提高体力和脑力水平，降低疲劳度，防治高血压、冠心病、心绞痛、癌症、糖尿病等多种疾病。

人参中含有的多种皂苷、人参多糖及人参挥发油，具有抗肿瘤作用。其中人参皂苷对大鼠肝癌细胞经 25 代续代培养后，发现大鼠细胞发生了形态学的改变，镜检与正常的肝细胞相似。红参中的人参皂苷能使癌细胞再分化，诱导逆转为非癌细胞。人参除本身具有抗肿瘤作用外，还是抗肿瘤增效剂，人参提取物可使替加氟的抗癌作用增强，含有替加氟及人参提取物的乳剂给有小鼠白血病细胞（P388）的小鼠口服，与单用替加氟比较，可提高小鼠的存活率，对小鼠肉瘤生长也有明显抑制作用。体内实验证明人参多糖与环磷酰胺合用可发生明显的抗肿瘤协同作用。含人参皂苷的制剂有减轻抗癌毒性的作用。药理研究表明，人参可促进骨髓核酸及蛋白质的生物合成和代谢，增加骨髓细胞的分裂增殖，使肿瘤患者的白细胞回升。

6. 用法与用量

人参的用法有多种，最常用的方法是将鲜参直接切片，每次取鲜参片泡水后，或炖汤，或炖鸡食之，也可直接口含服。人参也可配其他中药泡酒服用。服用人参要每次少量，连续服用一段时间为好，忌讳一次服用太多。传统中医理论认为，人参反藜芦，畏五灵脂，服用不宜同时吃萝卜或喝茶。服用人参还时应当注意下列事项：①煎汤服用。人参煎汤是医生处方中最为普遍的一种用法，尤其是在救急时，用独味人参煎汤炖服，能补元气，救虚脱，颇为灵验。养生健身用人参，可小剂量煎汤饮服，也可与其他药物、食物配合服用。将整支人参或切成薄片的人参洗净后放入容器中，先加一些清水浸泡约 20 min，再加入清水，量以稍高于参为度，然后盖上盖子，用火煎熬 1 h 左右即可，倒出参汁，待温饮服。这种服用方法药汁中的有效成分浓度高，因而补益作用较强，起效较快，适用于大病之后，邪气已去，虚症严重，急而进补调养者；但这种方法比较浪费药材，因此对于那些质量较好、比较名贵的人参不宜采用这种服法。②隔水蒸服。将人参切片或切段，先放入瓷碗中，加入大半碗清水，然后盖上盖子，放入加好冷水的锅内，用文火隔水蒸煮 1 h 左右即可（注意不要把水烧干），待温饮服。这种方法与煎汤服用的特点相似，一般可以反复隔水蒸煮 3～5 次，直到药汁极淡为止。另外，隔水蒸服法还有一个较大的优点就是灵活，即可在蒸煮参汤的同时加入一些具有补益作用的药物、食物，这样就能互相配合，相得益彰，使进补疗效更佳。③切片噙化。据清朝《上用人参底薄》记载，慈禧太后"自（光绪）二十六年十一月二十三日起，至二十七年九月二十八日止，计三百三十一天，共用噙化人参三斤一两一钱。今问得荣八月，皇太后每日噙化人参一钱，按日包好，俱交总管郭永清、太监秦尚义侍候"。将人参隔水炖软，切作薄片，晒干后收贮，每次取 3～4 片含之，待软化后咽津，直到味淡或无味，最后嚼烂咽下。可于晨起空腹时噙化食用。这种方法比切片泡茶还要方便，几乎时时处处都可使用，而且减去了麻烦的"手续"。④研作粉末。可先将人参切片晒干，然后研作粉末，用瓷瓶存贮。每天空腹时，用温开水送服。如和其他药物同服，可煎取药汁送服。人参也可与有关中药一并研粉服用，将人参研粉后用开水冲服。这种方法一般适于服用比较名贵的人参品种，这样可以完全充分地利用人参，使其一点不浪费。⑤泡茶饮用。泡茶多取人参须，也可用人参薄片，每次用 1～3 g，放入茶杯，冲入沸水，盖好，隔 10 min 后饮用，随饮随添开水，最后将人参渣嚼下。冲泡时，可根据需要选加有关药物或食物。可以反复冲泡，直到参茶变淡无味，最后连渣嚼服。这种服法相对比较方便，且药材不会有什么浪费，而且可以时时服用，不受场合的局限，这种方法最适于普通人群长期用。⑥熬膏服用。人参用作熬膏的，多配合其他药物使用。一般先将人参加工为粉末备用，待煎其他药物取汁浓缩，然后搅入人参粉末收膏，关火待冷装瓶贮藏。服用时取膏 1 匙，用开水化开即可。一般用量 30 ~ 50 g，根据个人体质而定。⑦炖煮食品或小菜。不喜爱参之苦味者，亦可伴以瘦肉、鸡、鱼等烹炖，除滋补强身外，亦美味可口。参之精华可被肉类吸收，显有人参之甘香及肉类的香味，为高级保养佳肴。

7. 相关方剂

以人参为主药组成的方剂功效很多，如益气补中、益气解表、健脾养胃、益气温阳、益气升阳、益气生津、补益肺气、补气助阳、补肺定喘、调理脾胃、益气安胎、补脾益气、益气养血、补心安神、益气等。方剂历代相传十分丰富，四君子汤出自《太平惠民和剂局方》卷三、六君子汤出自《校注妇人良方》卷二十四及《世医得效方》卷五、香砂六君子汤出自《医宗金鉴》卷五十四、理中丸出自《伤寒论》、新加黄龙汤出自《温病条辨》卷一、半夏泻心汤出自《伤寒论》、补中益气汤出自《脾胃论》卷中、十全大补汤出自《太平惠民和剂局方》卷五、八珍汤出自《丹溪心法》卷四及《证治准绳类方》第二册、九仙散出自《卫生宝鉴》卷十二引王子昭、人参养荣汤出自《三因极一病证方论》、炙甘草汤出自《伤寒论》、龟鹿二仙胶出自《兰台轨范》卷一、资生丸出自《兰台轨范》卷一、升阳益胃汤出自《脾胃论》卷上、生脉散出自《内外伤辨惑论》卷中、人参竹叶石膏汤出自《辨证录》卷六、人参白虎汤出自《杂病源流犀烛》卷二及《杂病源流犀烛》卷十七和《杂病源流犀烛》、人参败毒散出自《太平惠民和剂局方》卷二、归脾汤出自《校注妇人良方》卷二十四、天王补心丹出自《摄生秘剖》卷一、枳实消痞丸出自《兰室秘藏》、橘皮竹茹汤出自《金匮要略》及《济生方》卷二、丁香柿蒂汤出自《症因脉治》卷二、温经汤出自《金匮要略》及《圣济总录》卷五十一和《校注妇人良方》卷一、人参再造丸出自《北京市中药成方选集》、鳖甲煎丸出自《金匮要略》、独活寄生汤出自《备急千金要方》卷八、清燥救肺汤出自《医门法律》、麦门冬汤出自《金匮要略》及《外台秘要》卷三十六及《类证活人书》卷二十及《三因极一病证方论》卷十一等、健脾丸出自《证治准绳》第五册等。

（二）黄芪

1. 性味与归经

味甘，性微温；归脾、肺经。

2. 典籍药效记载

《神农本草经》："治痈疽久败疮，排脓止痛，大风癞疾，五痔鼠瘘，补虚，小儿百病。"《珍珠囊》中提到"黄芪甘温纯阳，其用有五：补诸虚不足，一也；益元气，二也；壮脾胃，三也；去肌热，四也；排脓止痛，活血生血，内托阴疽，为疮家圣药，五也。"《本草便读》："（黄芪）之补，善达表益卫，温分肉，肥腠理，使阳气和利，充满流行，自然生津生血，故为外科家圣药，以营卫气血太和，自无瘀滞耳。"《本草正义》："（黄芪）补益中土，温养脾胃，凡中气不振，脾土虚弱，清气下陷者最宜。其皮味浓质厚，力量皆在皮中，故能直达人之肤表肌肉，固护卫阳，充实表分，是其专长，所以表虚诸病，最为神剂。"

3. 功效与主治

功效：补气升阳，固表止汗，利水消肿，生津养血，行滞通痹，托毒排脓，敛疮生肌。

主治：气虚乏力，肺气虚，食少便溏，表虚自汗，气虚外感诸证，中气下陷，久泻脱肛，便血崩漏，气虚水肿，气血不足，疮疡内陷的脓成不溃或久溃不敛；气虚的各种出血证，血虚萎黄；内热消渴等。

4. 主要成分

黄芪主要含有蔗糖，葡糖醛酸，黄芪多糖，黏液质，多种氨基酸，苦味素，黄芪皂苷，胆碱，叶酸，黄酮类化合物及硒、硅、锌、钴、铜、钼等多种微量元素等。

5. 药效综述

黄芪的药用历史迄今已有2 000多年，始见于汉墓马王堆出土的帛书《五十二病方》，被《神农本草经》列为上品，是一味补气良药，故历代医家用之甚广。

黄芪是内伤杂病的用药，且黄芪具有补而不腻的特点，须多服久服方能见效。岳美中先生经验认为，黄芪对于神经系统疾病如瘫痪麻木、消削肌肉等有效，且大症必须以数钱至数两为一日量，持久服之，其效乃效。

现代药理研究认为黄芪具有抗肿瘤作用，能增强机体免疫功能，促进抗体生成，还能保护肝脏，增加血细胞。细胞中环磷腺苷及环磷酸鸟苷的变化与肿瘤的发生有密切关系。黄芪可以增加病毒诱生干扰素的能力，并增强细胞对干扰素的敏感性；对一些致癌性病毒的入侵和复制亦显示出阻碍作用。黄芪对细胞及体液免疫均有促进作用，通过此作用，尤其是通过单核吞噬细胞系统吞噬功能的显著增强，有可能发挥对肿瘤细胞的抑杀效应。黄芪的抗癌作用还与它所含的微量元素有关。黄芪对免疫系统、机体代谢、心血管系统、应激反应、中枢神经系统等均有积极影响，同时还具有增强机体免疫功能、保肝、利尿、抗衰老、抗应激、降压和较广泛的抗菌作用。黄芪能消除实验性肾炎蛋白尿，增强心肌收缩力，调节血糖含量，不仅能扩张冠状动脉，改善心肌供血，提高免疫功能，还能延缓细胞衰老的进程。

6. 用法与用量

黄芪食用方便，可煎汤、煎膏、浸酒、入菜肴等。

用法：①煎汤，10 g ～ 15 g、大剂量30 g。益气补中宜炙用；其他方面多生用。②膏剂，黄芪1 000 g，水煎3回，滤液合并，文火煎熬，浓缩成膏（以不渗纸为度），1 g膏汁兑炼蜜1 g成膏，每服15 g，每天服两回。经常服益气补中，强身壮骨，填精益髓，凡老年气虚衰弱皆有良效。③每天用黄芪5 g ～ 10 g，开水泡10 ～ 20 min代茶饮用，可反复冲泡。④每天用黄芪30 g左右，水煎后服用，或水煎好后代茶饮用，用黄芪30 g，枸杞子15 g，水煎后服用，对气血虚弱的人效果更佳。⑤取黄芪30 g左右，煎汤以后，用煎过的汤液烧饭或烧粥，就变成黄芪饭、黄芪粥。⑥在烧肉、烧鸡、烧鸭时，放一些黄芪，可增加滋补作用。

表实邪盛，气滞湿阻，食积停滞，痈疽初起或溃后热毒尚盛等实证者，以及阴虚阳亢者，均须禁服黄芪。

7. 相关方剂

以黄芪为主药组成的方剂功效很多，如补气助阳、益气生津、益气固表、益气补脾、益气固卫、补气升气、补气生血、益气健脾、利水消肿等。与黄芪有关的方剂历代相传十分丰富，再造散出自《伤寒六书》卷三、清暑益气汤出自《脾胃论》卷中、当归六黄汤出自《兰室秘藏》、黄芪建中汤出自《金匮要略》、黄芪桂枝五物汤出自《金匮要略》、补中益气汤出自《脾胃论》卷中、升陷汤出自《医学衷中参西录》、升阳益胃汤出自《脾胃论》、玉屏风散出自《丹溪心法》、当归补血汤出自《兰室秘藏》、归脾汤出自《校注妇人良方》卷二十四、十全大补汤出自《太平惠民和剂局方》卷五、牡蛎散出自《太平惠民和剂局方》卷八及《世医得效方》卷十四、真人养脏汤出自《世医得效方》卷五、固冲汤出自《医学衷中参西录》、补阳还五汤出自《医林改错》卷下、防己黄芪汤出自《金匮要略》、防己茯苓汤出自《金匮要略》等。

（三）白术

1. 性味与归经

味甘、苦，性温；归脾、胃经。

2. 典籍药效记载

《神农本草经》："主风寒湿痹死肌，痉，疸，止汗，除热，消食。"《名医别录》："消痰水，逐皮间风水结肿……暖胃，消谷，嗜食。"《日华子诸家本草》："利小便。"《本草汇言》："白术，乃扶植脾胃，散湿除痹，消食除痞之要药。脾虚不健，术能补之；胃虚不纳，术能助之。"

3. 功效与主治

功效：健脾益气，燥湿利水，止汗，安胎。

主治：脾胃气虚，运化不利，食少便溏，脘腹胀满，痰饮，水肿，小便不利，汗多，胎动不安，儿童流涎等。

4. 主要成分

含挥发油 1.4%，主要成分为苍术酮、苍术醇。亦含苍术醚、杜松脑、苍术内酯、羟基苍术内酯、脱水苍术内酯、棕榈酸、果糖、菊糖以及白术内酯 I～IV 及 8-β- 乙氧基白术内酯 III。此外，尚含有维生素 A 类物质以及精氨酸、脯氨酸、门冬氨酸、丝氨酸等 14 种氨基酸，总氨基酸含量为 195.10 mg/10 g。

5. 药效综述

白术药用的历史非常悠久，古人对之研究颇多，其非一般补药，用药颇有讲究。一些古籍及一些医家对其功效有不同的论述。

《本草新编》："白术健脾去湿，为后天培土圣药……白术利水，则其性必燥。世人湿病，十居其四，而燥症十居其六。肺气之燥也，更用白术以利之，则肺气烁尽津液，必有干嗽之忧；胃气之燥也，更用白术以利之，则胃气炎蒸津液，必有口渴之虑；脾气之燥也，更用白术以利之，则脾气焦枯津液，必有肠结之苦。盖宜于湿者，不宜于燥也。"

去湿既受其益，则添燥安得不受其损哉。"有些学者认为白术性虽燥，终是健脾之物，脾健而津液自生，或用润药以佐其燥，则白术自失其燥矣。还有一些学者认为白术虽为阳药，能益脾土之阴，偏能于阳中补阴，亦为阴分之药，可阴阳兼补。

现代药理学研究认为白术有利尿、保肝、利胆、抗肿瘤、降血糖、抗凝血、抑菌作用，同时对免疫系统、心血管系统等均有积极作用。白术煎剂口服对小鼠因四氯化碳引起的肝损伤有保护作用，可减少肝细胞的变性坏死，促进肝功能的恢复，使升高的谷丙转氨酶下降，防止肝糖原的减少，促进DNA的恢复。体外实验表明，在白术挥发油之中，中性油对食管癌细胞有明显抑制作用；白术挥发油50～100 mg/kg腹腔注射对埃利希氏腹水癌有显著抑制作用；白术挥发油尚能增强癌细胞的抗原性及抗体的特异性主动免疫；白术的抑癌机理同降低癌细胞的增殖率，减低癌组织的侵袭性，提高机体抗肿瘤反应能力对癌细胞的细胞毒作用有关。

6. 用法与用量

白术主要以煎汤剂服用，也可研磨成粉或以酒、米泔等浸泡后成末，蜜丸或酒糊丸，也可熬服用。目前一般常用量6～12 g。在治疗肝癌时，如果体质状态允许又没有对此物过敏现象，常用量可适当增加，视患者的个体体质而定。另外，白术产地不同其功效亦有差异，故剂量也随之变化，同时不同年龄段及不同地域的患者其禀赋不同，剂量也有差异。一般老年人、南方人要多加量。一般取白术粉一勺，约5 g，用开水冲泡，加入蜂蜜饮用效果更佳，一日2～3次。利水消肿、固表止汗、除湿治痹宜生用；补气健脾宜炒用；健脾止泻宜炒焦用。阴虚燥渴、气滞胀闷者忌服。

7. 相关方剂

以白术为主药组成的方剂功效很多，如健脾益气、益气固表、燥湿利水、健脾燥湿、益气和中、健脾利水等。方剂历代相传十分丰富，四君子汤出自《太平惠民和剂局方》卷三、六君子汤出自《校注妇人良方》卷二十四及《世医得效方》卷五、参苓白术散出自《太平惠民和剂局方》卷三、资生丸出自《兰台轨范》卷一、补中益气汤出自《脾胃论》卷中、升阳益胃汤出自《脾胃论》卷上、玉屏风散出自《丹溪心法》、苓桂术甘汤出自《金匮要略》、麻黄加术汤出自《金匮要略》、逍遥散《太平惠民和剂局方》卷九、痛泻要方出自《丹溪心法》卷二、防风通圣散出自《宣明论方》卷三、桂苓甘露饮出自《医学启源》卷中及《景岳全书》、理中丸出自《伤寒论》、归脾汤出自《校注妇人良方》卷二十四、八珍汤出自《丹溪心法》卷四及《证治准绳》第二册、十全大补汤出自《太平惠民和剂局方》卷五、真人养脏汤出自《世医得效方》卷五、固冲汤出自《医学衷中参西录》、枳术汤出自《金匮要略》、大秦艽汤出自《医学发明》卷九、防己黄芪汤出自《金匮要略》、真武汤出自《伤寒论》、实脾散出自《重订严氏济生方》、完带汤出自《傅青主女科》卷上、半夏白术天麻汤出自《脾胃论》及《医学心语》卷七、枳实导滞丸出自《内外伤辨惑论》卷下、健脾丸出自《证治准绳》第五册等。

二、理气开郁类

（一）柴胡

1. 性味与归经

味辛、苦，性微寒；归肝、胆、肺经。

2. 典籍药效记载

《医学启源》："柴胡……少阳、厥阴引经药也。妇人产前产后必用之药也。善除本经头痛，非此药不能止。治心下痞、胸膈中痛……引胃气上升，以发散表热。"《神农本草经》："主心腹肠胃中结气，饮食积聚，寒热邪气，推陈出新。"《本草正义》中提到"约而言之，柴胡主治，止有二层：一为邪实，则外寒之在半表半里者，引而出之，使还于表，而寒邪自散；一为正虚，则清气之陷于阴分者，举而升之，使返其宅，而中气自振"。

3. 功效与主治

功效：疏散退热，疏肝解郁，升举阳气。

主治：感冒发热，寒热往来，疟疾，胸胁胀痛，食少便溏，肝郁气滞，胃下垂，神疲发热，口苦咽干，月经不调，子宫脱垂，脱肛等。

4. 主要成分

柴胡其成分主要含柴胡皂苷（a、b、d、f四种）、植物甾醇、挥发油（柴胡醇、丁香酚等）和脂肪油（油酸、亚麻油酸、棕榈酸、硬脂酸等），还含黄酮类、多元醇、香豆素、脂肪酸、多糖、微量元素等成分。

5. 药效综述

柴胡始载于《神农本草经》，列为上品。历代医家用之甚多，其中《伤寒论》对其论述极为详尽，柴胡作为伤寒要药，其症甚多，但其要在寒热之往来，邪居于半表半里之言尽之矣，数言已足包括。所以后世医家每以此为据，均能得效。

一些研究柴胡的学者根据柴胡乃半表半里之药，用之以治肝经之邪往往奏效如神，认为肝经与胆经为表里，邪入于肝，未有不入于胆者，或邪从胆而入于肝，或邪已入肝，而尚留于胆，彼此正相望而相通也。柴胡乃散肝邪而亦散胆邪之药，故入于肝者半，而入于胆者亦半也。所以治肝而胆之邪出，治胆而肝之邪亦出也。

一些学者发现柴胡既是调和之药，用之于郁证者固宜，然有时解郁，而反动火。所以临床用药时要适当佐以白芍、山栀等，则火且随之即散矣。

现代药理学研究认为柴胡具有抗炎、促进免疫功能、抗肝损伤、抗辐射损伤、镇咳等作用，柴胡多糖能提高小鼠体液和细胞免疫功能，并使免疫抑制状态有一定程度的恢复。给小鼠腹腔注射柴胡多糖，可显著增加其脾系数、腹腔巨噬细胞吞噬百分数、吞噬指数和流感病毒血清中的抗体滴度，但不影响脾细胞分泌溶血素。柴胡多糖对正常小鼠迟发超敏反应无作用，但可以完全及部分恢复环磷酰胺或流感病毒对小鼠IV型或迟发型超敏反应的抑制。柴胡皂苷 a、d 有明显的抗癌活性，对动物没有脱毛、体重下降、食欲减退等副作用，甚至有帮助肿瘤患者恢复食欲的功效；柴胡皂苷 d 灌服或腹腔注射对小鼠埃利希氏腹水癌有抑制肿瘤生长的作用，且能明显延长动物的生存时间；用柴胡以新西兰纯种白兔制备具有抗癌效应的 TNF，以肝癌细胞作为靶细胞，结果使癌细胞坏死、裂解；用海拉细胞和肺腺癌细胞做同样实验，亦获得相同的结果。

6. 用法与用量

柴胡主要以煎汤剂服用，也可碾成细粉末入丸、散服用。传统医药资料中记载根据不同的炮制方法具有不同的功效，有柴胡、醋柴胡、鳖血柴胡、酒柴胡、柴胡炭、蜜柴胡等。在治疗肝癌时，根据不同的病证，有不同的选择。如欲上升则用根，酒浸；欲中及下降，则生用根，解热生用量宜大，升阳生用量宜小；疏肝解郁宜醋炒；阴虚骨蒸宜鳖血炒；有汗咳者宜蜜水炒，这也要视患者的体质而定。还有不同产地的柴胡其功效也不同。现代学者研究制成柴胡注射液，可肌内注射或静脉滴注，剂量根据不同疾病及不同年龄而定，当然还要考虑个体差异。肝阳上亢，肝风内动，阴虚火旺及气机上逆者忌用或慎用。

7. 相关方剂

以柴胡为主药组成的方剂功效很多，如舒畅气机、解肌清热、清热升清、和解少阳、疏肝解郁、升举阳气、疏散风热、升提肝气等，方剂历代相传十分丰富，柴葛解肌汤出自《伤寒六书》及《医学心悟》卷二、败毒散出自《症因脉治》卷四及《类证活人书》卷十七、小柴胡汤出自《伤寒论》、四逆散出自《伤寒论》、逍遥散出自《太平惠民和剂局方》卷九、普济消毒饮出自《东垣试效方》卷九、龙胆泻肝汤出自《兰室秘藏》及《卫生宝鉴》卷十二及《杂病源流犀烛》、秦艽鳖甲散出自《卫生宝鉴》卷五、补中益气汤出自《脾胃论》卷中、升阳益胃汤出自《脾胃论》、柴胡疏肝散出自《景岳全书·古方八阵》卷五十六、血府逐瘀汤出自《医林改错》卷上、复元活血汤出自《医学发明》卷三、鳖甲煎丸出自《金匮要略》方、完带汤出自《傅青主女科》卷上、柴胡陷胸汤出自《重订通俗伤寒论》、柴胡加龙骨牡蛎汤出自《伤寒论》、柴胡厚朴汤出自《外台秘要》卷七等。

（二）香附

1. 性味与归经

味辛、微苦、微甘，性平；归肝、脾、三焦经。

2. 典籍药效记载

《本草纲目》："利三焦，解六郁，消饮食积聚，痰饮痞满，肘肿腹胀，脚气，止心腹肢体头目、齿耳诸痛……妇人崩漏带下，月候不调，胎前产后百病。"认为香附"乃气病之总司，女科之主帅也。"

3. 功效与主治

功效：疏肝解郁，理气宽中，调经止痛。

主治：用于肝郁气滞，胸、胁、脘腹胀痛，消化不良，胸脘痞闷，寒疝腹痛，乳房胀痛，月经不调，经闭痛经等。

4. 主要成分

香附主要含挥发油，油中含香附醇、香附子烯、芹子烯、β- 香附酮、广藿香酮、柠檬烯、桉油精、旅烯；还含齐墩果酸、齐墩果酸苷。还含有三萜类化合物、黄酮类及生物碱等。

5. 药效综述

香附始载于《名医别录》，列为中品。《本草纲目》："香附之气平而不寒，香而能窜，其味多辛能散，微苦能降，微甘能和……生则上行胸膈，外达皮肤，熟则下走肝肾，外彻腰足，炒黑则止血，得童溲浸炒则入血分而补虚，盐水浸炒则入血分而润燥，青盐炒则补肾气，酒浸炒则行经络，醋浸炒则消积聚，姜汁炒则化痰饮。"可见其不同的炮制方法有其不同的药效，临床应区别使用。

有学者归纳香附具有理气解郁、调经止痛、安胎的功效。可见香附主治诸证，当审为血中之气病，不漫同于诸治气之味也，关键在于"气"字，肝是与气、血关系最为密切的脏腑之一，主疏泄、藏血、生血，所以香附为治疗肝病的常用药物。近代有学者用"开郁散"或"柴胡疏肝散"治疗肝癌均取的是香附具有疏肝理气、止痛的功效。

现代药理学研究发现香附具有抗肿瘤作用、对中枢的抑制作用、抗菌消炎作用、雌激素作用、解热镇痛作用；同时对胆汁分泌、心血管系统、子宫、肠道平滑肌、细胞代谢均有影响。其中在抗肿瘤作用方面，主要利用香附具有理气、解毒、止痛作用，可以调整病变内脏功能，改善病变部位血液循环，有抑制病理性细胞增生的作用，可使肿块逐渐缩小。

6. 用法与用量

香附主要以煎汤剂服用，也可碾成细粉末入丸、散服用，传统医学资料记载醋炙止痛力增强。目前一般常用量，煮服者用 6 ~ 10 g。外用：适量，研末撒，调敷或作饼热熨。古人常将香附去皮毛，并炒或焙干后为细末，用盐汤、清米饮或茶调服，根据不同的症状予以不同的辅料等调服，可收到不同的功效，也就是随证用引，如头痛茶下，痰气姜汤下，血病酒下为妙。在治疗肝癌时，根据患者的体质及病症状况，常用量可适当增加，要视患者的体质而定，性别差异及年龄差异也会影响用药的疗效，如男性患者对药物耐受程度比女性要强，所以前者用量要适当多一些方可见效。

凡气虚无滞、阴虚血热者忌服。气虚体弱、阴虚津亏者慎用，孕妇慎用。肝郁化火、肝经热盛者亦不宜服用。

7. 相关方剂

以香附为主药组成的方剂功效很多，如行气解郁、理气疏肝、行气止痛等。方剂历代相传不多，越鞠丸出自《丹溪心法》卷三、柴胡疏肝散出自《景岳全书》卷十六、良附丸出自《良方集腋》卷上及《全国中药成药处方集》、加味乌药汤出自《济阴纲目》卷一、膈下逐瘀汤出自《医林改错》卷上、身痛逐瘀汤出自《医林改错》卷下等。

（三）郁金

1. 性味与归经

味辛、苦，性寒；归肝、心、肺经。

2. 典籍药效记载

《本草纲目》："治血气心腹痛，产后败血冲心欲死，失心癫狂蛊毒。"《神农本草经疏》："郁金本入血分之气药，其治以上诸血证者，正谓血之上行，皆属于内热火炎，此药能降气，气降即是火降……则血不妄行。"《本草备要》："行气，解郁，泄血，破瘀。凉心热，散肝郁，治妇人经脉逆行。"

3. 功效与主治

功效：活血止痛，行气解郁，清心凉血，利胆退黄。

主治：腹痛、乳胀，胸闷疼痛，经闭痛经，胸腹胀痛、刺痛，胁下癥积，热病神昏，癫痫发狂，黄疸尿赤等。

4. 主要成分

含挥发油，其中的主要成分为姜黄烯、倍半萜烯、樟脑，还含有姜黄素、脱甲氧基姜黄素、姜黄酮等。

5. 药效综述

郁金药用历史悠久，积累了丰富的临床用药资料，诸书论断不一，有学者认为此属纯阴之品，其所治诸证，皆属破气下血之范畴，也有学者认为其性温不寒，其论所治，则有疗寒除冷之谓。所以有学者总结，郁金体轻气窜，其气先上行而微下达，凡有宿血凝积，及恶血不堪之物，先于上处而行其气，若使其邪、其气、其痰、其血在于膈上而难消者，须审宜温、宜凉，同于他味兼为调治之。

近代学者发现郁金性轻扬，能散郁滞，顺逆气，上达高巅，善行下焦，心、肺、肝、胃之气、血、火。痰郁遏不行者最验，故治胸胃膈痛，两胁胀满，肚腹攻疼，饮食不思等证，又治经脉逆行，吐血衄血，唾血血腥，这些都与肝癌的临床症状十分吻合，有些资料报道用"柴胡疏肝散加减"或"桃仁四物汤加化癥丸加减"治疗肝癌，能增强化疗效果，增强抗肿瘤作用，减少化疗的毒副反应，提高机体免疫功能。

现代药理学研究发现郁金对动物妊娠、中毒性肝炎、消化系统、循环系统都有积极作用，还具有免疫活性、抗真菌作用。川郁金，块根含姜黄素，其对大鼠胆汁排出量有很明显的增加作用。郁金多糖具有强的网状内皮系统激活活性，吞噬指数为 0.252 6。郁金对人宫颈癌 JTC-26 细胞的抑制率为 50% ~ 70%；郁金挥发油有促进胆汁分泌的作用；有除对癌细胞有抑制作用。

6. 用法与用量

郁金主要以煎汤剂服用，目前一般用量 3～10 g；或研细为丸或作散剂。有医家临床经验所得，不同的病证，服用方法颇有讲究，如治产后心痛，血气上冲欲死者，常将郁金烧存性为末二钱（1 钱约 3.75 g），米醋一呷，调灌；治风痰者，郁金一分（1 分约 0.3 g），藜芦十分，各为末，和令匀，每服一字（1 字约 0.5～1 g），用温浆水一盏，先以少浆水调下，余者水漱口都服，便以食压之；治呕血，用韭汁、姜汁、童便磨郁金，同饮之。此外还可外用，不同的疾病涂抹的部位不同，如治耳内极痛者，将郁金末研细，每用一字，以净水调，倾入耳内，却急倾出；治自汗不止者，郁金末，卧时调涂于乳上；还有治痔疮肿痛者，郁金末，水调涂之，等等。在治疗肝癌时，根据患者不同的病证予以不同的治疗方法，煎汤剂可适量增加，当然也要考虑患者的个体差异（比如地域、年龄等不同）；外敷一般用于局部穴位，根据患者病位的不同予以不同的穴位治疗，肝癌一般取肝俞、合谷、足三里等。气血虚而无瘀滞及阴虚失血者禁服，孕妇慎服。不宜与丁香、母丁香同用。

7. 相关方剂

以郁金为主药组成的方剂功效很多，如活血行气，解郁止痛，疏肝，化瘀消癥等。历代方剂不多，宣郁通经汤出自《傅青主女科》卷上、白金丸出自《医方考》、安宫牛黄丸出自《温病条辨》、牛黄清心丸出自《太平惠民和剂局方》卷一及《痘疹世医心法》卷十一及《疡医大全》卷十七、菖蒲郁金汤出自《温病全书》等。

三、柔肝养血类

（一）白芍

1. 性味与归经

味苦、酸，性微寒；归肝、脾经。

2. 典籍药效记载

《药义明辨》："白芍药味酸，气微寒，主收脾之阴气，泄肝之阳邪。"《本草备要》："补血，泻肝，益脾，敛肝阴。"《本草求真》："赤芍（专入肝）与白芍主治略同，但白则有敛阴益营之力，赤则只有散邪行血之意；白则能于土中泻木，赤则能于血中活滞。"

《神农本草经读》："气平下降，味苦下泄而走血，为攻下之品，非补养之物也。邪气腹痛，小便不利及一切诸痛，皆气滞之为病，其主之者，以苦平而泄其气也。血痹者，血闭而不行，甚则为寒热不调；坚积者，积久而坚实，甚则为疝瘕满痛者，皆血滞之病，其主之者，以苦平而行其血也。又云益气者，谓邪气得攻而净，则元气自然受益，非谓芍药能补气也。"

3. 功效与主治

功效：养血调经，敛阴止汗，柔肝止痛，平抑肝阳。

主治：月经不调，经行腹痛，崩漏，自汗，盗汗，胁肋脘腹疼痛，四肢挛痛，头痛，血虚萎黄，眩晕，烦躁易怒，多梦易惊等。

4. 主要成分

主要含芍药苷，氧化芍药苷，苯甲酰芍药苷，白芍苷，芍药苷无酮，没食子酰芍药苷，芍药新苷，芍药内酯。β-谷甾醇，胡萝卜苷；还从根的鞣质中分得1，2，3，6-四没食子酰基葡萄糖，1，2，3，4，6-五没食子酰基葡萄糖及相应的六没食子酰基葡萄糖和七没食子酰基葡萄糖等；又含右旋儿茶精及挥发油；挥发油主要含苯甲酸，牡丹酚及其他醇类和酚类成分共33个。

5. 药效综述

白芍始载于《神农本草经》，但当时白芍与赤芍不分，通称芍药，到唐末宋初才将两者进行区分，且对两者的功效也做了详尽的描述。

研究白芍的学者对其进行了深入研究。一些学者提出白芍以养血柔肝、缓急止痛为主要功效，主要治疗肝癌患者肝阴不足、血虚肝旺以及肝气不舒所致的胁肋胀痛、脘腹四肢拘挛作痛等症，近年临床有报道，用"逍遥散加减"或"芍药甘草汤加减"治疗肝癌均有一定的疗效。

现代药理研究发现白芍对免疫系统的积极影响，鲁米诺化学发光实验证明，白芍总苷对腹腔巨噬细胞的吞噬功能具有调节作用，小鼠胸腺增殖法实验表明白芍总苷对脂多糖诱导的大鼠腹腔产生IL-1具有低浓度促进和高浓度抑制的作用；白芍水煎剂可拮抗环磷腺苷对小鼠外周血T淋巴细胞的抑制作用，使之恢复正常水平，表明白芍可使处于低下状态的细胞免疫功能恢复正常。白芍还对中枢神经系统有镇静、镇痛作用，抗菌、抗病毒作用，解痉作用，抗炎作用，血小板的聚集的抑制作用耐缺氧作用，保肝作用等。有临床报道称，白芍可用于治疗化疗、放疗引起的白细胞减少，治疗肝癌、鼻咽癌、甲状腺肿瘤等均有一定的疗效。

6. 用法与用量

白芍主要以煎汤剂服用，一般 6 ~ 15 g，还可碾成细粉末入丸或散服。泻肝敛阴宜生用，养血止血宜炒用。炒用性缓，柔肝，和脾，止泻。醋炒敛血、止血。制炭止血。虚寒性腹痛泄泻者忌食，小儿出麻疹期间忌食，服用中药藜芦者忌食。

7. 相关方剂

以白芍为主药组成的方剂功效很多，如收敛阴气，补养营阴，养血柔肝，缓急止痛，益阴养血，敛阴和营，和营泄热，和营止痛，敛阴益脾等。历代方剂十分丰富，桂枝汤出自《伤寒论》、桂枝加芍药汤出自《伤寒论》、大柴胡汤出自《伤寒论》、小青龙汤出自《伤寒论》、柴葛解肌汤出自《伤寒六书·杀车槌法》及《医学心语》卷二、升麻葛根汤出自《阎氏小儿方论》及《医宗金鉴》卷六十七、逍遥散出自《太平惠民和剂局方》卷九、麻子仁丸出自《伤寒论》、痛泻要方出自《丹溪心法》卷二、防风通圣散出自《宣明论方》卷三、芍药汤出自《素问病机气宜保命集》卷中及《素问病机气宜保命集》卷下及《备急千金要方》卷三及《证治准绳·疡医》卷二、黄芩汤出自《伤寒论》、小建中汤出自《伤寒论》、当归四逆汤出自《伤寒论》、黄芪桂枝五物汤出自《金匮要略》、升阳益胃汤出自《脾胃论》上卷、四物汤出自《太平惠民和剂局方》卷九及《外台秘要》卷三十六引《小品方》、胶艾汤出自《金匮要略》、八珍汤出自《丹溪心法》卷四及《证治准绳》第二册、十全大补汤出自《太平惠民和剂局方》卷五、人参养荣汤出自《温疫论补注》卷上、加减复脉汤《温病条辨》、百合固金汤出自《医方集解》、真人养脏汤出自《世医得效方》卷五、固经丸出自《医学入门》、温经汤出自《金匮要略》及《圣济总录》卷五十一和《校注妇人良方》卷一、独活寄生汤出自《备急千金要方》卷八、大秦艽汤出自《医学发明》、羚羊钩藤汤出自《重订通俗伤寒论》、养阴清肺汤出自《重楼玉钥》卷上、真武汤出自《伤寒论》、二陈汤出自《太平惠民和剂局方》卷四及《增补万病回春》卷三、柴胡疏肝散出自《景岳全书》卷五十六等。

（二）当归

1. 性味与归经

味甘、辛，性温；归肝、心、脾经。

2. 典籍药效记载

《神农本草经》："治咳逆上气……妇人漏下绝子，诸恶疮疡，金疮，煮饮之。"《主治秘诀》中提到"当归……其用有三：心经本药一也，和血二也，治诸病夜甚三也。治上治外，须以酒浸，可以溃坚，凡血受病须用之。眼痛不可忍者，以黄连、当归根酒浸煎服。又云：血壅而不流则痛，当归身辛温以散之，使气血各有所归。"《本草正》："其味甘而重，故专能补血，其气轻而辛，故又能行血，补中有动，行中有补，诚血中之气药，亦血中之圣药也……大约佐之以补则补，故能养营养血，补气生精，安五脏，强形体，益神志，凡有形虚损之病，无所不宜。佐之以攻则通，故能祛痛通便，利筋骨，治拘挛、瘫痪、燥、涩等证。"

3. 功效与主治

功效：补血活血，调经止痛，润肠通便。

主治：眩晕心悸，月经不调，经闭痛经，肠燥便秘，风湿痹痛，跌扑损伤，血虚诸证，癥瘕结聚、崩漏，虚寒腹痛，痿痹，肌肤麻木，肠燥便难，赤痢后重，痈疽疮疡等。

4. 主要成分

主要含有挥发油，油中主含藁本内酯，占45%，其次正丁烯夫内酯、当归酮、香荆芥粉等。含水溶性成分阿魏酸、丁二酸、尿嘧啶、腺嘌呤、东莨菪素、伞形酮、香荚兰酸及胆碱，含醚溶性成分镰叶芹醇、镰叶芹酮、镰叶芹二醇。此外尚含维生素 B_{12}、蔗糖、脂肪酸、亚叶酸或生物素等类似物质。

5. 药效综述

当归药用历史十分悠久，早有"补血之圣药，妇科补血活血、调经止痛之要药"之美誉，为历代医家所推崇，一些典籍明确记载其功效，后世医家广为推广。

一些研究当归的学者发现，早在《日华子诸家本草》中就有当归治疗肿瘤的记载，其云："治一切风，一切血，补一切老，去恶血，养新血及主癥癖。"用《金匮要略》中"当归生姜羊肉汤"、《千金方》中"当归建中汤"对肝癌的血虚、血瘀、寒凝之腹痛均有很好的疗效。

现代药理学研究发现，当归对血液和造血功能有抑制血小板聚集、抗血栓、促进造血和抗贫血作用；对心血管系统有抗心肌缺血、缺糖、缺氧作用，有扩张血管、降压作用；促进免疫作用能增强非特异性吞噬功能、细胞免疫和体液免疫；还有降血脂、保肝、抗炎、抗疲劳、抗缺氧等作用。德国研究人员从当归中分离出一种多糖，具有重要的抗肿瘤活性；对岷县当归的 5 种多糖进行小鼠体内抗肿瘤药物筛选，结果表明，这些多糖对小鼠移植性肿瘤 EC、Hvp 等瘤株具有一定程度的抑制作用，其肿瘤生长抑制率可达 39%。近年有资料报道用当归注射液治疗肝癌兼脾亢患者有恢复其造血功能的作用，还有减轻患者化疗不良反应的作用。

6. 用法与用量

当归一般都入煎剂和丸剂用，很少单用。现在有用本品研末做成胶囊或片剂。泡水喝也无不可，但药量不易掌握，如嫌煎剂不方便，可买免煎药，每次 1 袋，每日 2～3 次。一般生用，为加强活血作用则酒炒用。通常补血宜当归身，破血宜当归尾，止血宜当归炭，酒制可增活血之力；和血（补血活血）用全当归。炒黑，共研细末，每用 9 g，水 1 杯，酒少许；煎服，6～12 g。食疗主要以辅料形式添加到粥、汤中。

7. 相关方剂

以当归为主药组成的方剂功效很多，如泻下攻积、养血润肠、补血、益气养血、补血和血、活血通络、活血化瘀、滋养肝血、养阴退热等。历代方剂十分丰富，人参养荣汤出自《温疫论补注》卷上、温脾汤出自《备急千金要方》、济川煎出自《景岳全书》卷五十一、黄龙汤出自《伤寒六书》卷三及《校注妇人良方》卷十四、逍遥散出自《太平惠民和剂局方》卷九、防风通圣散出自《宣明论方》卷三、仙方活命饮出自《校注妇人良方》卷二十四、四妙勇安汤出自《验方新编》卷二、龙胆泻肝汤出自《兰室秘藏》及《卫生宝鉴》卷十二及《杂病源流犀烛》、清胃散出自《兰室秘藏》及《外科正宗》卷四方及《医宗金鉴》卷七十八、芍药汤出自《素问病机气宜保命集》卷中及《素问病机气宜保命集》卷下及《备急千金要方》卷三及《证治准绳·疡医》卷二、清暑益气汤出自《世医得效方》卷五、当归六黄汤出自《兰室秘藏》、当归建中汤出自《千金翼方》卷六、补中益气汤出自《脾胃论》卷中、四物汤出自《太平惠民和剂局方》卷九及《外台秘要小品方》、胶艾汤出自《金匮要略》、当归补血汤出自《兰室秘藏》及《审视瑶函》卷二、十全大补汤出自《太平惠民和剂局方》卷五、一贯煎出自《续名医类案》卷十八、右归丸出自《景岳全书新方八阵》卷五十一、真人养脏汤出自《世医得效方》卷五、天王补心丹出自《摄生秘剖》卷一、血府逐瘀汤出自《医林改错》卷上、温经汤出自《金匮要略》及《圣济总录》卷五十一和《校注妇人良方》卷一、生化汤出自《景岳全书》卷六十一、小蓟饮子出自《重订严氏济生方》、独活寄生汤出自《备急千金要方》卷八等。

（三）何首乌

1. 性味与归经

生何首乌味苦、甘、涩，性微温；归肝、心、肾经。制何首乌味苦、甘、涩，性微温，归肝、肾经。

2. 典籍药效记载

《开宝本草》："主瘰疬，消痈肿，疗头面风疮，治五痔，止心痛，益血气，黑髭鬓，悦颜色，久服长筋骨，益精髓，延年不老；亦治妇人产后及带下诸疾。"《本草纲目》："此物气温味苦涩，苦补肾，温补肝，涩能收敛精气，所以能养血益肝，固精益肾，健筋骨，乌髭发，为滋补良药，不寒不燥，功在地黄、天门冬诸药之上。"

3. 功效与主治

功效：生何首乌为解毒，消痈，截疟，润肠通便；制何首乌为补肝肾，益精血，乌须发，强筋骨，化浊降脂。

主治：瘰疬疮痈，风疹瘙痒，肠燥便秘，血虚萎黄，眩晕耳鸣，须发早白，腰膝酸软，肢体麻木，崩漏带下，久疟体虚等。

4. 药效综述

何首乌药用始于《日华子诸家本草》，根据其生、制不同，功效亦不同。有的医家发现，制何首乌凡入诸药之中，曾经铁器者，沾其气味，绝无功效。还有学者发现，乌须之药，必须绝欲断酒。

一些研究何首乌的学者，对其相应问题做了深入研究，得出了很多结论，非常值得临床应用何首乌治疗肝癌时参考。制何首乌善补肝肾、益精血，肝癌晚期患者均肝肾亏虚，补肝肾是其治疗的根本，也是患者维持生命之必需。生何首乌有解毒、润肠通便之效，肝癌患者日久必耗损气血，故出现血虚肠燥而便秘，因此解毒、润肠通便成为必然。由此可见，无论生何首乌还是制何首乌都可运用于肝癌的治疗中。

现代药理学研究发现，何首乌具有促进造血功能，增强免疫功能，降血脂、抗动脉粥样硬化及延缓衰老作用，保肝作用，抗菌、抗心肌缺氧作用等。何首乌主要通过增强依赖胸腺的 T 细胞功能而促进免疫功能。实验表明何首乌在体外能抑制由二磷酸腺苷（ADP）所致的大鼠肝微粒脂质过氧化，从而抑制对肝细胞的破坏。同时对小鼠黑色素瘤有抑制作用，50 g/kg 抑制率为 76%，尚能抑制癌细胞的酵解。近年有临床报道何首乌在治疗肺癌、直肠癌、白血病等方面都有一定疗效。

5. 用法与用量

何首乌主要以煎汤剂服用，生何首乌为 3 ~ 6 g，制何首乌为 6 ~ 12 g。还可切成何首乌片，食用方法：每次用适量首乌片开水冲泡后饮服。亦可在煲汤时，加入 4 片左右，可除油腻，使汤的口味更佳。治疗白发：制何首乌、熟地黄各 30 g，当归 15 g，浸于 1 000 mL 的粮食酒中，10 ~ 15 天开始饮用，每天 15 ~ 30 mL，连续饮至见效。

生何首乌用于解毒、消痈、润肠通便。大便溏泄及有湿痰者慎服。忌猪、羊肉及血、萝卜、无鳞鱼、葱蒜、铁器。

6. 相关方剂

以何首乌为主药组成的方剂功效很多，如滋养精血、固肾乌须、截疟解毒、润肠通便等。历代方剂不多，著名的抗衰老方剂首乌汤出自《杂病源流犀烛》、七宝美髯丹出自《医方集解》引邵应节、首乌散出自《揣摩有得集》等。

（四）龙眼肉

1. 性味与归经

味甘，性温；归心、脾经。

2. 典籍药效记载

《神农本草经》："治五脏邪气安志厌食，久服强魂魄，聪察。"《得配本草》："益脾胃，葆心血，润五脏，治怔忡。"《药品化义》："大补阴血，凡上部失血之后，入归脾汤同莲肉、芡实以补脾阴，使脾旺统血归经。如神思劳倦，心经血少，以此助生地、麦冬补养心血。又筋骨过劳，肝脏空虚，以此佐熟地、当归，滋培肝血。"

3. 功效与主治

功效：补益心脾，养血安神。

主治：气血不足，心悸怔忡，健忘失眠，血虚萎黄，妇女产后，体虚乏力，贫血等。

4. 主要成分

龙眼富含碳水化合物、蛋白质、多种氨基酸、B 族维生素、维生素 C、钙、磷、铁、酒石酸、腺嘌呤等。

5. 药效综述

龙眼肉早在汉朝时期就已作药用，至今仍然是一味补血安神的良药，临床用药十分广泛。

一些研究龙眼肉的学者发现，龙眼肉虽然是一味补益心脾、养血安神的良药，但其性温，脾胃有痰火及湿滞停饮、消化不良、恶心呕吐者应忌服。孕妇，尤其妊娠早期，也不宜服用龙眼肉，以防胎动及早产等。此外，因其葡萄糖含量较高，故糖尿病患者不宜多服。有学者还发现进食未熟透的龙眼，容易引起哮喘病，故进食时要注意龙眼肉的成熟度。

现在国外在研究龙眼时发现其含有一种活性成分，有抗衰老的作用，这与我国最早的药学专著《神农本草经》中所言龙眼有"轻身不老"之说相吻合，故有人认为龙眼是具有较好开发潜质的抗衰老食品。此外，龙眼肉还可以提高机体的适应性，增加网状内皮系统的活性，有一定的抗癌、抑菌活性，能增加冠脉血流量、降血脂，有补血及镇静作用。据报道，龙眼能抑制癌细胞的生长，抑制埃利希氏腹水癌细胞 DNA、RNA 和蛋白质的合成，诱发埃利希氏腹水癌细胞环磷酸腺苷（CAMP）的增多。

6. 用法与用量

龙眼肉既是名贵药材，又是滋补食品。它除了可以直接嚼服、水煎服用外，也可以制成果羹、浸酒，还可以与白砂糖共同熬成膏剂服用，所以其用法十分丰富。煎汤，9 ~ 15 g；熬膏、浸酒或入丸、散剂则根据患者具体体质及病况而具体应用。

7. 相关方剂

以龙眼肉为主药组成的方剂功效很多，如开胃益脾、补虚益智、养血安神等。历代方剂有限，如归脾汤出自《校注妇人良方》卷二十四、玉灵膏出自《随息居饮食谱》等。

四、活血化瘀类

（一）赤芍

1. 性味与归经

味苦，性微寒；归肝经。

2. 典籍药效记载

《神农本草经》："治邪气腹痛，除血痹，破坚积寒热疝瘕，止痛，利小便，益气。"《滇南本草》："泄脾火，降气，行血，破瘀血，散血块，止腹痛，散血热攻痈疮。"《本草备要》："赤芍主治略同（白芍），尤能泻肝火，散恶血，治腹痛坚积，血痹疝瘕，经闭肠风，痈肿目赤……能行血中之滞。"

3. 功效与主治

功效：清热凉血，散瘀止痛。

主治：温毒发斑，吐血衄血，目赤肿痛，肝郁胁痛，经闭痛经，血痢，肠风下血，癥瘕腹痛，跌扑损伤，痈肿疮疡等。

4. 主要成分

赤芍中含芍药苷、芍药内酯苷、羟基芍药苷、苯甲酰羟基芍药苷、芍药新苷、胡萝卜苷，亦含有赤芍精及没食子酸葡萄糖，并能分离出苯甲酸，尚含挥发油、脂肪油、树脂、糖、淀粉、黏液质、蛋白质等。

5. 药效综述

赤芍为芍药的一种。芍药始载于《神农本草经》，列为中品，陶弘景始分赤、白两种。其药用十分悠久，是一味常用药。关于赤芍的用法，历代医家为我们留下了宝贵的临床用药资料。

研究赤芍的学者，对其进行了深入研究，得出了不同的结论，非常值得我们在临床应用赤芍治疗肝癌时参考。一些学者认为赤芍入肝经，善走血分，能清肝火，除血热，有凉血、止血、散瘀消斑之功效。近年来有应用"清热地黄汤"或"血府逐瘀汤"治疗肝癌的报道。

现代药理学研究表明，赤芍有效成分的同系物赤芍 801 对肿瘤的局部生长有一定程度的抑制作用。赤芍 801 与抗癌药环磷酰胺合用时有增效减毒作用。3.3 mg/mL，1.67 mg/mL 和 0.7 mg/mL 的赤芍注射液，均对体外培养肝细胞的 DNA 合成有明显促进作用，对肝细胞再生和肝功能恢复有良好影响。赤芍成分没食子酸的衍生物没食子酸丙酯具有清除氧自由基的能力，能明显抑制硫酸亚铁和维生素 C 等诱导的线粒体肿胀和脂质过氧化反应，可保护线粒体结构和功能的正常。赤芍还具有抗血栓形成，抗血小板聚集，降血脂，抗动脉硬化，镇静、抗炎、镇痛、解热等作用。

6. 用法与用量

赤芍作为常用中药主要以煎汤剂服用，也可碾成细粉末入丸或散服用。一般常用剂量，煮服者用6～12g；在治疗肝癌患者时，可根据患者体质状况而酌情加减剂量，具体视患者对该药的敏感度而定。另外，还得结合其他具体情况而定。不宜与藜芦同用。血寒经闭者不宜用。

7. 相关方剂

以赤芍为主药组成的方剂功效很多，如泄热行血，行气导滞，活血通络，凉血散血，清热凉血，散瘀止痛，消肿等。历代方剂十分丰富，再造散出自《伤寒六书》卷三、阑尾清化汤出自《新急腹症学》、复方大柴胡汤出自《中西医结合治疗急腹症》（天津南开医院）、清热地黄汤出自《备急千金要方》卷十二及《三因极一病证方论》卷八、清瘟败毒饮出自《疫疹一得》卷下、仙方活命饮出自《校注妇人良方》卷二十四、血府逐瘀汤出自《医林改错》卷上、通窍活血汤出自《医林改错》卷上、膈下逐瘀汤出自《医林改错》卷上、少腹逐瘀汤出自《医林改错》卷下、补阳还五汤出自《医林改错》卷下、五淋散出自《太平惠民和剂局方》卷六等。

（二）桃仁

1. 性味与归经

味苦、甘，性平；归心、肝、大肠经。

2. 典籍药效记载

《用药心法》："桃仁，苦以泄滞血，甘以生新血，故凝血须用。又去血中之热。"《本草纲目》："桃仁行血，宜连皮尖生用；润燥活血，宜汤浸去皮尖炒黄用，或麦麸同炒，或烧存性，各随本方。"《神农本草经疏》："夫血者，阴也，有形者也，周流乎一身者也，一有凝滞则为癥瘕，瘀血血闭，或妇人月水不通，或击扑伤损积血，及心下宿血坚痛，皆从足厥阴受病，以其为藏血之脏也。苦能泄滞，辛能散结，甘温通行而缓肝，故主如上等证也。心下宿血去则气自下，欬逆自止……味苦而辛，故又能杀小虫也……桃仁性善破血……散而不收，泻而无补，过用之及用之不得其当，能使血下不止，损伤真阴。"

3. 功效与主治

功效：活血祛瘀，润肠通便，止咳平喘。

主治：经闭、痛经，产后瘀滞腹痛，癥瘕痞块，跌扑损伤，血脉闭塞紫肿疼痛，肺痈，肠痈，肠燥便秘，咳嗽气喘等。

4. 主要成分

桃仁含苦杏仁苷、苦杏仁酶、挥发油、脂肪油，油中主要含油酸甘油酯和少量亚油酸甘油酯等。

5. 药效综述

桃仁，始载于《神农本草经》，为血瘀血闭之专药，因其主攻瘀血而为肝药，兼疏肤腠之瘀。故临床用药非常丰富，唯其为肝药，故桃核承气汤、抵当汤、抵当丸治在少腹，鳖甲煎丸治在胁下，大黄牡丹汤治在大肠，桂枝茯苓丸治在癥瘕，下瘀血汤治在脐下。唯其兼疏肤腠之瘀，故大黄蛰虫丸治肌肤甲错，《备急千金要方》中记载苇茎汤治胸中甲错，医家王海藏以桂枝红花汤加海蛤、桃仁治妇人血结胸等。

一些研究桃仁的学者，对其做了深入的研究，非常值得我们在临床治疗肝癌时参考，宋金时期著名的医学家认为，肝者血之源，血聚则肝气燥，肝苦急，急食甘以缓之。桃仁之甘以缓肝散血，故张仲景抵当汤用之，以治伤寒八九日，内有蓄血，发热如狂，小腹满痛，小便自利者。又有当汗失汗，热毒深入，吐血及血结胸，烦躁谵语者，亦以此汤主之。可与蛇虫、水蛭、大黄同用。

现代药理学研究发现，桃仁提取物能改善动物的肝脏表面微循环，并促进胆汁分泌。桃仁可使小鼠的出血及凝血时间明显延长，煎剂对体外血栓有抑制作用，水煎液有纤维促进作用。桃仁中的苦杏仁苷有镇咳平喘及抗肝纤维化的作用。有研究报告指出，苦杏仁苷的水解产物氢氰酸和苯甲醛对癌细胞有协同破坏作用，苦杏仁苷能帮助体内的胰蛋白酶消化癌细胞的透明样黏蛋白被膜，使白细胞能够接近癌细胞，以致吞噬癌细胞，其水解产物氢氰酸及苯甲醛的进一步代谢产物，分别对改善患者的贫血及缓和肿瘤患者的疼痛亦有一定的作用。桃仁中含45%的脂肪油可润滑肠道，利于排便。桃仁能促进初产妇子宫收缩及减少出血。桃仁水煎剂及提取物有镇痛、抗炎、抗菌、抗过敏等作用。

6. 用法与用量

桃仁主要以煎汤剂服用，也可碾成细粉末入丸或散服用。一般常用剂量，煮服者用5～10g；入汤剂宜包煎。外用：捣敷。桃仁营养丰富，富含亚硝酸甘油酯，还有强肾补脑的功效，可制食品，常食可使人长寿，但是桃仁含有挥发油和大量的脂肪油，泻多补少，不能一次性大量服用，桃仁吃多了，还可导致中毒，早期有恶心、呕吐、头疼、头晕、视物模糊、心跳加速等现象，严重者可导致心跳停止。孕妇、血燥虚者、便溏者慎用。桃仁行血，宜连皮尖生用；润燥活血，宜汤浸去皮尖，炒黄用。

7. 相关方剂

以桃仁为主药组成的方剂功效很多，如破血行瘀、润燥滑肠、止咳平喘、逐瘀行滞等。历代方剂十分丰富，阑尾化瘀汤出自《新急腹症学》、阑尾清化汤出自《新急腹症学》、桃核承气汤出自《伤寒论》、五仁丸出自《世医得效方》卷六、抵当汤出自《伤寒论》、桃仁四物汤出自《医宗金鉴》卷十五、橘核丸出自《济生方》卷三、血府逐瘀汤出自《医林改错》卷上、通窍活血汤出自《医林改错》卷上、身痛逐瘀汤出自《医林改错》卷下、补阳还五汤出自《医林改错》卷下、复元活血汤出自《医学发明》卷三、生化汤出自《景岳全书》卷六十一、抵当丸出自《伤寒论》、鳖甲煎丸出自《金匮要略》、大黄牡丹汤出自《金匮要略》、桂枝茯苓丸出自《金匮要略》、下瘀血汤出自《金匮要略》方、苇茎汤出自《备急千金要方》卷十七等。

（三）三棱

1. 性味与归经

味辛、苦，性平；归肝、脾经。

2. 典籍药效记载

《本草纲目》："三棱能破气散结，故能治诸病，其功可近于香附而力峻，故难久服。"《日华子诸家本草》："治妇人血脉不调，心腹痛，落胎，消恶血，补劳，通月经，治气胀，消扑损瘀血，产后腹痛，血晕并宿血不下。"《医学启源》："主心膈痛，饮食不消，破气。"

3. 功效与主治

功效：破血行气，消积止痛。

主治：气血结积、瘀血瘀滞的卵巢癌、宫颈癌，气滞血瘀、热毒蕴结的肝癌，血瘀气滞，腹部结块，肝脾肿大，经闭腹痛，食积胀痛等。

4. 药效综述

三棱药用始于《本草纲目拾遗》，用药历史悠久，但因为一些典籍明确记载该药药性峻猛，能伤正气，非体虚者所宜，故真气虚者勿用。后世很多医家多畏其峻猛，多较慎用。

一些研究三棱的学者，对其做了深入的研究，得出了不同的结论，非常值得我们在临床治疗肝癌时借鉴。有的学者认为三棱是能破血中之气、肝经血分药，从血药则治血，从气药则治气。老癖癥瘕、积聚结块，无不由血瘀、气结、食停所致，苦能泄而辛能散，甘能和而入脾，血属阴而有形，所以三棱能治一切凝结停滞有形之坚积。积聚癥瘕，必由元气不足，不能运化流行致之，欲其消也，必借脾胃气旺，能渐渐消磨开散，以收平复之功，如只一味专用克消，则脾胃之气愈弱，后天之气益亏，将见故者不去，新者复至矣，故凡用以消导，必资人参、芍药、地黄之力，而后可以无弊。有的学者认为三棱麸炒可缓和药性，可用于体质虚弱患者，且醋制入肝经走血分，可增强三棱破血祛瘀、痛经止痛、消积止痛的作用。如治积聚气块长年不消的三棱丸（《卫生宝鉴》），治瘀滞、经闭、腹痛的三棱煎丸（《济生方》），治痞结成块及小儿食积的磨积散。

现代药理学研究认为三棱对肿瘤细胞有抑制作用且有较强的镇痛作用。有报道用小鼠做三棱的活血实验，结果表明三棱水煎剂给药（每只相当生药 10 g）有抑制血小板聚集、延长血栓形成时间、缩短血栓长度和减轻重量的作用，还有延长凝血酶原时间及部分凝血致活酶的趋势，可降低全血黏度。

6. 用法与用量

三棱主要以煎汤剂服用，也可碾成细粉末入丸或散服用。一般常用剂量，煮服者用 5 ～ 10 g，蒙药多入丸散剂。在治疗肝癌时常与莪术一起使用，剂量可根据患者的体质状态及临床症状而定，最大量可达 20 g，但用药不能太久，需根据患者舌苔脉象随时加减。另外，用三棱时，也要考虑季节变化及地域的不同。现代有学者把三棱制成复方注射剂，每次 20 ～ 100 mL，每日 1 次，静脉注射或注入 5% 葡萄糖溶液 500 mL 静滴。

三棱以破血祛瘀之功较强，药性峻猛，能伤正气，非体虚者所宜，体虚无瘀滞及瘀证出血者不宜应用，孕妇及月经过多者禁用。

7. 相关方剂

以三棱为主药组成的方剂功效很多，如破血，行气，消积止痛等。历代方剂不多，如三棱丸出自《证治准绳》集七、三棱消积丸出自《脾胃论》卷下、三棱散出自《仁斋直指方论》卷十三等。

第二节 历代医家类肝癌用方

一、腹胀方药

（一）概述

腹胀是中医中一个常见的症状，其主要是消化系统疾病出现的症状。肝癌在病变的过程中，腹胀也是常见的症状之一。以下整理部分医学典籍和医家在治疗腹胀这方面常用的经验方，为我们在肝癌治疗中加以参考。

（二）方药

1. 保和丸（《丹溪心法》）

方剂组成：山楂18g，神曲6g，半夏9g，茯苓9g，陈皮3g，莱菔子3g，连翘3g。

加减变化：腹胀食滞较重者，可酌加枳实、槟榔以增加其导滞之力；大便秘结者，可加大黄以泻下通便；兼脾虚者，加白术以健脾。

服用方法：上为末，炊饼丸如梧桐子大，每服9g，食远白汤下。本方也可参考原方作为汤剂服用，剂量根据个人情况酌定。

功效主治：消食化滞，理气和胃。

2. 二陈汤（《太平惠民和剂局方》）

方剂组成：半夏15g，橘红15g，茯苓9g，甘草4.5g。

加减变化：治湿痰，可加苍术、厚朴以增燥湿化痰之力；治热痰，可加胆南星、瓜蒌以清热化痰；治寒痰，可加干姜、细辛以温化寒痰。

服用方法：每服12g，用水一盏，生姜7片，乌梅1个，同煎六分，去滓热服。本方也可参考原方作为汤剂服用，剂量根据个人情况酌定。

功效主治：燥湿化痰，理气和中。

3. 越鞠丸（《丹溪心法》）

方剂组成：香附 9 g，川芎 9 g，苍术 9 g，神曲 9 g，栀子 9 g。

加减变化：气郁偏重者，可重用香附，酌加木香、枳壳、厚朴以增强其行气解郁之功；血郁偏重者，重用川芎，酌加桃仁、赤芍增其活血祛瘀之力；湿郁偏重者，重用苍术，酌加茯苓、泽泻以利湿；食郁偏重者，重用神曲，酌加麦芽、山楂以消食；火郁偏重者，重用栀子，酌加黄芩、黄连以清热泻火；痰郁偏重者，加瓜蒌、半夏以化痰。

服用方法：上为末，水泛为丸如绿豆大，每服 6 ~ 9 g。本方也可参考原方作为汤剂服用，剂量根据个人情况酌定。

功效主治：行气解郁。

二、黄疸方药

（一）概述

对于黄疸的中医治疗，中医学认为黄疸的发生均与"湿"有关。《金匮要略》："黄家所得，从湿得之。"并根据湿的来源，分为"湿从热化"和"湿从寒化"。在肝癌等消化道恶性肿瘤的发生、发展过程中，经常会出现黄疸等症状。有些患者可能以黄疸为首发症状。黄疸不断加深意味着病情加重或恶化，严重影响患者的生存质量及生存期。故控制黄疸症状在肝癌的治疗中占有重要地位。下面归纳部分历代医家在治疗黄疸方面常用的经验方。

（二）方药

1. 茵陈蒿汤（《伤寒论》）

方剂组成：茵陈 18 g，栀子 12 g，大黄 6 g。

加减变化：湿多者，加茯苓、泽泻、猪苓以利水渗湿；热多者，加黄柏、龙胆草清热祛湿。

服用方法：上三味，以水一斗二升（1 斗约 2000 mL，1 升约 200 mL），先煮茵陈，减六升，内二味，煮取三升，去滓，分三服。本方也可参考原方作为汤剂服用，剂量根据个人酌定。

功效主治：清热利湿退黄。

2. 茵陈五苓散（《金匮要略》）

方剂组成：茵陈 4 g，白术 9 g，茯苓 9 g，猪苓 9 g，桂枝 6 g，泽泻 15 g。

加减变化：热重者，加黄柏、龙胆草以清热祛湿。

服用方法：上药和，先食饮方寸匕（6 g），日三服。

功效主治：利湿退黄。

3. 大柴胡汤（《金匮要略》）

方剂组成：柴胡 24 g，黄芩 9 g，芍药 9 g，半夏 9 g，生姜 15 g，大黄 6 g，枳实 9 g，大枣 4 枚。

服用方法：上八味，以水一斗二升，煮取六升，去滓，再煎，温服一升，日三服。

功效主治：和解少阳，内泻热结。主治少阳阳明合病。

三、胁痛方药

（一）概述

胁痛是肝胆疾病发展到一定程度出现的症状，往往因情志抑郁不舒，郁则伤肝，劳则伤脾，形成肝郁脾虚、气滞血瘀的病理改变。早在《内经》就有记载，并明确指出胁痛的发生主要是肝胆的病变。以下整理部分方药以供临床应用参考。

（二）方药

1. 柴胡疏肝散（《景岳全书》）

方剂组成：柴胡 6 g，陈皮 6 g，川芎、枳壳、芍药各 5 g，香附 4.5 g，甘草 3 g。

加减变化：肝郁化火者，酌加栀子、川楝子以清热泻火；噫气不止者，加旋覆花、降香、紫苏；痛甚者，酌加当归、郁金、乌药以增强其行气活血之力。

服用方法：水一盅半，煎八分，食前服。本方也可参考原方作为汤剂服用，剂量根据个人酌定。

功效主治：疏肝解郁，行气止痛。

2. 膈下逐瘀汤（《医林改错》）

方剂组成：五灵脂 6 g（炒），当归 9 g，川芎 6 g，桃仁 9 g（研泥），牡丹皮 6 g，赤芍 6 g，乌药 6 g，延胡索 3 g，甘草 9 g，香附 4.5 g，红花 9 g，枳壳 4.5 g。

服用方法：水煎服。病轻者少服，病重者多服，病去药止。

功效主治：活血祛瘀，行气止痛。

3. 一贯煎（《续名医类案》）

方剂组成：生地黄 18 g，北沙参、麦冬、枸杞子、当归各 9 g，川楝子 6 g。

加减变化：大便秘结者，加瓜蒌子；有虚汗或汗多者，加地骨皮；痰多者，加贝母。

服用方法：水煎服。

功效主治：滋阴疏肝。

4. 黄芪建中汤（《金匮要略》）

方剂组成：饴糖 30 g，桂枝 9 g，芍药 18 g，生姜 9 g，大枣 4 枚，黄芪 5 g，炙甘草 6 g。

服用方法：水煎分三次温服。

功效主治：温中补气，和里缓急。

四、呕血方药

（一）概述

早在《内经》即对血的生理及病理有较深入的认识。有关篇章对血溢、血泄、衄血、咯血、呕血、溺血、溲血、便血等病症做了记载，并对引起出血的原因及部分血证的预后有所论述。血证涉及多个脏腑组织而临床又极为常见的病证。《先醒斋医学广笔记》提出了著名的治疗吐血的三要法，即行血、补肝、降气。《金匮要略》最早记载了泻心汤、柏叶汤、黄土汤等治疗呕血、便血的方剂，并沿用至今。以下列举一些医学典籍中治疗呕血的经验方。

（二）方药

1. 泻心汤（《金匮要略》）

方剂组成：大黄 6 g、黄连、黄芩各 3 g。

服用方法：上药三味，以水三升，煮取一升而成，顿服之。

功效主治：泻火解毒，燥湿泄痞。

2. 龙胆泻肝汤（《医方集解》）

方剂组成：龙胆草6g、黄芩9g、柴胡6g，栀子9g、木通6g，车前子9g、泽泻12g，当归3g，生地黄9g，甘草6g。

加减变化：肝胆实火较盛者，去木通、车前子，加黄连以助泻火之力；湿盛热轻者，可去黄芩、生地黄，加薏苡仁、滑石以增利湿之功。

服用方法：水煎服。

功效主治：清泻肝胆实火，清利肝经湿热。

3. 归脾汤（《济生方》）

方剂组成：白术18g，当归3g，茯神18g，黄芪（炒）18g，龙眼肉18g，远志3g，酸枣仁（炒）12g，木香9g，甘草（炙）6g，人参9g。

加减变化：偏热者，加棕榈炭、生地黄炭、阿胶炭以清热止血。

服用方法：加生姜5片，大枣1枚，水煎服。

功效主治：益气补血，健脾养心。

若出血过多，导致气随血脱，表现面色苍白、四肢厥冷、汗出、脉微等症者，当益气固脱，可用独参汤等积极救治。

第三节　原发性肝癌的中医治疗

一、治疗概述

原发性肝癌是我国最常见的恶性肿瘤之一，具有发现晚、发展快、治疗难、预后差等特点，被称为"癌中之王"。由于其早期症状隐匿，多数患者就诊时已属中晚期，能手术切除者甚少，即使手术切除，术后5年复发率仍高达60%，小肝癌复发率也高为40%～50%。许多患者或为弥漫型肝癌，或伴有腹水，或伴肾功能不全，难以接受手术、肝动脉栓塞化疗、冷冻等治疗，中医药疗法成为主要的治疗方法。肝癌发展较快，株连脏腑，尤其是脾胃，损伤正气形成正不抗邪之势，尽管全力治疗，辨证施治，其结果往往是带病延年者多，治愈者鲜见。在当前仍有必要深入探讨中医药治疗肝癌的规律。

二、辨证论治

（一）气虚肝郁，痰凝肝络

1. 证候

神疲乏力，气短，纳呆，右胁下肿块，面目虚浮，脘腹胀痛，泛恶，便溏，舌淡，苔白厚腻，脉细滑或沉滑。

2. 诊断依据

B超、CT或MRI等影像学检查及肿瘤标志物检查提示肝部肿瘤，进一步病理学检查确诊为肝癌。症见神疲乏力，气短，纳呆，右胁下肿块，面目虚浮，脘腹胀痛，泛恶，便溏，舌淡，苔白厚腻，脉细滑或沉滑。此属肝癌气虚痰凝型。

3. 病因病机分析

本病系脾气亏虚，不能正常运化，水液代谢失常，水谷精微聚而成痰，痰毒搏结于右胁下，而成癥积。气虚不能荣养周身，兼之痰浊困滞，故见神疲乏力；脾气虚，运化失常，故见纳呆；气虚津停，而成痰。舌淡，苔白厚腻，脉细滑或沉滑均为气虚痰凝之象。

4. 治则治法

治疗以标本兼治为则，治法以健脾益气、化痰散结为主。

5. 治疗方案

（1）中草药应用

方药运用：六君子汤加减。

方药组成：半夏15 g，陈皮10 g，党参15 g，茯苓15 g，白术10 g，苍术10 g，甘草6 g，厚朴10 g，浙贝母15 g，海螵蛸20 g，海藻10 g，昆布10 g，炒山楂15 g，炒麦芽15 g，六神曲15 g。

据症状加减：如有胁肋胀痛甚者，可加柴胡、郁金、三棱、莪术、桃仁；胁肋刺痛者，加乳香、没药、延胡索；肿块坚硬者，可用大黄蛰虫丸；纳差者，加鸡内金、焦山楂；若见大便时溏时秘，苔白厚者，腹胀难忍者，可加大腹皮、车前子、牡蛎、柴胡等药；脘痞腹胀明显者，加厚朴、炒枳实、乌药、香附等。

方解：本证为肝癌初起，未见黄疸、腹水等并发症，临床表现仅有纳差、腹胀，可触及胁下肿块，或不能触及肿块，但影像学检查提示有肝区肿块，六君子汤是健脾化痰的经典方。

方中陈皮、半夏化痰散结；党参、茯苓、白术健脾益气；甘草缓中。气虚甚者可加黄芪补气，使气机调达，痰浊自化。加以浙贝母、海螵蛸化痰散结，海藻、昆布化痰软坚散结。

（2）中成药应用

螺旋藻胶囊：①规格，每粒装 0.35 g。②成分，螺旋藻。③功效，益气养血、化痰降浊。可用于气血亏虚，痰浊内蕴，面色萎黄，头晕头昏，四肢倦怠，食欲缺乏，病后体虚，贫血，营养不良的辅助治疗。④用法，每次 2 ~ 4 粒，每日 3 次，开水冲服。

通关藤片（消癌平片）：①规格，每片重 0.32 g。②成分，乌骨藤提取物。③功效，抗癌、止痛。用于肝癌及其他各种消化系统、呼吸系统、妇科肿瘤。该药能控制肿瘤的扩散和转移，以及改善肿瘤引起的疼痛等症状。④用法，每次服用 8 ~ 10 片，每日服 3 次，饭后半小时温开水服下。

（3）中药注射剂应用

参芪扶正注射液：①规格，250 毫升 / 瓶。②成分，党参、黄芪。③功效，益气扶正，能提高气虚患者的免疫功能、改善气虚症状及生存质量。④用法，静脉滴注，一次 250 mL，每日 1 次，3 周为一个疗程。

得力生注射液：①规格，10 毫升 / 支。②成分，红参、黄芪、蟾酥、斑蝥。③功效，益气扶正、消癥散结。用于中晚期原发性肝癌气虚瘀滞证，症见右胁腹积块，疼痛不移，腹胀食少，倦怠乏力等。④用法，静脉滴注，30 毫升 / 次，每日 1 次，3 周为一个疗程。介入治疗，经股动脉插管造影证实进入肝动脉，缓慢推入，100 毫升 / 次，每 4 ~ 6 周 1 次，共 2 次。

（4）其他中医治法应用

穴位治疗：取肝俞、脾俞、鸠尾、足三里、气海、丰隆等穴位，用毫针刺法或穴位敷贴，左右隔日交替敷贴，有益气、健脾、化痰的作用。对腹胀明显者，加内关、阴陵泉，毫针刺者针尖循经方向，快速强刺激，留针 30 ~ 60 min。

中药外敷：用干蟾皮、牡丹皮、槟榔、芫花、木通、透骨草、大黄等研末，加辅料调成药膏，敷于患处。

（5）食疗

食物类别的选择：患者宜食清淡、营养丰富的食物，忌食煎炒燥热、辛辣刺激之物。宜多食用新鲜水果、新鲜蔬菜等。

参考食疗方：①海带。先将海带用清水浸泡，使之发好，洗净，切成丝，可加猪肉片适量。先在锅内放入食用油 40 mL，烧开后放入肉、海带炒，再加放汤与调料，炖熟即可食用。②紫菜。准备紫菜 5 ~ 10 g，小虾皮 5 g，葱花少许，醋、酱油适量。将紫菜撕成小片，与小虾皮、葱花一起放到容器中，冲入适量开水，再加入适量醋、酱油，即可食用。

6. 临证备要

肝癌患者多有乙肝、肝硬化病史，目前随着 B 超在各级医院的普及以及患者健康意识的增强，肝癌得以早期发现。肝癌早期与气虚痰凝或轻度气滞有关，早期病理上的关键是脾虚，晚期可出现肝脾肾等脏腑虚损。脾病可影响于肝，脾气不足，血无生化之源，或脾不统血，失血过多，可累及于肝，形成肝血不足。脾失健运，水湿内停，日久生痰。反之，肝病也可影响于脾，肝失疏泄，影响脾胃运化和升降，形成肝胃不和或肝脾失调的证候。在肝癌的早期宜以疏肝健脾，化痰散结为主。此外，"血瘀"的病理因素贯穿于肝癌疾病的始终，早期肝癌患者也可见肝区刺痛、舌下脉络迂曲、面色黑、蜘蛛痣等血瘀征象，在疏肝健脾的时候，如见到血瘀之象，要酌情加用郁金、三棱、莪术、乳香、没药等活血化瘀之品。

（二）气滞血瘀，肝脾不调

1. 证候

上腹或右上腹部癥块，胀满疼痛，压之痛甚，固定不移，或痛不明显，胸闷叹息，纳呆食少，大便溏泄，疲倦乏力，面色萎黄或苍白或晦暗，形体消瘦，精神萎靡，或腹部膨隆，青筋暴露，全身浮肿，不思饮食，大便秘结。舌质紫暗或有瘀斑瘀点，苔薄白或薄黄腻，脉弦涩。

2. 诊断依据

以胁下癥块疼痛、纳呆、乏力、胸闷叹息为主症，B 超、CT 或 MRI 等影像学检查提示肝部肿瘤，结合肿瘤标志物检查或病理学检查确诊为肝癌。症见上腹或右上腹部癥块，胀满疼痛，压之痛甚，固定不移，或痛不明显，胸闷叹息，纳呆食少，大便溏泄，疲倦乏力，面色萎黄或苍白或晦暗，形体消瘦，精神萎靡，或腹部膨隆，青筋暴露，全身浮肿，不思饮食，大便秘结。舌质紫暗或有瘀斑瘀点，苔薄白或薄黄腻，脉弦涩。此属肝癌肝郁血瘀型。

3. 病因病机分析

情志内伤，肝郁气滞日久，致血行不畅，血瘀阻于络脉，日久渐成积块停于胁下；肝郁气滞，脾胃气机升降失畅，故可见胸闷叹息，脘腹胀满疼痛；脾胃气弱，运化受纳乏力，清阳不得上升荣清窍，不得布于四肢，故见精神萎靡，面色不华，疲倦乏力；清阳不升，浊阴不降，受纳腐熟失常，故见纳呆食少，大便溏泄；肝气郁结日久或湿毒、瘀血之邪结于胁下，络道滞塞，故胁下癥积日渐增大，胁腹刺痛固着不移；瘀阻气滞，脾胃升降失常，则脘腹作胀，不思饮食；瘀阻气滞，水液不行，气血水互相搏结可致臌胀，全身浮肿；中焦气机不畅，肠腑传化失司，糟粕内停可致大便秘结不畅；舌质紫暗，边有瘀斑瘀点，脉弦涩为肝郁血瘀之征。

4. 治则治法

扶正祛邪，治法以疏肝健脾，理气祛瘀。

5. 治疗方案

（1）中草药应用

方药运用：柴芍六君子汤合膈下逐瘀汤加减。

方药组成：柴胡15 g，白芍15 g，党参15 g，白术10 g，茯苓20 g，陈皮10 g，制半夏10 g，五灵脂6 g，桃仁10 g，红花10 g，当归10 g，川芎10 g，赤芍10 g，甘草6 g，延胡索10 g，炒山楂10 g，炒麦芽20 g，六神曲10 g。

据症状加减：胁痛甚者，加乳香、没药、加重当归、白芍；腹胀重者，加枳实、大腹皮；便溏甚者，加肉豆蔻、草果；浮肿明显者，加茯苓、泽兰、葶苈子；黄疸者，加茵陈、车前子；胁痛甚者，重用延胡索，并加大莪术的用量，并加用蟾酥膏外贴。本证可加半枝莲、白花蛇舌草、重楼、青黛、夏枯草清热解毒。

方解：柴胡理气疏肝；白芍柔肝止痛；党参、白术益气健脾，和中祛湿；茯苓健脾祛湿；陈皮、半夏理气降逆化痰，行气导滞，配合柴胡，调达气机之郁滞，以收气行血行之功。五灵脂甘缓，苦泄温通，入肝经血分，功擅通利血脉，散瘀止痛；桃仁、红花活血祛瘀；当归、川芎、赤芍养血活血；延胡索活血止痛。

（2）中成药应用

槐耳颗粒：①规格，每袋装 20 g。②成分，槐耳清膏。③功效，扶正固本、活血消癥。适用于正气虚弱、瘀血阻滞、原发性肝癌不宜手术和化疗者辅助治疗用药，有改善肝区疼痛、腹胀、乏力等症状的作用。④用法，每次服用 20 g，每日服 3 次，饭后半小时温开水服下。

（3）中药注射剂应用

华蟾素注射液：①规格，10 mL/ 支。②成分，千蟾皮等。③功效，解毒、消肿、止痛。④用法，静脉滴注，每次 10 ~ 20 mL，每日 1 次，3 周为一个疗程。介入治疗，经股动脉插管造影证实进入肝动脉，缓慢推入，每次 100 mL，每 4 ~ 6 周 1 次，共 2 次。

艾迪注射液：①规格，10 mL/ 支。②成分，斑蝥、人参、黄芪、刺五加。③功效，清热解毒、消瘀散结。④用法，静脉滴注，一次 50 ~ 100 mL，以 0.9% 氯化钠或 5% ~ 10% 葡萄糖注射液 400 ~ 450 mL 稀释后使用，每日 1 次。30 天为一个疗程。

（4）其他中医治法应用

穴位治疗：取肝俞、脾俞、鸠尾、太溪、太冲、行间、血海等穴位，用毫针刺法或穴位敷贴，左右隔日交替敷贴，有疏肝理气、活血散瘀的作用。对胁痛明显者，加支沟、阳陵泉，毫针刺者针尖循经方向，快速强刺激，留针 30 ~ 60 min。

中药外敷：用干蟾皮、牡丹皮、槟榔、芫花、木通、透骨草、大黄等研末，加辅料调成药膏，敷于患处，起活血祛瘀止痛等作用。

（5）食疗

食物类别的选择：患者宜食清淡、营养丰富的食物，忌食煎炒燥热、辛辣刺激、油腻之物。

参考食疗方：①冰糖甲鱼。准备甲鱼 1 只（约 500 g），枸杞子 10 g、冰糖适量。甲鱼宰杀，去内脏后洗净，置枸杞子于甲鱼腹中，将甲鱼放入大碗，加入适量汤，上蒸笼旺火蒸半小时，甲鱼熟后出笼食用。具有活血化瘀、滋阴软坚的作用。②山楂片茶。干山楂片，以开水冲泡，适当加糖，代茶饮用。

（三）阴虚化热，湿邪内阻

1. 证候

胁下癥块坚硬，胁胀灼痛，身黄、目黄，或腹胀膨隆，或有发热，口苦口干，两目干涩，恶心纳差，便干溲赤，面色黯黑，形体消瘦，精神疲软，舌质红，边有瘀斑，苔黄腻，脉弦细数或弦涩。

2. 诊断依据

以胁下癥块，身目黄染，小便黄为主症，B超、CT或MRI等影像学检查提示肝部肿瘤，结合肿瘤标志物检查或病理学检查确诊为肝癌。症见胁下癥块坚硬，胁胀灼痛，身黄、目黄，或腹胀膨隆，或有发热，口苦口干，两目干涩，恶心纳差，便干溲赤，面色黯黑，形体消瘦，精神疲软，舌质红，边有瘀斑，苔黄腻，脉弦细数或弦涩。此属肝癌阴虚湿热型。

3. 病因病机分析

感受湿热、湿毒之邪，或脾胃湿浊，郁而化热，湿热内蕴成毒，或肝郁脾虚，湿遏热郁，湿热蕴积成毒，湿毒瘀阻胁下脉络，渐积成块，气血循行不畅而致胁下癥块质硬，按之痛，胁肋灼痛；湿热毒邪，熏灼肝胆，胁部灼痛；胆汁外溢，则身目俱黄；湿热阻滞，中焦气机不畅、胃失和降，故见恶心纳差，脘痞腹胀；瘀热灼伤津液，则可见身热、口苦口干、便结；湿热下注膀胱而见溲赤之症；舌质红，边有瘀斑，苔黄腻，脉弦细数或弦涩，为湿热蕴毒，瘀滞肝胆，损伤阴液之征。

4. 治则治法

以标本兼治为治疗原则，治法以养阴清热、利湿化瘀为主。

5. 治疗方案

（1）中草药应用

主方：茵陈蒿汤合清热地黄汤加减。

处方组成：茵陈15 g，栀子10 g，大黄10 g，水牛角15 g，赤芍15 g，生地黄10 g，牡丹皮10 g，鳖甲15 g，茯苓10 g，蒲公英30 g，苦参10 g，车前子15 g。

据症状加减：胁肋胀痛甚者，可加柴胡、郁金、三棱、莪术、桃仁；刺痛甚者，加乳香、没药、延胡索；肿块坚硬者，可用大黄䗪虫丸；舌红少津者，可加天冬、麦冬等；纳差者，加鸡内金、焦山楂；若见大便时溏时秘且苔白厚者，为湿热瘀滞兼脾虚，可减大黄、牡丹皮用量，加茯苓、薏苡仁、生黄芪、白术等；若腹胀，二便不利，腹胀难忍者，可加大腹皮、商陆、车前子、白茅根等。

方解：本证为肝脾瘀滞，湿热瘀毒互结所致，且出现湿热伤阴等证候。茵陈苦泄下降，专入肝胆之经，清热、除湿、退黄，并理肝胆瘀滞；栀子苦寒，泻火解毒，清热利湿；配苦寒通降之大黄，通泄瘀热，前后分消湿热之邪；予以水牛角清热解毒，凉血止血；赤芍清热凉血，活血散瘀；生地黄甘寒多液，擅入血分而能凉血解毒，滋养阴液；鳖甲软坚散结，滋阴清热；以蒲公英清热解毒利湿；茯苓利水渗湿健脾，牡丹皮凉血散瘀，配合栀子、大黄共解瘀滞于血分之热毒。

（2）中成药应用

贞芪扶正颗粒：①规格，每袋装 15 g。②成分，黄芪、女贞子等。③功效，提高人体免疫功能，保护骨髓和肾上腺皮质功能；用于各种疾病引起的虚损，促进正气的恢复。④用法：每次 15 g，每日 2 次，开水冲服。

槐耳颗粒：每次 20 g，每日 3 次，饭后半小时温开水服下。

（3）中药注射剂应用

康莱特注射液：①规格：10 毫升 / 支。②成分：薏苡仁油等。③功效：益气养阴，消癥散结。适用于不宜手术的气阴两虚、脾虚湿困型原发性肝癌，配合放、化疗有一定的增效作用，对中晚期肿瘤患者具有一定的抗恶病质和止痛作用。④用法：静脉滴注，每次 200 mL，每日 1 次，3 周为一个疗程。

参芪扶正注射液：每次 250 mL，每日 1 次，3 周为一个疗程。

（4）其他中医治法应用

穴位治疗：取肝俞、脾俞、鸠尾、太溪等穴位，用毫针刺法或穴位敷贴，左右隔日交替敷贴，有清热养阴的作用。对胁痛明显者，加支沟、阳陵泉；腹胀明显者，加足三里、上巨虚、下巨虚、太冲穴，毫针刺者针尖循经方向，快速强刺激，留针 30 ~ 60 min。

中药外敷：用干蟾皮、牡丹皮、槟榔、芫花、木通、透骨草、大黄等研末，加辅料调成药膏，敷于患处。

（5）食疗

食物类别的选择：患者宜食清淡、营养丰富的食物，忌食煎炒燥热、辛辣刺激、油腻之物。

参考食疗方：①猕猴桃羹。先将猕猴桃洗净，包入纱布内挤汁，每 100 mL 汁加白糖 100 g、水 250 mL，放入锅内煮开，再将去皮苹果、香蕉、菠萝丁各 150 g 倒入锅内汁中，再煮开，用水泡过的淀粉勾芡，出锅装盒，再加入已煮熟的银耳 25 g。②茵陈麦芽红枣汤。茵陈 15 g、麦芽 20 g、红枣 10 枚放入 300 mL 水中，入锅内炖半小时，分次服用。

（四）阴阳两虚，痰湿内蕴

1. 证候

胁肋隐痛，绵绵不休，消瘦，纳差，头晕目眩，腹大胀满，夜间尤甚，纳呆脘痞，神疲乏力，四肢浮肿，畏寒肢冷，腰酸腿软，尿少甚至无尿，面色晦暗，舌淡胖有齿痕，面光少津，脉沉细无力。或五心烦热，盗汗低热，身目黄染，小便黄。或腹胀如鼓，青筋暴露，面黑唇紫，呕血便血，皮下出血，舌红少苔，脉虚细而弱。

2. 诊断依据

以腹大胀满、胁肋隐痛、腰腿酸软、纳呆脘痞、四肢浮肿为主症，B超、CT或MRI等影像学检查、肿瘤标志物检查提示肝癌，如有病理学检查则诊断更为明确。症见胁肋隐痛，绵绵不休，消瘦，纳差，头晕目眩，腹大胀满，夜间尤甚，纳呆脘痞，神疲乏力，四肢浮肿，畏寒肢冷，腰酸腿软，尿少甚至无尿，面色晦暗，舌淡胖有齿痕，脉沉细无力。或五心烦热，盗汗低热，身目黄染，小便黄。或腹胀如鼓，青筋暴露，面黑唇紫，呕血便血，皮下出血，舌红少苔，脉虚细而弱。此属阴阳两虚型肝癌。

3. 病因病机分析

黄疸、胁痛、积聚迁延不愈，湿热或寒湿之邪阻滞中焦，气机升降失常，湿浊不化，土壅木郁，肝气亦不能条达，致使肝脾俱损，迁延日久，伤及于肾，肾失开合，水湿内停，气、血、水互结，而成臌胀。脾肾阳虚，不能行水，水湿内停，则腹大胀满，四肢浮肿。脾虚，不能运化水谷精微，则纳呆脘痞。阳气不能达于四肢，则畏寒肢冷。水为阴，夜亦属阴，故夜间水湿内停之症加重。舌淡胖有齿痕，脉沉细无力均为阳虚水湿泛滥之象。病久不愈，肝脾两伤，进而伤肾，以致水气停留不化，瘀血不行，故腹大坚满。甚则青筋暴露，气血亏耗，不能荣养肌肤，故形体消瘦，气血不能上荣，故面黑唇紫，阴津不能上承，故口燥，阴虚内热，则心烦、掌心热，阴虚火旺，血热妄行，故齿鼻出血。肾与膀胱气化不利，则小便短赤。肝阴亏虚，肝络失养，则胁肋隐痛。

4. 治则治法

治疗以扶正祛邪为治则。治疗上根据患者阴虚、阳虚偏重的不同而有所侧重，偏阳虚者，重温补脾肾，化气行水；偏阴虚者，重滋养肝肾，活血化瘀。

5. 治疗方案

（1）中草药应用

主方：治疗上根据患者阴虚、阳虚偏重的不同而有所侧重。偏阳虚者予以金匮肾气丸合附子理中汤合五苓散加减，偏阴虚者予以六味地黄汤合桃红四物汤加减。

处方组成：熟地黄20 g，山药20 g，山茱萸10 g，茯苓20 g，牡丹皮10 g，泽泻10 g，生山楂10 g，炒麦芽20 g，炒谷芽20 g。偏阳虚者加党参15 g、白术15 g、干姜6 g、制附子10 g、桂枝10 g；偏阴虚者加玄参10 g、麦冬15 g、石斛10 g、天花粉10 g。

据症状加减：腹胀者加大腹皮、陈皮、厚朴；腹水及四肢水肿明显者，加泽泻、猪苓、白茅根、滑石、甘草；尿短赤者，加用猪苓、白茅根、通草、车前子、泽泻；齿鼻出血者，加用犀角、牡丹皮、仙鹤草；神昏谵语者，加用紫雪丹、安宫牛黄丸；腹部青筋暴露，有肝掌、蜘蛛痣者，加用桃仁、红花、郁金、川芎、赤芍等活血化瘀之品；潮热骨蒸者加用生地黄、银柴胡，加大牡丹皮的用量。

方解：本证为肝癌晚期，正气严重亏虚，阴虚、阳虚并见，血瘀、水湿等实邪较重，本虚与标实并见。方中六味地黄汤是培本扶正的经典方。

方中山药、山茱萸肉、熟地滋补肝肾之阴，牡丹皮入血分，滋阴清热，党参、白术、干姜健脾益气温阳，附子补肾壮阳，茯苓、泽泻、利水渗湿，桂枝温阳化气。

（2）中成药应用

贞芪扶正颗粒：每次15 g，每日2次，开水冲服。

槐耳颗粒：每次20 g，每日3次，饭后半小时温开水服下。

（3）中药注射剂应用

华蟾素注射液：每次10 ~ 20 mL，每日1次，3周为一个疗程。

参芪扶正注射液：每次250 mL，每日1次，3周为一个疗程。

（4）其他中医治法应用

穴位治疗：取肝俞、脾俞、鸠尾、太溪、肾俞、命门等穴位，用毫针刺法或穴位敷贴，左右隔日交替敷贴，有补益阴阳的作用。

中药外敷：用干蟾皮、牡丹皮、槟榔、芫花、甘遂、木通、透骨草、大黄等研末，加辅料调成药膏，敷于患处。起利水止痛等作用，缓解患者局部症状。

（5）食疗

食物类别的选择：患者宜食清淡、营养丰富的食物，忌食煎炒燥热、辛辣刺激、油腻之物。

参考食疗方：①赤豆羹。赤小豆 250 g，加水适量，文火煮至赤小豆开花糜烂，加食糖适量，每次 100 mL，每日 1 ~ 2 次。②赤豆鲤鱼汤。赤小豆 500 g、活鲤鱼 1 条（500 g 以上），同放锅内，加水 2 000 ~ 3 000 mL，清炖至赤小豆炖烂为止。将赤小豆、鱼和汤分次服下，每日或隔日一次，连续服用。③冬瓜鲤鱼汤。冬瓜 250 g、鲤鱼 1 条（约 200 g），冬瓜切片，加入适量水煮熟后，分次服用。

第四节　肝癌流注的中医治疗

一、流注与转移关系的认识

（一）疾病传变是肿瘤转移的理论基础

中医学在长期发展过程中，逐步形成了完整、系统的疾病传变理论。其理论渊源于《黄帝内经》，后经历代医家的不断补充而得以完善。所谓"传变"的"传"是指病情向着一定的方向发展，"变"是指病情在某些特殊条件下引起性质的转变。传变是疾病本身发展过程中某些阶段性表现，也是人体脏腑经络相互关系紊乱顺传与逆传的表现。人体是一个有机的整体，机体的表里上下、脏腑组织之间，有经络气血相互沟通联络，因此某一部位或某一脏腑的病变，可向其他部位或其他脏腑传变，引起疾病的发展变化。疾病的传变形式多种多样，但都以脏腑经络功能失常为其基本病理变化。

基于中医学疾病传变理论的经络之间的传变、经络与脏腑之间的传变及脏腑之间的传变规律，探讨肿瘤转移的机制，以预防肿瘤转移，符合中医"既病防变，已病防传"的理论。《难经》曰："所谓治未病者，见肝之病，则知肝当传之于脾，故先实其脾气，无令得受肝之邪，故曰治未病焉。"体现了中医学重视疾病的传变规律，将这种"先安未受邪之地"的预防思想用于抑制肿瘤的转移具有现实意义。

肿瘤转移当属内伤杂病的传变，其中包括经络之间、经络与脏腑之间和脏腑之间的传变。经络之间阴阳相贯，如环无端，是一个有机整体。经络之间的传变是指一经有病就会传至他经，或影响相连的其他经络。经络与脏腑之间的传变是由经络至脏腑的传变，是邪气由浅入深。《素问》云："五脏皆有合，病久而不去者，内舍于其合也。"

《素问》亦云："皮毛者，肺之合也，皮毛先受邪气，邪气以从其合也。"如皮肤黑色素瘤转移至肺即属此列。肿瘤转移更多见于脏腑之间的传变。在脏腑传变中，其一是互为表里的脏腑之间的传变，或由脏及腑，或由腑及脏。六腑相对于五脏为表，因此由腑及脏，脏病难治，其病较重。如肝与胆相表里，肝脏肿瘤不易出现胆囊转移，但胆囊肿瘤却常见于肝脏转移；肺与大肠相表里，大肠癌易见肺转移，而肺肿瘤却少见大肠转移。其二是脏腑的传变与五行生克密切相关，其传变的规律不外相乘、相侮、母病及子、子病及母四个方面，加上本脏自病，则为五种不同情况，分为顺传和逆传两种形式。如肾癌肝转移为母病及子，肺癌肝转移为相乘传变，二者均为顺传，顺传虽曰"其病虽进易退"，但因其痰毒流注，络损血瘀，而致病重难复；另如肾癌肺转移为子病及母，肝癌肺转移为相侮，二者均为逆传，其病情较重，预后较差。可见，肿瘤出现转移时其病位最深多属病之晚期，治疗最难。五脏疾病传变虽有一定规律，但人的体质有强弱，受邪有轻重，病情有万变，所以疾病传变也有不以次相传者。《灵枢》云："则其脏器实，邪气入而不能客，故还之于腑。"如肠癌肺转移发生率并非100%，因此既要见微知著、动态地观察疾病，又要辩证地运用这种规律。

（二）"传舍"是肿瘤转移的主要形式

肿瘤转移是现代医学名词，历代中医文献虽无肿瘤转移的记载，却已发现恶性肿瘤易转移的现象，并见诸文献之中。如《灵枢》论曰："是故虚邪之中人也……留而不去，传舍于胃肠……留而不去，传舍于肠胃之外，募原之间，留著于脉，稽留而不去，息而成积。或著孙脉，或著络脉，或著经脉，或著输脉，或著于伏冲之脉，或著于膂筋，或著于肠胃之募原，上连于缓筋，邪气淫泆，不可胜论。"阐明了"积"之形成以及由局部向远处转移的过程。其中"传舍"理论的描述，可理解为古人对转移最早的、朴素的认识。其内涵为：一是"传"，指肿瘤脱离原发部位，发生播散；二是"舍"，指扩散的肿瘤细胞停留于机体相应的部位，即现代所晓的转移灶；三是转移瘤在一定的条件下，可继续发生"传舍"，即所谓"邪气淫泆，不可胜论"。

（三）肿瘤转移病机的阐述

影响肿瘤转移诸多因素中，其基本因素即"伏邪""余毒"。正如《温疫论》中所说："若无故自复者，以伏邪未尽。""残余毒邪"与人体正气相争，正能胜邪，诸症趋于稳定或好转；正不抑邪，癌症则复发转移。《医宗必读》云："正气与邪气，势不两立。若低昂然，一胜则一负。邪气日昌，正气日削，不攻去之，丧亡从及矣"。因此，余毒未消，伏邪未尽乃为肿瘤转移的前提；正气亏虚，正不抑邪则是肿瘤转移的条件。关于肿瘤形成的病因、病机及病理可概括为三个字：毒、虚、瘀。目前认为体内"癌毒"的存在是肿瘤形成的原因，抗癌能力下降是肿瘤发生的主要条件，痰凝瘀滞积块则是肿瘤的主要病理变化。中医认为癌毒属阴，属实，多由内生，致病隐缓，其毒猛烈，易于扩散，损耗正气，终致瘀滞。正气具有抗癌和固癌的双重作用，特别是在治疗肿瘤的过程中，肿瘤转移与否与气失固摄关系密切，肿瘤（邪毒）伏于人体某一脏之中，若该脏气失于固摄，则邪毒失于本脏气的固摄，随经络气血达于他脏，可见他脏转移。转移发展的结果是随着各脏气的固摄作用减弱，五脏均可见转移。如果过度损伤正气，使已虚的抗癌能力进一步下降，则可加速肿瘤的转移。

无论是"顺传""逆传"，还是"传舍"，抑或是通过经与经传、络与络传、经与络传、脏与脏传、脏与腑传……在传递过程中总由一种特定的病理性物质作为媒介，达到传导（流注、转移）至另一个"舍地"产生相类似疾病的作用。那么这种流窜的物质按中医学归类，则称之为"痰毒"比较合适，这个过程也与中医学中的"流注"类似。

痰分"有形之痰"与"无形之痰"，肿瘤疾病在流注过程中所体现痰的概念应属"无形之痰"，"无形之痰"到了对其具有亲和力的"舍地"，在多种综合因素作用下，即可停滞下来与"舍地"的经、络、气、血结合，化成"有形之痰"。痰与毒的概念明确标志在一起，就注明了这种痰非常规之痰，而是损害作用较强的物质。

"痰毒流注"理论认为肿瘤转移是由于人体发病后，在体内病灶产生的一种具有流窜性和较强侵蚀性沿经、沿络、沿血、沿气游走不定的现象。流注于肝而成肝积，流注于肺而成肺积，流注于骨而成骨岩……"痰毒流注"的基础是正气虚弱，如原发病灶的部位正气虚弱，则可因气不敛舍，而致邪所外游不定。痰毒邪气流注于何部也是有一定原因的，当痰毒邪气流动时，人体中哪个部位正气虚弱，痰毒自然就趋于那里流注。结合各脏腑经络之间的生理关系，若某部位有与原发痰毒相类似的物质存在，便会与原流注的痰毒产生一种亲和力，痰毒又找到了新的部位生根发芽，如果痰毒比较活跃，其他部位正气进一步虚弱，新的痰毒邪气可再次流注寻找新的宿点。这是中医学对肿瘤传变或流注的认识。

综上所述，肿瘤在发生、发展过程中，具备了如下条件就可以出现痰毒流注现象：

一是人体原发部位或其他部位正气虚弱；二是在某个部位相应地出现了正气虚弱的情况；三是脏腑经络之间发生了特殊的传递关系；四是外部因素的干扰。

二、痰毒邪气流注于上焦

（一）概述

上焦属于三焦（上焦、中焦、下焦）之一，三焦在早期的中医传统经典文献中常作为一个整体概念出现，如《素问》曰："三焦者，决渎之官，水道出焉。"《难经》曰："所以腑有六者，谓三焦也，有原气之别焉，主持诸气，有名而无形，其经属手少阳，此外腑也，故言腑有六焉。"分别阐述了三焦具有通行水道和主持诸气的生理功能。随着医学的发展，医家对三焦认识的不断深入，对其功能及部位也逐渐细化。对上焦的认识，历代医家各有高论，如王好古在此基础上进一步指出"上焦者，主纳而不出""头至心为上焦"，结合古代医家以及现代医学对肝癌转移的认识，我们认为痰毒流注于上焦主要包括横膈以上的部位，尤其指心、肺、胸腔纵隔及其淋巴结等部位。

（二）辨证论治

1. 气虚血瘀，痰湿互结

（1）证候

神疲乏力，咳嗽咳痰，痰白或黄白相兼，咳声低微，胸闷气憋，胸痛有定处，舌质暗红或有瘀斑，苔薄白，脉细弱。

（2）病机分析

本病系肺气亏虚，宣发、肃降功能不利，通调水道之责失职，聚湿成痰，肺气失宣，故见咳嗽咳痰，气虚则咳声低微，"气为血之帅"，气虚则推动血行之力不足，进而导致血液瘀滞不行，瘀滞不通，不通则痛，可见胸闷气憋，胸痛有定处，舌质暗红或有瘀斑为血瘀之象，苔薄白、脉细弱为气虚之症。

（3）治则治法

补气活血，祛痰化湿。

（4）治疗方案

中草药应用：①方药运用，人参补肺汤合血府逐瘀汤加减。②处方组成，党参 20 g，茯苓 15 g，白术 20 g，百合 15 g，当归 10 g，生地黄 20 g，桃仁 10 g，怀牛膝 15 g，红花 5 g，枳壳 10 g，陈皮 10 g，半夏 10 g。③煎服法，添水 450 mL，文火煎煮约 25 min，每次取汁 150 mL，如此 2 次，每日 1 剂，温服，早晚饭后各 1 次。④方意与加减，方中党参、茯苓、白术健脾益气，肺虚在阴在气，故加用百合、生地黄养阴润肺，桃仁、红花、怀牛膝等活血化瘀，祛瘀止痛，枳壳、陈皮、半夏理气化痰，全方合用，益气兼化瘀，同时顾及肺脏的生理病理特点，加用养阴润肺之品。气虚明显者，加生黄芪、太子参等益气补肺健脾；胸痛剧烈者，加牡丹皮、香附、延胡索等行气止痛；若反复咯血，血色暗红者，加蒲黄、藕节、仙鹤草、三七等祛瘀止血；瘀滞化热，损伤气津见口干、舌糜者，加沙参、天花粉、生地黄、知母等清热养阴生津。

中成药应用：①十一味参芪片。规格为每片重 0.3 g。成分为人参、黄芪、天麻、当归、熟地黄、泽泻等十一味中药。功效为补脾益血。用于气虚体弱，四肢无力。用法为每次服用 4 片，每日服 3 次，饭后半小时温开水服下。②消癌平片。每次 8 ~ 10 片，每日 3 次，饭后服用。

中药注射剂应用：①参芪扶正注射液。每次 250 mL，每日 1 次，3 周为一个疗程。②注射用黄芪多糖。规格为 250 毫克 / 瓶。成分为黄芪多糖。功效为益气补虚。用于倦怠乏力、少气懒言、自汗、气短、食欲缺乏等气虚证，因化疗后白细胞减少、生活质量降低、免疫功能低下的肿瘤患者。用法为生理盐水 250 mL 或 5% 葡萄糖液 250 mL ＋黄芪多糖针 250 毫克 / 次，每日 1 次，3 周为一个疗程。

其他治法应用：利用高频热疗机进行治疗，具体由医院技师进行操作，每周 3 次，3 周为一个疗程。

食疗：①樱花虾银耳粥。取瘦猪肉、大米各 50 g，银耳 15 g，樱花虾 5 g，用文火煮成稀粥，调味后即可食粥。②干贝乌骨鸡汤。取乌骨鸡 500 g，去毛及内脏，洗净，放入锅内，加酒、调料，煮至半烂，再加入干贝 20 g，继续煮烂即可食用。

2. 气阴两虚，痰热互结

（1）证候

咳声低弱，气短喘促，无痰或少痰，或痰黄黏稠，或痰中带血，甚则咯血不止，自汗或盗汗，口干少饮，大便干结。舌质红，苔少，脉细弱。

（2）病机分析

本病系气阴两虚、痰热互结形成肿瘤，肺虚多在阴在气，肺气虚则见咳嗽无力，声音低弱，气不受用则气短喘促，阴虚则见无痰或少痰，阴虚日久则生内热，故见痰黄黏稠，阴虚内热，热火灼伤血管，血溢外行则见痰中带血，严重者咯血不止。自汗或盗汗及口干少饮，大便干结者多为气阴两虚之症状。舌质红，苔少，脉细弱为气阴两虚之证。

（3）治则治法

益气养阴，清热化痰。

（4）治疗方案

中草药应用：①方药运用，四君子汤合用沙参麦冬汤加减。②处方组成，党参20 g，茯苓15 g，白术15 g，甘草6 g，沙参20 g，麦冬20 g，玉竹15 g，百合15 g，浙贝母15 g。③煎服法，添水450 mL，文火煎煮约25 min，每次取汁150 mL。如此2次，每日1剂，温服，早晚饭后各1次。④方意与加减，方中党参甘温益气，健脾益肺；白术甘温兼苦燥之性，甘温补气，苦燥健脾，与党参相协，益气健脾之力益著；茯苓甘淡，健脾渗湿，与白术配伍，前者补中健脾，守而不走，后者渗湿助运，走而不守，二者相辅相成，健脾助运之功益彰；沙参、麦冬入肺胃两经，养阴生津，滋液润燥，兼清虚热；百合、玉竹养阴润燥，与浙贝母合用清热化痰。若见咯血不止，可加用生地黄、白茅根、仙鹤草、三七粉等凉血止血；偏阴虚者重用北沙参、天冬、百合等养阴增液；若低热盗汗明显者加地骨皮、五味子育阴清热敛汗。

中成药应用：①复方鲜石斛颗粒。规格为每袋装5 g。成分为鲜石斛150 g，葛根200 g，三七25 g，蔗糖950 g，枸橼酸2.5 g。功效为滋阴养胃，清热解酒，生津止渴。用于胃阴不足，口干咽燥，饥不欲食，舌红少津，酒后津枯虚热，酒醉烦渴等症。用法为每次5～10 g，每日服3次，饭后半小时温开水服下。②十一味参芪片。每次4片，每日3次，饭后服用。

中药注射剂应用：①注射用黄芪多糖。每次250 mg，每日1次，3周为一个疗程。②参麦注射液。规格为10毫升/支。成分为红参、麦冬。辅料为聚山梨酯、亚硫酸氢钠。功效，益气固脱，养阴生津。用法为生理盐水250 mL或5%葡萄糖液250 mL＋参麦针20毫升/次，每日1次，3周为一个疗程。

其他治法应用：利用免疫治疗机进行治疗，具体由医院技师进行操作，每周3次，3周为一个疗程。

食疗：患者宜食清淡、营养丰富的食物，忌食煎炒燥热、辛辣刺激之物。饮食宜选用清肺润肺、益气润燥之物，如梨、百合、蜂蜜等，可长期食用。可选用具有润肺作用的新鲜水果或蔬菜。辨证选用食疗方，如燕窝银耳粥，取瘦猪肉、大米各 50 g，银耳 15 g，燕窝 5 g，用文火煮成稀粥，调味后即可食粥；冬虫夏草鸭，取鸭 500 g，去毛及内脏，洗净，放入锅中，加酒、调料，煮至半烂，再加入冬虫夏草 3 g，继续煮烂即可食用。

3. 阴盛阳虚，痰湿不化

（1）证候

畏寒肢厥，腰膝酸冷，大便溏薄或五更泄泻，下利清谷，咳嗽咳痰，痰涎壅盛，咳痰黏腻，舌质淡胖有齿痕，苔白滑，或舌质紫暗，脉细弱无力。

（2）病机分析

阴盛阳虚，不能温煦肢体，则畏寒肢厥，腰膝酸冷或胃脘部冷痛，寅卯之交，阴气极盛，阳气未复，腹中腐秽欲去，故黎明前泄泻，临床上称为"五更泻"，下利清谷，交杂有未消化的食物是脾肾阳虚阴盛，不能温化水谷的缘故。咳嗽咳痰，痰涎壅盛，咳痰黏腻为痰湿不化之症，舌质淡胖有齿痕，苔白滑，或舌质紫暗，脉细弱无力均为阴盛阳虚，无力鼓动血脉的表现。

（3）治则治法

温阳化气，利湿化痰。

（4）治疗方案

中草药应用：①方药运用。金匮肾气丸和三子养亲汤加减。②处方组成。山药 30 g，吴茱萸 15 g，地黄 20 g，附子 15 g，桂枝 15 g，牡丹皮 15 g，泽泻 15 g，茯苓 15 g，紫苏子 15 g，白芥子 15 g，莱菔子 15 g。③煎服法。添水 450 mL，文火煎煮约 25 min，每次取汁 150 mL。如此 2 次，每日 1 剂，温服，早晚饭后各 1 次。④方意与加减。金匮肾气丸重用山药、吴茱萸、地黄补肝肾而益精血，佐以附子、桂枝温阳化气，方中补肾药居多，而温阳药较少，其立方之旨，并非峻补，在于鼓舞肾气，取"少火生气"之义，又配泽泻、茯苓利水渗湿，牡丹皮清泻肝火，使邪去而补益得力，补中有泻；紫苏子、白芥子、莱菔子理气化痰。若畏寒肢冷较甚者，可将桂枝改为肉桂，并加用桂、附的量，以增温补肾阳之效；兼痰饮咳喘者，加干姜、细辛、半夏等以温肺化饮；夜尿多者，可加巴戟天、益智仁、芡实等以助温阳固摄之功。

中成药应用：①西黄胶囊，每次 4 ~ 8 粒，每日 2 次，饭后服用。②金匮肾气丸。

规格为大蜜丸，每丸重 6 g。成分为地黄、山药、山茱萸（酒炙）、茯苓、牡丹皮、泽泻、桂枝、附子（炙）、牛膝（去头）、车前子（盐炙）。辅料为蜂蜜。功效为温补肾阳，化气行水。用于肾虚水肿，腰膝酸软，小便不利，畏寒肢冷。用法为每次服用 1 丸，每日 2 次，饭后半小时温开水服下。

中药注射剂应用：①参芪扶正注射液。每次 250 mL，每日 1 次，3 周为一个疗程。②消癌平注射液。规格，每支 20 mL。成分，乌骨藤（通关藤）。功效，抗癌，消炎，平喘。用于食管癌、胃癌、肺癌，对大肠癌、宫颈癌、白血病等多种恶性肿瘤性疾病亦有一定疗效，亦可配合放疗、化疗及手术后治疗。并用于治疗慢性气管炎和支气管哮喘。用法，每次静脉注射 40～100 mL＋5% 葡萄糖或生理盐水 250～500 mL，每日 1 次，3 周一个疗程。

其他治法应用：①利用免疫治疗机进行治疗。具体由医院技师进行操作，每周 3 次，3 周为一个疗程。②穴位治疗。针刺，取气海、关元、肾俞、命门、三阴交等穴位，用毫针刺法或穴位敷贴，左右隔日交替敷贴，对肾不纳气所致咳嗽有一定作用。艾灸，取气海、关元、肾俞、命门、三阴交等穴位。

食疗：患者宜食清淡、营养丰富的食物，忌食煎炒燥热、辛辣刺激之物。饮食宜选用滋补肺肾之物，如淮山药、扁豆、桑葚、核桃、莲子、黑木耳等，可作为羹粥之品食用。辨证选用食疗方如山药燕窝粥，取瘦猪肉、大米各 50 g，山药 15 g，燕窝 5 g，用文火煮成稀粥，调味后即可食粥；附子炖鸭，取鸭 500 g，去毛及内脏，洗净，放入锅内，加酒、调料，煮至半烂，再加入附子 10 g，继续煮烂即可食用。

三、痰毒邪气流注于中焦

（一）概述

宋代，随着政府对医药学的重视，医家对医药理论总结更加深入，对中焦辨证则有了更深刻的认识，如《圣济总录》中提到"论曰：三焦有名无形，主持诸气"，进而在《内经》《难经》关于中焦功能及部位划分基础上，指出："中焦在胃脘，主腐熟水谷。"说明了中焦部位的归属及主要功能。现代研究认为中焦主要包括脾胃、肝、胰腺以及腹膜后淋巴结等部位。

（二）辨证论治

1. 气虚血瘀痰湿互结

（1）证候

胃脘疼痛，状如针刺或刀割，痛有定处而拒按，纳食不佳，体倦乏力，气短懒言，大便稀溏，舌质暗红，边有齿痕，苔白腻，脉弱。

（2）病机分析

脾气亏虚，健运失职，气机不畅，故胃脘不适，病程日久，饮食稍有不慎，则病情加重，故痞满时缓时急，脾胃虚弱，腐熟无力，纳食不佳，脾胃虚弱，运化无权，则大便稀溏，体倦乏力，气短懒言，乃气虚之症，胃乃多气多血之腑，气为血之帅，气行则血行，气虚推动无力则血瘀，瘀血停胃，故疼痛如针刺或刀割，固定不移，拒按，舌质暗红，为病程日久血虚之象，舌边有齿痕，苔白腻，脉弱为脾胃虚弱之象。

（3）治则治法

健脾祛湿，活血化瘀。

（4）治疗方案

中草药应用：①方药运用，小建中汤加减。②处方组成，桂枝 15 g，甘草 6 g，大枣 12 枚，白芍 20 g，生姜 6 g，饴糖 30 g，黄芪 30 g，茯苓 15 g，法半夏 15 g。③煎服法，添水 450 mL，文火煎煮约 25 min，每次取汁 150 mL。如此 2 次，每日 1 剂，温服，早晚饭后各 1 次。④方意与加减，方中饴糖甘温质润，既可温中补虚，益阴润燥，又可缓急止痛，为君药；桂枝温中助阳，合饴糖辛甘化阳以建中阳之气；白芍益阴养血，合饴糖酸甘化阴以扶助阴血之虚，协桂枝尤能和营卫而调阴阳；生姜温中散寒，大枣健脾益气，佐以白芍养血，姜、枣合用，更能鼓舞脾胃生发之气；黄芪补气之功较强；茯苓、半夏健脾祛湿化痰。若脾气虚明显，满闷较重者，可加木香、枳壳、佛手佐以理气；脾虚失运；腹满纳差者，可加用神曲、麦芽消食助运；病程日久，气虚血瘀，面色黧黑，舌质紫暗者，可加莪术、乳香、没药等活血化瘀。

中成药应用：①西黄胶囊。每次 4~8 粒，每日 2 次，饭后服用。②香砂六君子丸。规格为每袋装 3 g。成分为木香 24 g，砂仁 24 g，党参 60 g，白术（炒）60 g，茯苓 60 g，炙甘草 30 g，陈皮 30 g，制半夏 60 g，共研细末，每料用生姜、大枣各 30 g，煎汤代水泛丸，如绿豆大。功效为益气健脾，和胃。主要用于脾虚气滞，消化不良，嗳气食少，脘腹胀满，大便溏泄。用法，每次服用 2~3 袋，每日 2 次，饭后半小时温开水服下。

中药注射剂应用：①丹参注射液。规格为 2 毫升 / 支。主要成分为丹参。功效为活血化瘀、通脉养心。用于冠心病胸闷、心绞痛。用法，静脉滴注，每次 10 mL（5 支，用 5% 葡萄糖注射液 250 mL 稀释后使用），每日 1 次；2 周为一个疗程。②康莱特注射液，每次 200 mL，每日 1 次，3 周为一个疗程。

食疗：宜食清淡的补益品，如香菇、木耳、新鲜鱼类等，既可抗癌又可增加必要的营养，充分发挥"谷肉果菜，食养尽之"的功效。辨证选用食疗方如四君子汤，土鸡 150 g，红枣 8 粒，党参 10 g，茯苓 10 g，白术 10 g，甘草 6 g，盐适量，用文火熬汤，调味食用；柠檬香鱼，香鱼刮鳞，去内脏洗干净，烧锅加油，加热后放入香鱼煎 5 min，待鱼肉熟透后，加用柠檬汁，美味可口。

2. 气阴两虚，痰热互结

（1）证候

纳食不佳，体倦乏力，气短懒言，大便稀溏，胃脘隐痛或隐隐灼痛，嘈杂似饥，饥不欲食，口干不思饮，咽干口燥，大便干结或通行不畅，舌淡红，少苔或无苔，脉细而数。

（2）病机分析

胃属阳土，喜润恶燥，气郁化热，热伤胃津，或瘀血积留，新血不生，阴津匮乏，均可使胃阴不足，阴津亏损，则胃络失养，故见胃脘隐痛，若阴虚有火，则可见胃中灼痛隐隐，胃津亏虚则胃纳失司，故嘈杂似饥，知饥而不能受纳，口干不思饮，咽干口燥，大便干结或通行不畅均为阴津亏虚之状，舌淡红，少苔或无苔，脉细数为气阴两虚之象。

（3）治则治法

益气养阴，化痰散结。

（4）治疗方案

中草药应用：①方药运用，益胃汤合芍药甘草汤加减。②处方组成，沙参 15 g，麦冬 15 g，玉竹 20 g，生地黄 10 g，芍药 15 g，甘草 6 g，党参 20 g，黄芪 15 g，陈皮 6 g，半夏 10 g，白术 15 g。③煎服法。添水 450 mL，文火煎煮约 25 min，每次取汁 150 mL。如此 2 次，每日 1 剂，温服，早晚饭后各 1 次。④方意与加减。方中沙参、玉竹补益气阴；麦冬、生地黄滋养阴津；芍药、甘草酸甘化阴、缓急止痛，加之黄芪健脾益气，陈皮健脾化痰，半夏化痰散结，白术健脾化湿，且陈皮、半夏、白术、甘草合用共成二陈汤，其化痰祛湿功效尤甚，全方合用，养阴兼有益气，且化痰祛湿之力不逊。若气滞明显者，加用佛手、玫瑰花等轻清畅气而不伤阴之品；胃痛较甚时合用金铃子散，止痛而不伤燥；津液亏虚者，可加天花粉、芦根、乌梅等以生津养液；大便干结者，可加用火麻仁、郁李仁等润肠之品。

中成药应用：①石斛颗粒，每次 5 ～ 10 g，每日 3 次，饭后服用。②消癌平片，每次 8 ～ 10 片，每日 3 次，饭后服用。

中药注射剂应用：①参麦注射液。每次 20 mL，每日 1 次，3 周为一个疗程。②康艾注射液，规格，10 毫升／支。成分，黄芪、人参、苦参素。功效，益气扶正，增强机体免疫功能。用于原发性肝癌、肺癌、直肠癌、恶性淋巴瘤、妇科恶性肿瘤；各种原因引起的白细胞低下及减少症；慢性肝炎的治疗。用法，生理盐水 250 mL 或 5% 葡萄糖液 250 mL ＋康艾针 40 ～ 60 毫升／次，每日 1 次，3 周为一个疗程。

食疗：宜食清淡，可食赤豆、黑木耳等。豌豆薏苡粥，豌豆 100 g、薏苡仁 50 g、红糖适量。先将豌豆、薏苡仁用温水浸泡一晚后，倒入适量清水于锅内，用微火将豌豆煮至烂稠即可，加入红糖调味食用。

3. 脾胃虚寒，痰湿不化

（1）证候

面色不华，四肢不温，纳食不佳，胃脘隐痛，遇寒或饥时痛剧，得温或进食则缓，喜暖喜按，舌淡红，边有齿痕，苔薄白，脉细无力。

（2）病机分析

病程日久，累及脾阳，脾胃阳虚，故胃脘隐痛，遇寒或饥时痛剧，得温或进食则缓，喜暖喜按，脾为气血生化之源，不足则气血虚弱，机体失养，故面色不华，神疲体倦，脾主四肢，阳气既虚不达四末，故四肢不温，舌淡红，边有齿痕，苔薄白，脉细无力为脾胃阳虚之象。

（3）治则治法

温中健脾。

（4）治疗方案

中草药应用：①方药运用。大建中汤加减。②处方组成。蜀椒 15 g，干姜 10 g，人参 15 g，饴糖 20 g，③煎服法。添水 450 mL，文火煎煮约 25 min，每次取汁 150 mL。如此 2 次，每日 1 剂，温服，早晚饭后各 1 次。④方意与加减。方中蜀椒大辛大热，温中散寒，下气散结，降逆止痛，为君药；干姜亦为辛热之品，直接入脾胃，助蜀椒散寒温脾，且有降逆止呕之功，为臣药；二味相得，使寒邪散则痛可止，浊阴降则呕逆除；饴糖甘缓微温，既可温中补虚，又可缓急止痛，且能缓和蜀椒、干姜燥烈之性；然寒为阴邪，最易伤阳，故又配人参，益气补中；四味相合，共奏温中补虚、散寒降逆之功。若气滞明显者，加用厚朴、砂仁行气除痞；阳虚较甚，身恶寒者，可加用附子、肉桂以温阳散寒；胃气不降，呕吐者，可加半夏、生姜以降逆止呕；寒凝筋脉，肢冷脉伏者，可加桂枝、细辛以温阳通脉。

中成药应用：①十一味参芪片，每次4片，每日3次，饭后服用。②贞芪扶正颗粒，每次15 g，每日2次，开水冲服。

中药注射剂应用：①黄芪多糖注射液，每次250 mg，每日1次，3周为一个疗程。②参麦注射液，每次20 mL，每日1次，3周为一个疗程。

穴位治疗：①针刺，取气海、关元、肾俞、命门、三阴交等穴位，用毫针刺法或穴位敷贴，左右隔日交替敷贴，对肾不纳气所致咳嗽有一定作用。②艾灸，取气海、关元、肾俞、命门、三阴交等穴位。

食疗：患者宜食清淡、营养丰富的食物，忌食煎炒燥热、辛辣刺激之物。饮食宜选用滋补肺肾之品，如怀山药、扁豆、桑葚、核桃、莲子、黑木耳等，可做羹粥之品食用。辨证选用食疗方如芡实粥，取芡实、大米各50 g，用文火煮成稀粥，调味食粥；山药百合粥，怀山药50 g，百合20 g，红枣10枚，冰糖10 g，将百合、红枣洗净，怀山药去皮切厚片，锅内放500 mL清水，大火煮开后，将怀山药、百合、红枣一同放入锅中，改中火煮，煮约45 min，待水余下一半时，将冰糖放入至完全化开即可。

第五节　肝癌中医治疗名家经验

一、李佩文经验

（一）概述

原发性肝癌起病隐匿，早期诊断率低，确诊时多已经属于中晚期。恶性程度很高，病情发展迅速，放疗、化疗等西医治疗措施不敏感，治疗效果差，患者生存期仅 3 ~ 6 个月，被视为"癌中之王"。李佩文教授从事肿瘤临床工作逾 40 年，在原发性肝癌的病因病机、发病特点、辨证施治及遣方用药上积累了丰富的经验，有自己独到的见解，并取得了良好的临床成绩。

（二）病因病机

李教授在肝癌的诊治上重视肝郁血瘀、肝脾肾三脏同病的病因病机。肝癌的发生首先责之于肝气郁结，肝主藏血而以疏泄为用，肝气调达，气机通畅，五脏乃和，六腑则安。若外感六淫或七情内伤，致肝气郁结，疏泄无权，则脏腑经络失调，气机不畅，造成气滞血瘀，邪毒结聚成块，日久成积。脾为后天之本，脾气健运，需要肝气调达，肝郁化火，木旺乘土，横犯脾胃，必致脾虚；肝肾同源，肝肾之阴相互资生，肝血不足，肝阳妄动，下劫肾阴，导致肾亏。始于肝气郁结，终于脾虚、肝肾阴虚。故肝癌虽责之于肝，但通常肝脾肾三脏同病，而肝郁血瘀为肝癌发病的主导因素，贯穿于肝癌病症的始终。

（三）辨证分型

李教授在临证中主要将肝癌分为四型，每种类型各有其相应的临床特点及治疗原则。

1. 肝郁脾虚型

肝癌在初期多为肝郁脾虚，因脾气健运依赖于肝气的正常疏泄，肝气郁结，则脾失健运，肝气疏泄太过则横逆犯脾，故肝癌患者每多肝脾同病。症见抑郁不欢，胁肋胀痛，或可触及肿块，善太息，纳呆便溏，舌质红，苔白，脉弦。对这种类型患者，李教授多治以疏肝健脾、理气散结。方用逍遥散、柴胡疏肝散、四君子汤加减，药用柴胡、枳壳、郁金、川楝子、当归、白芍、白术、茯苓、川芎、莱菔子、黄芪等。

2. 气滞血瘀型

随疾病的发展，可出现气滞血瘀型，症见急躁易怒，胁部胀痛，胁下可有积块，形体消瘦，肌肤甲错，舌紫暗，脉涩。治疗以行气活血、化瘀为主。方多用化肝煎、膈下逐瘀汤加减，药用赤芍、当归、青皮、陈皮、川楝子、三棱、莪术、丹参、水红花子、延胡索、乌药等。

3. 肝胆湿热型

症见身黄、目黄、尿黄，腹部膨胀，周身困重，大便黏滞不爽，舌质红，苔黄腻，脉滑。李教授以清热利胆、化湿解毒为治疗原则。方多用茵陈蒿汤、五苓散、龙胆泻肝汤加减，药用茵陈、栀子、大黄、金钱草、茯苓、猪苓、大腹皮、陈皮、桑白皮、生薏苡仁、泽泻、生地黄、车前草等。

4. 肝肾阴虚型

症见消瘦，乏力，低热，潮热，颧红，肢肿，蛙腹青筋，腰酸腿软，小便短少，甚则吐血、便血、鼻血、皮下瘀斑等，舌红少苔，脉细数。治宜滋补肝肾，凉血软坚。方用知柏地黄丸、一贯煎加减，药用生地黄、牛膝、知母、茯苓、泽泻、牡丹皮、地骨皮、山药、山茱萸、沙参、石斛、秦艽等。

李教授还认为，在肝癌整个发病过程中以上四型并不是一成不变的，各证型之间也不是孤立的，而是相互关联和相互转换的。同一个患者，在整个病程中，以上各型都可能出现，甚至可能同时见到数型，而以其中的一种证型为主。治疗中，不可拘泥于某一种证型分类，需要四型互参。

（四）临证特点

除了辨证施治外，李教授在治疗中还积累了一些自己的独到观点及用药方式。

1. 首重养血

肝为刚脏，藏血，主疏泄，体阴而用阳；从病理变化看，肝阳易亢，肝风易动。故李教授一再强调要充分认识肝体应柔，肝病一定要注意养血，遣方用药应不忘加入白芍、当归、枸杞子等养血、柔肝、缓肝之品。

2. 病症同治

肝癌为恶性肿瘤，肿瘤的诊治有区别于其他内科疾病的特点，李教授非常重视在中医辨证的同时，亦不忘"辨病"用药、病症同治。药方中多加入清热解毒、活血化瘀、软坚散结之品，直接针对"积"的治疗，如鳖甲、夏枯草、牡蛎、海藻、白花蛇舌草、水红花子、预知子等。李教授强调，一方面抗癌治疗需要活血化瘀，另一方面应注意肝癌患者同时有凝血机制的异常，非常容易合并出血，巨型肝癌有自发破裂出血的可能，需要慎用活血药，以防造成大出血危及患者的性命。故蜈蚣、水蛭、三棱等破血化瘀药应少用、慎用。有出血倾向的患者，还可以加入仙鹤草、蒲黄等止血活血药，预防出血，又止血不留瘀，尤其是仙鹤草还有补虚作用。

3. 兼症用药

李教授还重视兼症用药，如口苦加用茵陈、黄连、泽泻；尿少加用茯苓、猪苓、薏苡仁；腹胀加用大腹皮、佛手、木香、枳壳；腹水加茯苓、车前子、龙葵、川椒目；呕吐加半夏、竹茹、代赭石；黑便加仙鹤草、白及、棕榈炭、地榆；胁痛加徐长卿、延胡索、乌药、白屈菜；发热加地骨皮、青蒿、丹皮、秦艽、鳖甲等。中医的对症治疗对改善这些临床症状有非常好的效果，可明显提高患者的生活质量，增强患者的治疗信心。

4. 重视引经药物

肝癌治疗中，李教授非常重视以下几味药物的应用，几乎每方均会选择应用，甚至一方中几药全备，李教授称它们为肝经药。

（1）水红花子

始载于《名医别录》，是红蓼的干燥成熟果实，性微寒，味咸，具有散血消癥、消积止痛之功效，善治痞块积聚。根据其药性及功效，李教授将其应用于肝癌的治疗中，既有软坚破积之功效，又少见出血弊端，且性寒，尤宜于伴随热象的肝癌治疗。对血分无瘀滞及脾胃虚寒者，则不宜使用。

（2）预知子

别名八月札，为木通科植物木通、三叶木通或白木通的干燥成熟果实。味苦，性寒，无毒，入血分，能疏肝理气、活血止痛、散结、利尿，有利于肝部癌瘤的消除。

（3）凌霄花

原名紫葳，始载于《神农本草经》，列为中品。性微寒，味辛，为活血化瘀药，原用于妇女经闭痛经，有凉血祛风之效，善治瘀血癥瘕积聚。

（4）鳖甲

鳖是动物鳖的背甲，性寒，味甘、咸，有软坚散结、退热除蒸之效。《神农本草经》称其"治心腹癥瘕，坚积寒热，去痞息肉……"李教授将其用在肝癌治疗中，取其软坚散结之功效，利于肿瘤的消散。

（5）绿萼梅

性平，味酸、涩，功效为平肝和胃、调畅气机。李教授在治疗肝癌属肝郁气滞时，很喜爱使用这味药，它可减轻肝郁气滞之胁肋胀痛，脘腹痞满，嗳气纳呆诸症。它性平不燥，病症属寒属热均可使用，又没有一般理气药的枯燥伤阴之弊。

5. 癌痛的预防

肝癌晚期疼痛的发生比例很高，可有 80% ~ 90%，患者常痛不欲生。李教授在临床工作中发现使用中药治疗的患者疼痛的发生比例明显下降，中药在一定程度上能预防晚期肝癌患者癌性疼痛的发生，并减少中度和重度镇痛药的临床使用。

李教授经长期的临床实践，研制了痛块消口服液，是根据古方越鞠丸和芍药甘草汤加味而成，由香附、川芎、苍术、神曲、栀子、党参、茯苓、菊花、玫瑰花、甘草、白芍、白花蛇舌草等组成。肝癌患者在疼痛发生之前或疼痛发生之初及时使用，可延缓甚至杜绝癌痛的发生和进一步加重。

（五）辨证调护

肝癌患者的肝功能受损，导致肝脏合成白蛋白的功能下降，所以通常会伴随低蛋白血症，尤其是肝癌腹水的患者，白蛋白更低。所以李教授在诊病中不忘提醒患者多吃蛋白质含量丰富的肉、蛋、奶等食物，以补充白蛋白。

肝硬化发展到肝癌的患者多合并门静脉高压、胃底食道静脉曲张，很容易破裂出血。所以李教授会嘱咐患者进食宜软、易于消化的食物，不宜吃粗糙、硬物，如油炸之品、坚果、老玉米等，吃排骨或鱼时，一定要注意去骨及鱼刺，不要扎伤血管导致大出血。

二、凌昌全经验

（一）凌昌全教授的学术思想：癌毒是癌症之本

"正气存内，邪不可干"，癌症患者从根本而言都正气不足，因此，"扶正抗癌"是治疗根本，这是中医药防治肿瘤领域多年来一直占主导地位的学术观点。凌教授在近年来边学习边实践的过程中，逐步认识到癌症是既属于中医内科疾病而又不完全同于中医内科常见疾病的一类特殊疾病。就"治病求本"的基本理论而言，癌毒（已经形成和不断新生的癌细胞或以癌细胞为主体形成的积块）是癌症发生、发展并决定癌症治法和预后的根本。正邪相争虽然贯穿在癌症发生、发展的全过程，但在这个过程中对发病、治疗和预后起决定和主导作用的显然是癌毒。因此，凌教授明确提出了"癌毒是癌症之本"的学术思想，并围绕这一学术思想形成了一系列相关的学术观点。

1. 癌毒的定义

凌教授把癌毒定义为"已经形成和不断新生的癌细胞或以癌细胞为主体形成的积块"。它属于有形之邪，其"多少"和"盛衰"可以定量描述，即可以用单位体积内的癌细胞数量或癌细胞在身体局部形成肿块的大小来直接描述，也可以通过确能反映其多少和盛衰的某些生化指标，如 AFP、癌胚抗原等间接描述。只有当体内有了癌毒，再加上六淫、七情、劳伤和其他因素的诱发，才会产生恶性肿瘤。如此定义癌毒，不仅比较符合中西医两套基本理论与实践，而且也将会使癌毒成为中医学各种"毒"（火毒、风毒、痰毒等）中概念最明确、定义最准确的一种"毒"，是对中医"毒邪"概念的一种新的探索和研究。

2. 癌毒与恶性肿瘤的病因

癌毒产生的前提是"阴阳不和"，即机体脏腑平衡失调才会导致癌毒发生。《诸病源候论》中说："积聚者，由阴阳不和，脏腑虚弱，受之于风邪，搏于脏腑之气所为。"有报道指出某些参与炎症反应并促进伤口愈合的免疫细胞与肿瘤的恶化息息相关，它们会促进肿瘤生长，帮助癌细胞转移到其他组织。这些细胞在平时都是消灭肿瘤的"正义之师"，但当微环境处于炎症状态时，则可能会"助纣为虐"。这很类似于我们提出的所谓平衡失调导致癌毒产生的观点，即只有在某些条件下，细胞的繁殖与死亡、生长与分化、机体免疫机制对肿瘤的抑制与肿瘤对宿主免疫功能的遏阻、原癌基因与抑癌基因等相互平衡的因素失衡，这才是癌毒产生的根本原因。因此，我们可以认为平衡失调是恶性肿瘤产生的一级病因。恶性肿瘤的发生是在机体平衡失调的基础上，六淫、七情、劳伤等诱因导致癌毒的产生，而后再逐步形成。机体平衡失调可使体内细胞出现异常增强的生长繁殖能力和减弱的分化及凋亡能力，这些异常增殖和分裂的恶性肿瘤细胞，我们称之为"癌毒"。可见，癌毒是恶性肿瘤发生的二级病因。它既是病理产物也是继发性病因，是恶性肿瘤区别于其他中医内科疾病的根本特征，它的盛衰进退是恶性肿瘤的基本矛盾或矛盾的主要方面。癌毒一旦形成，阻滞体内，则病变严重，耗伤人体气血津液以自养，随着肿块增长，人体正气难以抵御并制约。癌毒一方面大量耗伤人体正气，一方面导致脏腑、经络功能失调，诱生痰浊、瘀血、火热、湿浊等多种病理因素，形成各种复杂证候。这些证候是在一、二级病因的基础上形成的病理改变，同时又进一步引起机体相关组织和系统的生理功能紊乱，导致新的病理改变，故可以被认为是恶性肿瘤的三级病因。

3. 癌毒与恶性肿瘤的病机

中医对恶性肿瘤的发病机制至今尚未完全研究清楚，但人们习惯将其概括为本虚标实，多由虚而得病，因虚而致实。王清任在《医林改错》中说："因虚弱而病，自当补弱而病可痊；本不弱而生病，因病久致身弱，自当去病，病去而元气自复。"可见，对恶性肿瘤是因虚致病还是因病致虚的不同认识将直接影响其治则及处方用药的选择。凌教授认为恶性肿瘤患者并不是、起码不完全是因虚致病，相反，则正如前所述，多数情况都是因病致虚。既然"癌毒"是机体平衡失调的病理产物，其盛衰进退是恶性肿瘤的基本矛盾或矛盾的主要方面，那么在恶性肿瘤发生、发展的整个过程中，癌毒也是病机的核心。恶性肿瘤的病机可以这样描述：癌毒及其产生的病理性代谢产物通过血液、淋巴的循环扩散到全身，致使整体功能失调，继而耗伤正气，并与气、血、痰、热等邪毒共同致病，进一步产生一系列的病理变化。如癌毒内蕴，津液输布不畅，聚而为痰浊；癌毒盘踞，阻滞气机，血行不畅，停而为瘀（实瘀）；癌毒耗伤正气，气虚不能推动血液运行，血行迟缓，也能致瘀（虚瘀）；癌毒痰瘀纠结，常常郁而化热，形成热毒内壅；癌毒阻滞中焦，导致脾胃运化失健，不能运化水谷津液，可致湿浊内生；癌毒盘踞，不断掠夺人体气血津液以自养，导致五脏六腑失去气血津液濡润，以致正气亏虚；正气亏虚，又易致恶性肿瘤迅速生长、扩散及转移，从而形成恶性循环。可见，癌毒在恶性肿瘤病机变化及转归过程中也发挥极其重要的作用。

4. 癌毒与恶性肿瘤的治疗

对于癌症的治疗，"癌毒"之盛衰始终是我们中医医生制定治疗原则和处方用药的主要依据。祛除癌毒又并不局限于"以毒攻毒"的方药和手段，而是要强调在恶性肿瘤的治疗过程中，必须始终围绕癌毒去思考问题、设计方案、选方用药。恶性肿瘤初期，邪盛正气未衰，治疗原则以祛邪为主，采用各种手段最大限度地消灭癌毒，同时注意固护正气，以减轻祛邪手段对人体正气的损伤程度。手术、放疗、化疗、中药等手段运用后，无论是邪去正复还是邪去正衰，都应该重点考虑癌毒虽"大势已去"，但非"彻底消灭"。此时根据临床辨证，可分别采取益气、养阴、化瘀、祛痰等治法，但无论采取何种方法，都必须顾及"余毒未尽"，在方药中合理配伍，以达到清除体内剩余癌毒、减少复发转移的目的。中晚期恶性肿瘤患者，往往出现正气不足、阴阳失调，治疗当以扶助正气、调理阴阳为主，适当佐以抗癌之品。一则抑制癌毒生长，使其与人体共存；二则为进一步攻击癌毒为主的治疗准备条件，从而使患者获得更长的生存期。即使在恶性肿瘤的终末期，邪盛正衰，治疗只能以扶正为主，佐以对症处理，其目的还是尽可能减缓癌毒生长扩散的速度，使患者在有限的生存期内获得尽可能高的生存质量。因此，我们认为癌毒是导致恶性肿瘤发生、发展及影响预后的根本，重视癌毒的理念应该贯穿于恶性肿瘤治疗的始终。

（二）凌昌全教授治疗肝癌的临证经验

1. 治肝重脾

凌教授认为肝癌虽然病本在肝，但最易损伤脾胃。肝病则木郁，木郁则横逆乘脾；癌毒消耗气血，伤及生化之源，久致脾胃虚弱。临床广泛使用的手术、放疗、化疗、介入等治疗手段更是无一不重伤脾胃，故肝癌患者在疾病不同时期均可出现不同程度的脾气虚弱证候，临床表现为倦怠乏力、食欲缺乏、食后腹胀、大便溏薄、舌淡苔白、脉缓弱等。脾胃为后天之本，治肝求效，当先实脾，正如《金匮要略》所云："见肝之病，知肝传脾，当先实脾。"脾胃健旺，则肝癌癌毒虽剧却多易除，迨脾胃衰败，正气匮乏，则黄疸、腹水等变证丛生。

凌教授临证尤重调治脾胃，认为脾气健运，则气血得以运行全身。正气充盛，方能奋起抗邪。对于脾胃尚强的患者，方中用鸡内金、焦三仙等消食开胃药物以固护脾胃；倘癌毒或治疗因素已耗伤脾气，患者出现倦怠乏力、纳差、便溏等脾虚症状，此时多加入黄芪、白术、山药、党参等药味甘平之品以益气健脾；若脾胃久虚，酿生湿浊，患者出现恶食、腹胀、大便黏腻不爽等，此时不宜妄用温补滋腻法，宜选用芳香醒脾之砂仁、木香、陈皮等，佐以山药、白术，使补而不滞。考虑肿瘤患者多需长期服药，凌教授处方药味不多且药性平和，鲜见半枝莲、白花蛇舌草、蟾皮、全蝎、蜈蚣等抗癌药物的堆砌，更鲜用药性峻烈之品，药物入口多无辛辣、苦涩之感，更少见服用后胃肠不适者。故许多患者长期服用无所惧，更有患者服用汤药三五年，如服日常饮食汤水。

2. 治癌重毒

针对传统上"积之成者，正气不足，而后邪气踞之"的学术观点，凌教授基于长期的临床实践，认为正虚邪积只是肿瘤发生后的病理变化和病理属性，是恶性肿瘤发生、发展到一定阶段后消耗人体，损伤正气，并使机体内部继发产生痰饮、瘀血、水湿等病理代谢产物才出现的表现。而肿瘤发生、发展的中心环节应该在于癌毒的产生及其恶性生长。根据癌毒的发生、发展规律，凌教授将病程大致分为4期，把动态抗癌的思想贯穿于肝癌治疗的整个过程。每个时期都抓住主要矛盾，整体辨证，分清主次，以使患者获得最大的收益。

3. 调血畅气

肝体阴而用阳，疏气而藏血，故癌毒已成，首犯气血。癌毒最易壅聚，阻碍气血运行，同时肝主疏泄，是调畅全身气机、推动血和津液运行的重要脏器。肝癌患者多有情志抑郁、两胁满闷、嗳气、头胀头痛、烦躁等气滞、气逆的病理状态，日久气滞血瘀，又会导致瘀血等病理产物的产生，诚如《素问》云："血气稽留不得行，故宿昔而成积矣。"凌教授发现肝癌患者在不同临床分期中多可见肿块、疼痛、出血，面色晦暗，舌质暗紫，舌下络脉迂曲粗大，皮肤有瘀斑、瘀点，爪甲瘀点，脉涩等血瘀的症状与体征，且随着病情变化有不同程度的改变；手术、放疗、化疗等手段亦会增加血瘀证的发生，或使血瘀证加重。凌教授认为调畅气血，令血气条达，可达调和肝之阴阳的目的，有利于驱邪外出，在处理调气与和血的关系上，尤其重视活血化瘀，主张调血以畅气而致和平。凌教授处方中最常选用郁金、川芎、预知子等血中气药，以调和气血。对于兼有血虚者，则用当归、鸡血藤养血活血；有顽痰死血者，则用鳖甲、夏枯草软坚散结；因气虚所致者，则配伍大剂生黄芪以益气行血。同时，因肝癌患者多有出血倾向，凌教授临证非常重视用赤芍、牡丹皮等凉血活血、化瘀止血的药物，使活血而不动血。鲜用水蛭、虻虫、地鳖虫等药性峻烈、破血逐瘀的虫类药，以防活血过度导致出血。

4. 重补气阴

肝癌之毒，性情暴戾，发展迅速，易于复发和流注，多属阳热之邪。《素问》中提到"壮火食气"，癌毒最易耗伤患者气阴。同时，肝癌患者在反复经过手术、放疗、化疗、介入等现代医学方法治疗后，人体气、阴也多被耗伤损害。凌教授认为，对于气阴两虚的患者，必须重视补气养阴，此时若一味追求以毒攻毒、消灭癌毒，将适得其反。对此阶段的肿瘤患者宜根据气阴不足的具体情况，以扶正为主，追求"正胜邪自去"的治疗思路。凌教授临床善用黄芪、生地黄、白术、麦冬、天冬、石斛、南沙参和北沙参等益气养阴生津药，使患者气阴得复；兼有血虚者，则加用当归、熟地黄、何首乌、鸡血藤等补血滋阴药。

5. 方小力宏

凌教授临床遣药制方，谨遵法度，反对杂乱拼凑药物。其配伍精当，方小力宏。临床组方用药少则五六味，多则十余味，少有超过 16 味者。他认为肿瘤虽系大病，但无出"阴阳失调"之根本病机，遣方用药的目的在于通过中药"四气五味"的偏性，补偏救弊，激发人体自身的祛病强身的能力。

纵观凌教授诊治原发性肝癌不同时期的用药，可以看出其选药精当，重用主药，方小力宏。他主张在肝癌初、中期应及时选择手术、放疗、化疗、介入治疗等多种"以毒攻毒"的"招式"，最大限度地杀伤肿瘤细胞。此时辨证用药，应把握"扶正为主""辅助驱邪"的原则。处方中"以毒攻毒"的峻猛药物不宜多用。在肝癌晚期，对于失去手术时机的重症患者，则精选"以毒攻毒"重剂，以图"逆流挽舟"之效，临证常用生半夏、生天南星二味"毒药"，剂量高达 30 g，重剂久煎。

6. 擅用对药

凌教授临床尤善于使用对药，通过对药的灵活配伍，从而收到最佳的协同效果。如临床治疗阴虚常取南沙参和北沙参配伍天冬和麦冬，以肺胃同补，养阴兼能清热；气阴两伤则多用太子参配川石斛，以益气养阴、气阴并补；气虚甚者则以炙黄芪配太子参，使气旺津生；脾气亏虚则用潞党参配炒白术，以健脾气、除脾湿；脾湿内滞则以煨陈皮配砂仁，取其化湿利气之功；瘀血则停用赤芍与苦甘质润的桃仁相伍，祛瘀而不伤正；气虚血瘀则以黄芪配当归，使气行则血行；胁下结块则常用夏枯草配炙鳖甲，以软坚散结。凌教授还常用石见穿配猫人参以抗癌解毒，石见穿具有活血化瘀、清热利湿、散结消肿之功效，猫人参味苦，性寒，归肺、胃经，具有解毒消肿、祛风除湿之功效，此二药合用，石见穿得猫人参之助，活血化瘀、散结消肿之力得增；猫人参得石见穿之助，抗癌祛毒之力益彰，且二药尚有止痛之功效，确为治疗原发性肝癌之精妙配伍。

三、周荣耀经验

原发性肝癌是我国最常见的癌症之一，虽然其病因迄今尚未完全明了，但被认为与乙型和丙型肝炎，肝硬化，华支睾吸虫，遗传因素，某些微量元素缺乏，摄入黄曲霉素、亚硝胺类等化学物质有较为密切的联系。本病恶性程度较高，进展较快，早期无特异性临床症状，晚期严重威胁患者的生命。在中医学中没有相应确切的病名，而有关症状的描述可散见于"癥瘕结聚、肝积、臌胀、黄疸、胁痛"等篇章中，现代医学对原发性肝癌的治疗主要依靠早期发现和手术切除，对大量病程较晚、伴有肝硬化等症状而无手术指征的患者，则首选介入放射学的方法，即经导管肝动脉灌注和栓塞化疗等。近年来，随着新理论、新技术的进步，各种治疗方法层出不穷，如无水乙醇瘤内注射、生物反应修饰剂治疗、基因治疗、微波治疗、靶向治疗等，使原发性肝癌的疗效有所提高，但总体而言，目前对中晚期患者仍无满意的治疗措施。中医药对大部分中晚期患者具有一定的疗效，其特点是症状改善较明显，全身状态相对保持较好，生存期相对延长，不良反应较小。

对本病的病因病机认识方面，由于原发性肝癌的病因病机十分复杂，迄今尚未有完全统一的认识，历代医家所论多为外感六淫邪毒，饮食失调，或情志郁结，或正气不足，导致脏腑失和，气机阻滞，痰浊内生，瘀血内停，日积月累而成。在临床治疗方面，周教授根据多年的临床体会，结合相关文献，总结出以下针对肝癌治疗的要点。

（一）按照辨证论治的原则进行治疗

辨证论治是中医整体观念在治疗原发性肝癌中的具体体现，在探索中医辨证分型的本质和客观指标方面，许多学者进行了大量的观察和研究，但原发性肝癌的病因复杂，各阶段有不同的临床表现，辨证分型方法也不一样，周教授认为，以下的分型方法更切合临床且应用方便，如能不断地修改，使其进一步完善，并在更大的范围推广应用，将对中医治疗原发性肝癌的科研设计、项目立项、新药开发以及临床治疗等工作规范化和标准化起到极好的促进作用。周教授也针对5个分型提出了相应的治则：①肝气郁结证，治则为解郁理气，疏肝散结，方如柴胡疏肝散加减。②气血瘀滞证，治则为理气行滞，活血化瘀，方如血府逐瘀汤加减。③热毒瘀肝证，治则为清肝解毒，活血消结，方如龙胆泻肝丸加减。④脾胃气虚证，治则为补脾益气，方如四君子汤加减。⑤肝肾阴虚证，治则为养血疏肝，滋补肾阴，方如一贯煎合大补阴丸加减。

（二）对晚期患者伴发症状的治疗

原发性肝癌恶性程度高，病情变化快，在中医肿瘤的临床工作中，晚期患者占了很大的比例。对其中多见的伴发症状，周教授常常按照下列方法处理：癌性发热者，可以使用白虎汤、竹叶石膏汤等加味（鲜芦根，石斛等）；恶心呕吐者，可以使用半夏厚朴汤、旋覆代赭汤、干姜泻心汤等加减；乏力（虚劳）者，可以使用小建中汤、八珍汤、黄芪建中汤等加减；盗汗或自汗者，可以使用沙参麦冬汤、桂枝汤、牡蛎散、生脉饮等加减；出血者，可以使用黄土汤（远血）、桃花汤（近血）等加减；腹泻或便秘者，可以使用四神丸或五仁丸等加减；疼痛者，可以使用金铃子散加减；对大量腹水，特别是伴有门静脉癌栓的患者，其治疗相对困难，周教授的体会是，一般少用或不用强效利尿剂如托拉塞米、呋塞米等，而是在常规使用中效和弱效利尿剂如噻嗪类和安体舒通（螺内酯）等药物基础上，配合中医辨证施治，使用猪苓汤利水以图不伤阴，或者桂枝汤和苓桂术甘汤以图通阳利水；伴有黄疸者，则加用茵陈蒿汤等。

第五章　肝癌的西医西药治疗

第一节　肝癌化学药物疗法

一、肝癌有效的化疗药物及评价

临床上大多常用的化疗药物都被试用于肝癌的治疗,但有效率多在 15% 以下。单独的全身化疗已不主张应用,而主要应用区域性化疗及综合治疗的探索。对肝癌有一定效果且较常用的化疗药物有以下几类。

（一）5- 氟尿嘧啶及其衍生物

5- 氟尿嘧啶（5-FU）进入体内后活化成 5- 氟脱氧尿苷酸,通过与胸苷酸合成酶（TS）的竞争性结合,抑制细胞 DNA 合成而发挥抗癌作用,为治疗胃肠道肿瘤最有效且最常用的药物之一,也是肝癌化疗中应用最为普遍的药物之一。5-FU 的不良反应较轻,主要不良反应有胃肠道反应、黏膜炎等。5-FU 为细胞周期特异性化疗药,主要作用于 S 期细胞,疗效与用药时间有关,且 5-FU 的半衰期短,因而长时间持续滴注的效果优于团注法,在胃肠道肿瘤治疗中已获肯定,也有学者将 5-FU 持续灌注的方法用于肝癌的联合化疗,初步取得了较为满意的效果。5-FU 的衍生物有口服制剂替加氟（FT-

207）、优福定（UFT）、卡莫氟（HFCU）、氟尿苷等。UFT 为 FT-207 与尿嘧啶的合剂，尿嘧啶能延迟 5-FU 的降解故有增效作用。由于肝癌病灶同时接受来自肝动脉与门静脉的血供，尤其是增生活跃的周边部分主要接受门静脉血供。口服制剂吸收虽不完全，但因其能在门静脉中形成一定的血药浓度而有其独到之处，但 5-FU 的多种衍生物在肝癌化疗中的价值有限。

（二）阿霉素及其衍生物

阿霉素（ADM）为蒽环类抗生素，主要通过插入 DNA 模板抑制 DNA 复制。ADM 曾被认为是治疗肝癌最有效的化疗药物，治疗肝癌的缓解率较其他化疗药物稍优，同时也是目前治疗肝癌的常用药物之一。ADM 的心脏毒性在化疗药物中最为严重，可引起期前收缩、ST-T 改变、迟发性心肌损害，甚至导致不可逆性心力衰竭。ADM 的终身累积剂量宜控制在 $500 \sim 550 \, mg/m^2$，一般不致发生严重的心脏损害。对于 70 岁以上、有心脏疾病、曾用过大剂量环磷酰胺（CTX）、曾行纵隔放疗者，ADM 的总量应 $< 450 \, mg/m^2$。

常用于肝癌的 ADM 的衍生物有甲基异噻唑啉酮（MIT）、表柔比星（E-ADM）、吡柔比星（THP）等。MIT 的心脏毒性较 ADM 为轻，有报道采用 MIT 肝动脉内灌注可降低高复发倾向肝癌的术后复发率。E-ADM 的心脏毒性仅为 ADM 的 50%，骨髓毒性为 ADM 的 70%。有报道在栓塞化疗中应用 E-ADM 的效果与 ADM 相近，也有报道 E-ADM 的效果优于 ADM。E-ADM 的累积剂量不应超过 $800 \, mg/m^2$。THP 的心脏毒性较 ADM 轻，近年有不少应用 THP 栓塞化疗治疗肝癌的报道，但效果是否优于 ADM、E-ADM 尚待观察。

（三）顺铂及其衍生物

顺铂（DDP）的作用机制类似于烷化剂，能引起 DNA 的交叉联结、干扰细胞的正常分裂。DDP 的抗瘤谱广，抗癌作用强，对多种肿瘤均有较好的疗效。DDP 对治疗肝癌也有一定的效果，为目前肝癌局部化疗、栓塞化疗中的常用药物之一。Kasuai 等比较 DDP 的栓塞化疗与丝裂霉素（MMC）的栓塞化疗效果，发现 DDP 的效果明显优于 MMC。此外，DDP 对 5-FU 有生化调节作用，两者合用有协同效应，近年有学者采用 DDP 结合 5-FU 肝动脉内持续灌注的方法治疗复发性肝癌、肝癌伴门脉癌栓、经栓塞治疗无效的肝癌等，取得了较为可观的效果，值得进一步研究。

DDP 的不良反应主要表现为消化道反应与肾毒性，可引起肾脏远曲小管变性坏死，近曲小管透明变性，甚至发生不可逆的肾功能衰竭。全身静脉一次性应用剂量超过 60 mg 时应充分水化，以减少其对肾脏的损伤，局部应用则可减少不良反应。为减少 DDP 的毒性，近年来研究人员合成了不少铂类络合物，主要有第二代的卡铂（CBP）与第三代的草酸铂（L-OHP）。CBP 对多种肿瘤有效，肾毒性较 DDP 明显减轻，但骨髓抑制较明显。L-OHP 的肾毒性更低，但有一定的神经毒性。L-OHP 在胃肠道肿瘤的治疗中取得了较好的疗效，但在肝癌的治疗中是否优于 DDP 尚待观察。

（四）丝裂霉素及其他

丝裂霉素（MMC）在体内经酶作用，还原为双功能基烷化剂，与 DNA 形成交叉联结，抑制 DNA 合成。MMC 曾被广泛应用于各种消化道肿瘤，尤在日本备受推崇。近年发现 MMC 治疗胃肠道肿瘤的效果欠佳，且可能引起严重的不良反应（如延迟性骨髓抑制、肾脏损害、微血管病性溶血性贫血），MMC 在胃肠道肿瘤的化疗中已较少采用，但仍常用于肝癌的一次性介入化疗、栓塞化疗，每次剂量可用 10～20 mg，累积剂量宜控制在 80 mg 以内。

依托泊苷（VP-16）为鬼臼毒素的半合成衍生物之一，通过抑制 DNA 拓扑异构酶 Ⅱ 而发挥抗癌作用，对肺癌、恶性淋巴瘤、胃肠道肿瘤、卵巢癌等有一定疗效。也有学者将其用于肝癌的联合化疗，1997 年 Bobbio-pallavivini 等采用 VP-16 联合 E-ADM 治疗 36 例肝癌，有效率 39%，中位生存期 10 个月。VP-16 在肝癌中的应用较少，其疗效尚待更多的临床验证。羟喜树碱（HCPT）为国内合成的药物，是 DNA 拓扑异构酶 Ⅰ 的抑制剂，在肝癌的局部化疗中也较常用，但其疗效尚待证实。

近年有不少新的化疗药问世并进入临床应用，如紫杉醇（PTX）、多西他赛（TXT）、伊立替康（CPT-11）、双氟胞苷、草酸铂等，在乳腺癌、肺癌、肠癌等的治疗中取得了一定进展，但在肝癌的治疗中应用不多且疗效不肯定。如 PTX 虽在体外实验、Ⅰ 期临床试验中显示有一定效果，但未被 Ⅱ 期临床试验所证实。目前仍需进一步开发高效的抗肝癌化疗药物应用于临床。

二、常用化疗方案的选择及评价

目前肝癌的化疗大多采用联合化疗，以发挥不同化疗药物协同或相加抗癌作用，提高治疗效果。联合化疗一般选择对肝癌有效的单药，如 5-FU、DDP、ADM、MMC 等的二联或三联用药。临床常用的化疗方案有以下几种。

（一）FP 方案

FP 方案应用 5-FU 和 DDP 进行联合化疗，5-FU、DDP 均为对肝癌有效的单药，且两者同用有明显的协同作用，对骨髓抑制不明显。FP 方案在头颈部肿瘤、消化道肿瘤治疗中被广泛应用，近年来备受推崇，也是治疗肝癌的常用方案。FP 方案用于肝动脉局部化疗的用法有 3 种：①一次性灌注。5-FU 1.0 g、DDP 60～80 mg，每 3～4 周重复；② 5-FU 0.5 g、DDP 30 mg，每周 1 次经动脉泵灌注，4 次为一个疗程；③经动脉泵小剂量持续灌注：5-FU 0.25 g/d（持续灌注 5 h 以上），DDP 10 mg/d（持续 1 h），连续 5 天，每周重复，4 周为一个疗程。FP 用于栓塞化疗则常将 5-FU 直接推注后，将 DDP 混入碘油注入肝动脉。由于 5-FU 为细胞周期特异性药，且半衰期短，其疗效与滴注时间有关，持续滴注较短暂的滴注疗效更佳，FP 方案也可能以小剂量持续灌注为佳。近年来，有学者采用 FP 方案经动脉泵小剂量持续灌注治疗肝癌，取得了较满意的效果。Okuda 等采用动脉泵小剂量持续灌注治疗 31 例复发性肝癌，取得完全缓解率 29%、有效率 71%、5年生存率 45.7% 的效果。Ando 等以同法治疗 9 例合并门脉主干癌栓的肝癌患者，有效率 44.4%，3 年生存率 40%，中位生存期 9.2 个月。还有学者采用 FP 外周静脉小剂量持续滴注治疗原发性肝癌，发现对胆管细胞癌有一定的效果（有效率 33%），而对肝细胞性肝癌无效。FP 小剂量持续灌注治疗肝癌的价值还有待更多病例数的前瞻性对照研究以证实。

（二）FAP 方案

FAP 方案即在 5-FU、DDP 的基础上再加上对肝癌较有效的 ADM 类药物，可适用于一般情况好，无严重心、肾疾病的患者。一般采用一次性肝动脉内灌注：5-FU 1.0 g，DDP 60～80 mg，ADM 30～50 mg（或 E-ADM 50～70 mg，或 THP 40～60 mg），每 3～4 周重复 1 次。在栓塞化疗中，可将 DDP 或 ADM 混入碘油行肝动脉灌注。由于增加了 ADM 类药，不良反应将加重，但能否提高治疗效果尚不明确。

（三）FM 方案

FM 方案应用 5-FU 和 MMC 进行联合化疗，5-FU、MMC 均为治疗肝癌有效且较常用的药物。FM 方案曾为治疗消化道肿瘤的最常用方案之一，近年由于 MMC 的毒性而少用，但在肝癌的局部化疗中仍较常采用。FM 方案的用法有 2 种：① 5-FU 1.0 g，MMC 10 ~ 20 mg，一次性肝动脉内灌注，每 3 ~ 4 周重复 1 次；② 5-FU 0.5 g，MMC 4 mg，每周 1 次肝动脉泵内灌注。在栓塞化疗中则将 MMC 10 ~ 20 mg 混入碘油灌注。由于 MMC 的骨髓抑制毒性较明显，在应用 FM 方案化疗过程中应严密观察血常规，另外注意 MMC 的累积剂量不应超过 80 mg。

（四）FAM 方案

FAM 方案是指在 FM 方案基础上再增加 ADM 类药，此方案可有助于提高疗效，但将增加不良反应发生的风险。FAM 曾为治疗胃癌的首选方案，也是目前肝癌局部化疗中的常用方案。肝动脉化疗时常采用 5-FU 1.0 g，ADM 30 ~ 50 mg（或 E-ADM 50 ~ 70 mg，或 THP 40 ~ 60 mg）、MMC 10 ~ 20 mg，每月重复 1 次。栓塞化疗时则可将 ADM、MMC 混入碘油灌注。

（五）FPM 方案

FPM 方案是 5-FU、DDP、MMC 三药联合，也是目前肝癌化疗的常用方案之一。常采用 5-FU 1.0 g、DDP 60 ~ 80 mg，MMC 10 ~ 20 mg 肝动脉内一次性灌注，每月重复 1 次。栓塞化疗时常将 DDP、MMC 混入碘油灌注。

三、化疗药物不良反应的预防与处理

（一）化疗药物不良反应的发生机制

要想了解化疗药物不良反应发生的机制，就需要了解细胞动力学。细胞动力学不仅能解释不良反应发生的原因，还能为选择合适药物提供线索，而且为探索合理的药物用法指出方向。事实上，细胞动力学已经成为确定化疗方案中的药物和用法的重要依据。

1. 细胞动力学与化疗

细胞动力学研究的是细胞群体生长、繁殖、分化、游走、死亡等各种运动变化的规律。细胞增殖是分成几个阶段循环往复的，增殖中的细胞均需经过一个细胞周期才能一分为二，从而继续繁殖。

（1）细胞周期

细胞周期可以分为以下几个阶段。

G_1 期：合成前期，没有 DNA 的合成，为下一阶段的细胞合成准备必要物质的阶段（如蛋白质、RNA）。

S 期：合成期，合成细胞核最重要的成分 DNA。

G_2 期：合成后期，DNA 合成终止，RNA 和蛋白质大量合成，细胞膜为下一阶段分裂做转化准备。

M 期：有丝分裂期，染色体以纺锤体形式分裂和复制，一个细胞分裂成两个相同大小的子细胞。

G_0 期：静止期，该期细胞暂时脱离细胞周期处于休止状态，部分细胞会重新进入 G_1 期并开始下一个循环周期，分裂繁殖；另一部分细胞可处于休眠状态，从几个月甚至到几年（成为复发的主要原因之一）。

（2）化疗药物分类

根据化疗药物对细胞增殖周期与各时相的不同作用，可将抗癌药物分成两大类。

细胞周期非特异性药物：本类药物可杀伤处于各种增殖状态的细胞，均在大分子水平上直接破坏 DNA 的双链，与之结合成复合物，从而影响 RNA 转录与蛋白质的合成。它们的作用与 X 线相似。细胞周期非特异性药物对癌细胞的作用较强而快，能迅速杀死癌细胞。其剂量反应曲线接近直线，在机体能耐受的毒性限度内，其杀伤能力随剂量的增加而增加；剂量增加一倍，杀灭癌细胞的能力可增加数倍至数十倍，在浓度和时间的关系中，浓度是主要因素。烷化剂、亚硝脲类化合物、铂类化合物、达卡巴嗪（DITC）、抗肿瘤抗生素中的蒽环类和丝裂霉素属于此类。

细胞周期特异性药物：本类药物只能杀伤处于增殖周期中某一时相或多个时相的细胞，对 G_6 期细胞不敏感，在小分子水平上阻断 DNA 的合成，从而影响 RNA 转录与蛋白质的合成。这些药物之间关系密切，其杀伤作用很难截然分开，能在几个时相同时发挥作用。细胞周期特异性药物的作用较弱而慢，需要一定时间才能发挥其杀伤作用。其剂量反应曲线是一条渐近线，即在小剂量时类似于直线，达到一定剂量后不再上升。相对来说，在影响疗效的浓度与时间的关系中，时间是主要的因素。长春碱类、喜树碱类、紫杉类是 M 期特异性药物，门冬酰胺酶、肾上腺皮质类固醇是 G 期特异性药物，博来霉素（BLM）、平阳霉素（PYM）是 G 期特异性药物，阿糖胞苷、双氟胞苷、氟尿嘧啶及其衍生物、甲氨蝶呤、羟基脲等是 S 期特异性药物。

因此，为使化疗药物发挥最大的作用，细胞周期非特异性药物宜静脉一次性注射，而细胞周期特异性药物则以缓慢静脉滴注或肌内注射为宜。而在联合化疗方案中常常需要两类药物共同应用才能取得良好疗效。

2. 不良反应发生机制

增殖中的肿瘤细胞对于生物合成所必需的关键性原料（如氨基酸、嘌呤、嘧啶等）的缺乏是敏感的，肿瘤细胞也需要完整的 DNA 来进行复制，所以它们可被破坏核酸、DNA 结构的抗癌药物所杀伤。但是，对于和肿瘤组织同样处于积极增殖状态，甚至增殖速度超过肿瘤组织的正常组织，同样可被破坏核酸、DNA 结构的抗癌药物所杀伤，如骨髓细胞、胃肠道黏膜细胞、上皮细胞、生殖细胞、毛囊等，所以患者会出现骨髓抑制、腹泻、呕吐、溃疡、脱发等不良反应。

3. 药物的安全限度

在一般情况下，药物对肿瘤细胞与正常细胞没有太大的选择性，因此在杀灭、抑制肿瘤细胞的同时，也会损害相当数量的正常细胞。除了对人体各种组织、器官如心血管系统、肝脏、肾脏、神经系统等可造成损害外，如前所述对于增殖活跃、代谢旺盛的细胞，损害尤为严重。由于这些细胞的增殖速度也超过肿瘤细胞，所以我们仍然可以根据选择性毒性的原理来进行化疗。例如，造血系统与胃肠道等更新较快的组织用药后的修复时间约 2 ～ 3 周，而肿瘤组织的修复时间与之相比要长得多。在大剂量给药后可休息 2 ～ 3 周（间隔时间可根据情况灵活掌握），使正常组织得以恢复再给药，而肿瘤组织则于未能恢复的情况下遭受再一次杀损伤，肿瘤细胞的数目进一步减少。

4. 其他影响因素

药物的不良反应与多种因素有关，如药物对细胞的作用、给药途径、药物在体内的分布、组织内的活化速度及程度、组织内的灭活强度及速度等。同一药物由于使用方法不同，毒性反应也不一样。药物对机体的毒性还存在选择性。某些药物骨髓抑制重，但呕吐反应轻；某些药物呕吐反应重，但骨髓抑制轻。有些抑制骨髓的药物主要抑制白细胞生长，有些主要抑制血小板生长；有致吐作用的药物在发生作用时间、持续作用时间方面也多有不同。多药联合化疗时，癌细胞死亡率通常有所增加，毒性也往往增大。在制订化疗方案时，除了要考虑抗瘤谱、药物作用时相外，还要注意尽可能使各药的毒性反应不相重复。

（二）化疗常见不良反应

1. 常见不良反应

化疗常见的不良反应有骨髓抑制、胃肠道反应、肝肾损伤、心肺毒性、脱发、黏膜炎、静脉炎、发热、神经毒性等。

（1）骨髓抑制

骨髓抑制较明显的药物有 PTX、TXT、VP-16、CBP、ADM、THP、MMC 等。骨髓抑制往往是导致化疗被迫减量或停药的最常见原因。

（2）胃肠道反应

恶心、呕吐：多数抗肿瘤药会引起不同程度的恶心和呕吐，其中呕吐程度最重的药物为 DDP，其次为 ADM、表柔比星（EPI）、VP-16、5-FU 等。

腹泻：5-FU 及其衍生物如氟尿苷、FT-207、UFT、HCFU 等均可引起腹泻，THP、ADM、MMC、PTX、TXT 较少发生。可引起少数患者腹泻的药物有 DTIC 等。

便秘：可以引起便秘的常用化疗药有长春碱（VLB）、长春新碱（VCR）、长春地辛（VDS）、TXT 等。长春碱类药物偶可引起麻痹性肠梗阻。此类药物一般虽不用于肝癌，但目前化疗时用于止吐的 5-HT$_3$ 受体拮抗剂均有致便秘作用。

腹痛：可引起腹痛的化疗药有 VLB、VCR 等。

（3）肝肾功能损伤

肝损伤：5-FU、FT-207、PTX、TXT、CBP、ADM、VP-16、DDP 等均可引起，常表现为胆红素和转氨酶的异常。多数药物是在少数患者中发生轻度和一过性损伤，原肝功能较差或大剂量用药易产生严重肝损伤，治疗中应注意密切观察。

肾损伤：DDP 引起者最常见，尤其在用药剂量较大又未予水化利尿时可引起严重肾损伤而致肾功能衰竭。CBP、MMC 等有时亦可发生肾损害，但这些药物多为少数患者发生的一过性轻度损伤。如原肾功能正常，一般不会影响用药。

（4）心、肺毒性

心脏毒性：常用的 5-FU、ADM、THP、EPI、PTX 等均有心脏毒性。可表现为心肌缺血、充血性心力衰竭、心律失常等。

肺毒性：化疗药物中 BLM、PYM 肺毒性发生率相对较高，但不用于肝癌。除 MMC 有时亦可发生肺毒性外，其他药物少见。

（5）脱发

蒽环类药物最多见且最强，其中ADM常可致全秃，EPI较ADM轻，THP最轻。CBP、DDP、VP-16、PTX、TXT、5-FU、MMC等亦可引起不同程度的脱发。

（6）黏膜炎

5-FU、ADM、EPI、THP较易出现黏膜炎，常发于口腔，尤其在使用较大剂量时可出现严重黏膜炎或黏膜溃疡。还有PTX、TXT、MMC等亦可出现不同程度的黏膜反应。

（7）静脉炎

5-FU、MMC、ADM、EPI等都有不同程度的静脉炎。由于5-FU长时间静脉滴注或持续24～48 h泵入，全身化疗时外周血管静脉炎发生率很高。

（8）其他不良反应

常见的有皮疹、发热、听力减退（DDP引起者多见）、皮肤色素沉着、神经毒性等。

2. 不良反应的评估

（1）不良反应评估的意义

化疗的疗效评估十分重要，但对化疗不良反应的评估同样非常重要，临床上由于对化疗耐受性差而半途终止化疗者并不鲜见。由于药物和治疗手段的进步，过去困扰临床医生的骨髓抑制、呕吐、心肝肾功能损害等都有了防治方法。但是如果我们忽视对不良反应的评估，就有可能影响治疗方案的实施，最终影响患者的生活质量和生存期。

（2）分级评估依据

化疗不良反应通常采用分级评估的方法，一般分为0～Ⅳ度。通常对0～Ⅰ度反应可以不处理，Ⅱ度反应则需要酌情判断予以处置，对Ⅲ～Ⅳ度反应必须积极处理。分级标准可参考世界卫生组织（WHO）标准和美国国家癌症研究所（NCI）通用标准。

（三）骨髓抑制及其防治

1. 骨髓抑制的表现

骨髓抑制最易表现为白细胞（特别是粒细胞）和血小板减少，不同药物对骨髓抑制程度不同，出现快慢不同，持续时间不同。根据对造血系统损伤程度的不同，可将化疗药物分成两类：5-FU、VP-16、DDP、PTX、TXT等是暂时性损伤骨髓造血功能的化疗药物，此类药物引起的骨髓抑制多在用药后1～3周出现，持续2～4周恢复，主要是血小板减少和粒细胞减少；MMC、ADM、THP、CBP等具有延期毒性，是重度损伤骨髓造血功能的化疗药物，此类药物长时间应用往往可引起全血细胞降低。

2. 骨髓抑制的一般防治

化疗后每周查 2 ~ 3 次末梢血常规。注意观察生命体征，有无感染或出血倾向，慎服解热镇痛类药物。可服用中药或配合应用针灸、穴位注射等方法改善血常规。注意观察有无感染发生，及时清除感染源，阻断感染途径，必要时应用抗生素。

3. 常用药物

（1）集落细胞刺激因子

常用的有 G–CSF 和 GM–CSF。

G–CSF：代表药是注射用重组人粒细胞集落刺激因子（格拉诺赛特）和非格司亭。国产 G–CSF 均为非格司亭仿制品，剂型与其相同。用药时根据白细胞水平选择剂量，一般至少用 5 ~ 7 日。不良反应有肌肉、关节酸痛，偶有发热、皮疹、皮肤发红、恶心、呕吐、头痛、乏力、心悸、一过性血压下降、尿酸和肌酐升高、转氨酶和碱性磷酸酶升高等。

CM–CSF：代表药物是注射用重组人粒细胞巨噬细胞刺激因子（沙格司亭），每次根据白细胞降低水平调整剂量，15 μg 连用 5 ~ 7 日或 15 ~ 30 μg 连用 8 ~ 10 日，每日 1 次，皮下注射。一般用药 3 ~ 5 日外周血白细胞计数开始回升，3 ~ 14 日恢复正常。该药副作用较明显，有低热、恶心、头痛、肾功能衰竭、血压波动、憋气、胸闷等，应及时对症处理，严重时停药。

（2）其他造血生长因子

促血小板生成素（TPO）：使用大剂量化疗后，不仅使白细胞和中性粒细胞减少、重度骨髓抑制，亦常同时发生血小板减少。TPO 特异性地作用于巨核细胞 – 血小板系的分化和成熟。管氏曾联合应用重组 TPO 和 G–CSF 观察对骨髓抑制性小鼠外周血小板及白细胞的影响，结果表明重组 TPO 对骨髓抑制性小鼠外周血小板的恢复有促进作用。

IL–2 及其衍生物：基因工程重组人白介素 –2（rhIL–2）1997 年在美国上市，是治疗化疗所致血小板减少症的特效药物。国产的 rhIL–2 衍生物正在进行临床试验，临床试用显示 rhIL–2 对治疗化疗引起的 Ⅱ 度以上血小板减少是有益的。

红细胞生成素（EPO）：EPO 是应用 DNA 重组技术及细胞培养技术而制成的，它是由肾脏产生的一种糖蛋白，可以促进红细胞祖细胞的分化及增殖。用法 1 500 ~ 3 000 U，皮下注射，每周 3 次。用于癌症贫血患者。本药在应用时，应定期复查血红蛋白浓度或红细胞比容,注意观察有无血压异常或高血压性脑病的发生,对于血液黏稠度高的患者慎用。本药可能会引起血钾升高。

（3）激素类药物

甲羟孕酮:具有改善癌症患者联合化疗期间的生活质量,使化疗药物的血液毒性明显下降和保护骨髓的作用。每次 250 mg,口服,每日 2 次。注意同时配合服用阿司匹林类药物,防止血栓形成。

泼尼松类药物:用于治疗血小板低下引起的出血倾向时,其有非特异性凝血作用。每次 20 mg,口服,每日 1 次。

值得注意的是,激素类药物均不可长时间使用,并应强调适应证的选择。

（4）其他药物

利可君:每次 20 mg,每日 3 次,口服。

腺嘌呤:每次 20 mg,每日 3 次,口服。

肌苷:每次 200 ~ 600 mg,每日 3 次,口服。

鲨肝醇:每次 50 ~ 150 mg,每日 3 次,口服。

这类药物治疗骨髓抑制作用较差,尤其对严重白细胞减少者多无明显效果。现临床上已较少使用。

（四）化疗所致的呕吐与止吐治疗

目前认为,化疗药物及其代谢产物刺激胃肠道的传入受体,通过迷走神经传入呕吐中枢导致呕吐的发生;或是通过血液刺激多巴胺受体、5-HT 受体等,从而引发呕吐。化疗药物还可直接刺激小肠,诱发大量内源性 5-HT 释放,通过血液刺激延髓的 $5-HT_3$ 受体,亦可间接通过迷走神经,刺激呕吐中枢的 $5-HT_3$ 受体诱发呕吐。

1. 呕吐反应分类

即时呕吐:指发生于化疗后 24 h 内的恶心呕吐,多见于静脉给药后,此期发生的恶心呕吐最为严重。如 DDP 在给药 30 min 即可发生。大多数药物则在给药后 1 ~ 2 h 发生。

延迟呕吐:指化疗给药超过 24 h 后出现的呕吐或化疗后持续性呕吐,它在程度上比急性呕吐轻,但可引起水分丢失和营养吸收困难、降低药物疗效。延迟呕吐多见于使用大剂量 DDP（85 mg/m³ 以上）的患者,呕吐多开始于化疗后 48 ~ 72 h。

先期呕吐：先期呕吐是一种条件反射，实际上属于心理疾病的范畴。常见于之前化疗期间呕吐控制不好的患者，恶心、呕吐可发生在化疗前或给药的同时。

2. 常用的止吐药物

（1）化学感受器类药物

甲氧氯普胺（胃复安）：一般认为本药是通过阻抗化学感应区神经传导介质多巴胺而发挥止吐作用的，目前认为也能阻断 5-HT$_3$ 受体。本药还能增强胃和食管的蠕动，促进胃排空。通常剂量为 5 ~ 20 mg，口服、静脉注射或肌内注，其主要不良反应是拮抗多巴胺受体引起的锥体外系反应。

多潘立酮（吗丁啉）：吗丁啉是一种较强的多巴胺受体拮抗剂，具有外周阻滞作用。对于治疗化疗引起的中等强度的呕吐效果理想。常用剂量为 10 mg，口服或肌内注射，每日 3 次。

氯丙嗪：小剂量应用可抑制延脑催吐化学敏感区的多巴胺受体，大剂量应用还能直接抑制呕吐中枢，具有较强的镇吐作用。用法为每次 25 ~ 50 mg，口服、肌内注射或静脉滴注滴，每 3 ~ 4 h 1 次，直至呕吐停止。主要不良反应有肝肾功能损害及直立性低血压，不宜与甲氧氯普胺合用，否则会加重或诱发锥体外系反应。

氟哌啶醇：临床用于治疗呕吐及顽固性呃逆。止吐效果比甲氧氯普胺差，可用于不能使用甲氧氯普胺的患者，或协同使用。常用剂量为 1 次 1 ~ 3 mg，口服，4 ~ 6 h 1 次，或 5 ~ 10 mg，肌内注射，3 ~ 4 h 1 次。不良反应与甲氧氯普胺类似。

抗组胺类：代表药物为苯海拉明。该药物能阻断呕吐中枢的 H$_1$ 受体，能对抗或减弱组胺对血管、胃肠平滑肌的作用，中枢神经系统的抑制性较强，对甲氧氯普胺等多巴胺受体拮抗剂有协同作用。用法为每次 25 ~ 50 mg，每日 2 ~ 3 次，口服或肌内注射。不良反应有头晕、头痛、嗜睡、皮疹及粒细胞减少等。

作用于大脑皮质的药物：地西泮（安定）。用法为 2.5 ~ 10 mg，口服、肌内注射或静脉注射，化疗前 1 ~ 2 h 给予。注意本药不能与其他药物混合滴注。有青光眼及重症肌无力者禁用，肺心病患者、老年人、肝肾功能减退者慎用。

皮质类固醇类药物：单药使用疗效不理想，常与其他止吐药物联合使用。短期应用皮质类固醇的副作用轻微少见，有糖尿病或其他皮质类固醇禁忌证的患者应慎用。常用药物为地塞米松，每次 5 ~ 10 mg，静脉注射，每 6 h 1 次；甲泼尼龙，每次 125 ~ 250 mg，每 3 ~ 6 h 1 次，静脉注射，共 4 次。

（2）5-HT₃受体拮抗剂

5-HT$_3$受体拮抗剂的止吐效果优于甲氧氯普胺，主要的优点是无甲氧氯普胺所致的锥体外系症状，对儿童及青年人尤其显得安全。其作用机制为高选择性地与5-HT$_3$受体结合，通过阻断5-HT$_3$的作用，从而达到强烈的止呕效果。

格拉司琼（凯特瑞）：半衰期为9 h，每次给药3 mg后，可维持24 h的止吐效果。用量通常为3 mg，用20～50 mL的5%葡萄糖注射液或生理盐水稀释后，于治疗前30 min静脉注射，给药时间应超过5 min；给药后预防和控制恶心、呕吐的药效维持时间可超过24 h，因此大多数患者每天只需给药1次即可，必要时可增加给药次数1～2次，但每日最高剂量不应超过9 mg。常见的不良反应有头痛、倦怠、发热、便秘，偶有短暂性无症状肝转氨酶增高，一般无须特殊处理。对本品或有关化合物过敏者禁用，消化道梗阻者禁用。

托烷司琼（欧必亭）：托烷司琼为高度选择性的5-HT$_3$受体拮抗剂，生物半衰期为20 min，消除半衰期为8 h，所以此药的吸收利用快，但排泄缓慢。用法为托烷司琼5 mg加100 mL液体，化疗前30 min静脉滴注，每日1～2次。本药不良反应较小，无锥体外系症状，少数患者有头痛、便秘、眩晕、腹痛的表现。

由于药物、方案和患者的个体差异，单用某一种止吐药物通常无法达到满意的疗效，临床上经常采用联合用药。如甲氧氯普胺、地塞米松配合5-HT$_3$受体拮抗剂疗效更高，且能减少5-HT$_3$受体拮抗剂的用量，患者便秘发生率降低，所需费用也减少。

（五）心脏毒性及其防治

心脏毒性最严重的药物为蒽环类药物，如ADM、EPI、THP等，5-FU、PTX等亦可引发。

1. 临床表现

（1）症状及体征

常见乏力、心慌及呼吸困难等。严重时则有心功能不全，可见喘憋、心悸、活动性呼吸困难等症状，并可有脉率快、呼吸急促、肝脏增大、心脏扩大、水肿、胸腔积液及肺水肿等征象。心脏毒性在化疗当日即可出现，化疗后1～2个月亦可发生，也有停药后1～2年发生者。每次化疗前后应进行心电图检查，必要时应用心电监护。

（2）心电图改变

可见阵发性室上性心动过速，心律失常多为一过性的、可逆性的，无须中止治疗。据统计，心电图的异常率约14%，一部分患者可以继续用药。蒽环类药物引起的特殊心电图表现为：心脏毒性早期出现者往往症状轻，QRS 低电压，收缩间期延长，射血分数减低，各种心律失常，包括传导阻滞。心电图改变不严重，而后期迟发较多的是顽固性充血性心力衰竭，有些可致死。

2. 常用化疗药物的心脏毒性

（1）蒽环类药物

ADM 和 EPI 等蒽环类药物的心脏毒性与其累积量有关，一般认为 ADM 引起不可逆心肌毒性的总量为 550 mg/m^2，EPI 为 950 mg/m^2，THP 为 850 ~ 1 100 mg/m^2。

下列情况应视为 ADM 使用的高危因素：①心脏曾经或正在接受放疗；②年龄超过70岁；③已有心脏瓣膜疾病、冠心病、心肌病或高血压者；④糖尿病合并心绞痛；⑤ ADM 心脏累积剂量已达 450 mg/m^2 者；⑥ CTX、MMC、BLM、长春碱类等与 ADM 合用可增加心脏毒性，应予以注意；⑦使用方法也影响阿霉素的心脏毒性，同等剂量的阿霉素分 3 周给药比集中一次给药更为安全，静脉滴注的心脏毒性较大剂量静脉推注应用为轻。

（2）5-FU 的心脏毒性

5-FU 可诱发心肌缺血。持续静脉滴注 5-FU 偶有心绞痛及心肌梗死的报告，房颤、室颤可发生在 5-FU 给药后 3 ~ 18 h。Labianca 等综述 1 000 例使用 5-FU 的患者，有 1.6% 出现了心肌毒性。原先有缺血性心脏病史者，心肌毒性发生率增加到4.5%。戊四硝酯及钙通道阻滞剂可能有预防其心脏毒性的作用。

（3）PTX 的心脏毒性

可见心律失常如室速、期前收缩、束支传导阻滞等，可发生在给药期间，合用 DDP 可能加重本药的心脏毒性。

3. 药物治疗

（1）常用药物

辅酶 Q$_{10}$：每次 20 ~ 40 mg，每日 3 次，口服。

维生素 E：每次 100 ~ 200 mg，每日 2 ~ 3 次，口服。

还原型 GSH：每次 600 mg，加入 5% 或 10% 葡萄糖注射液 500 mL 静滴，或每次 600 mg，每日 1 次，肌内注射。

以上药物一般在化疗前 1 ~ 3 天开始使用，直至化疗结束。有报道为其对阿霉素诱导的延迟性心脏毒性的预防作用，每次使用阿霉素前给予 GSH，每周总计量为 1 000 mg/kg，可以减轻 Q-T 间期的延长、心肌收缩性和形态学改变。

（2）其他药物

应用强心剂、利尿剂及 ATP 对治疗化疗所致的急性心肌毒性有利，用药期间卧床休息和少盐饮食也是应注意的手段。

第二节　肝癌的放疗

一、放疗对肝癌的作用

手术疗法一直是治疗肝癌的主要手段，20 世纪 80 年代以来，放疗比例逐步上升，疗效也不断提高。对大多数手术不能切除的 II 期肝癌，或肝硬化不严重的肝癌患者，放射治疗（简称放疗）是值得选择且效果可靠的治疗手段之一。已有的实践证明：肝癌放疗能使肿瘤缩小，肿瘤相关症状改善，患者的生命延长。目前，随着放疗病例数的增加及疗效的提高，放疗在肝癌治疗中的地位也日渐提高，已成为治疗中晚期肝癌的一种重要方法。

二、肝癌放疗指征和禁忌证

（一）肝癌放疗的指征

肝癌放疗的指征可分为绝对指征和相对指征两种。

1. 绝对指征

绝对指征指肝癌经放疗后，有可能达到下述情况者：肝内癌灶控制并达到完全缓解，AFP 水平降至正常，全身情况好转，有较长的生存期。

一般认为，全身情况良好，卡诺夫斯凯计分为 70 分以上，肝内癌灶单个直径在 8 cm

以下，癌灶局限于一叶，癌灶总体积占肝脏体积 50% 以下，无明显癌栓存在，肝功能在正常范围，肝硬化不明显，无其他晚期症状和体征，均可视为本指征范围。

2. 相对指征

相对指肝癌经放疗后具有一定的姑息价值。包括：①肝内癌灶得到一定的控制，达到部分缓解、稳定的情况；②改善症状，如肝区疼痛、胀满等；③门静脉内癌栓得到一定的控制；④对远处转移的治疗以控制转移灶或改善症状为主；⑤其他治疗后肝内残存或复发癌灶的姑息治疗。因此，以下情况，可作为放疗的相对指征：①肝内癌灶大于 8 cm，或多个癌灶占肝脏总体积 50% 以上；②门脉总干或其左、右分支有癌栓，针对癌栓做放疗；③肝门区附近癌肿，伴有阻塞性黄疸存在，可试行肝门区放疗以缓解症状；④不论原发灶是否得到控制，而存在肺、骨、淋巴结转移，或已有脊髓受压症状时，可采用放疗缓解症状；⑤手术后或介入治疗后，癌灶残存未控制或有肝内播散，一般情况较好，可试行全肝移动条野放疗。

（二）肝癌放疗的禁忌证

肝癌放疗的禁忌证，意味着肝癌在某些情况下行放疗，无益反而有害。亦可分为相对禁忌证和绝对禁忌证两种。

1. 相对禁忌证

相对禁忌证系指在当时的情况下，患者不宜即期施行放疗。若这些情况能予以纠正，仍可应用姑息放疗，且有一定的效果。

相对禁忌证包括：①有大量腹水存在，经应用中、西药物治疗后，腹水得到控制，仍具有放疗指征；②有黄疸存在，经中、西药物治疗后黄疸被控制，仍可进行放疗；③肝功能不正常时，如 ALT 升高，或白蛋白在 30 g/L 以下，或凝血酶原时间延长，如经治疗能恢复至正常者，仍可考虑姑息放疗。

2. 绝对禁忌证

绝对禁忌证指绝无可能再予放疗，用之有害。绝对禁忌证有：①肝功能严重受损，ALT 升高大于正常 50% 者，白蛋白小于 30 g/L，凝血酶原时间延长者；③上消化道出血者；④有出血倾向者；⑤严重肝硬化，肝性脑病，脾功能亢进及血常规严重降低者；⑥全身情况极差，体力活动情况卡诺夫斯凯评分 40 分及以下者；⑦肝内癌灶巨大或广泛，伴有黄疸、腹水或远处转移者；⑧炎症型肝癌，疾病进展迅速者。

三、肝癌放疗的实施

（一）放疗的原则

放疗的疗效与放射剂量有关，应尽可能给予较高剂量。关于放射的总剂量，以患者肝功能不出现严重损害为限。

一般认为，放射野只包括局部的肿瘤，不包括肝脏淋巴引流区。对块状型肝癌，只做局部放疗；对块状型伴有肝内播散者，先做全肝照射，若缩小明显，再使用局部肿块照射；对弥漫型的病灶，一开始就应采用全肝照射；对因肝门区受肿瘤压迫而引起黄疸者，应先行照射肝门区，采用体部 X 刀或 γ 刀大剂量、少分次照射效果较优。

此外，在放疗期间，必须严密观察患者的 AFP 水平、肝功能以及全身情况的变化。AFP 水平下降、肿瘤缩小或全身情况有改善者，疗效较好；反之则疗效较差。因此，对治疗期间患者全身情况恶化、肿瘤增大、AFP 水平上升者，不应勉强完成放疗疗程，应适时中止放疗，并改用其他疗法。

（二）放疗的方法

肝癌的放疗方法包括外放射和内照射两类。

近年来，由于外放疗设备的飞速发展，加速器的应用已较普遍，但以 ^{60}Co 为放射源的 γ 刀仍为常用设备。国外亦有用质子治疗肝癌的报道。随着设备的更新，深部剂量的提高，放疗对肝癌的疗效也在不断提高。

1.肿瘤定位

应事先确定肝内癌灶的大小及范围。已经手术或剖腹探查的患者，对手术切除后有残留的区域，可在术中用银夹标记肿瘤位置，利于在模拟机下定位。对于多数未经手术的患者，对他们肝内癌灶的大小、范围的确定，仍存在一定的困难。

临床一般根据 B 超、CT、MRI 或放射性核素扫描，同时结合临床检查，将肿瘤范围准确、垂直地投影于患者前腹和后背皮肤上，并借此确定放射野的设置。但问题是，有时以上几种影像诊断所得结果并不一致，有时即使结果相似，但与实际情况并非完全相符。由于癌灶可能没有完全包括在放射野之内，在放疗期间，癌肿仍可继续发展，甚至扩散，这是肝癌放疗失败的重要原因之一。因此，尽可能将已知癌灶包括在放射野内是极其重要的。

2. 设置放射野

肝癌放射野的设置，应根据每个患者的具体情况来确定。放射野应尽可能地包括全部肿瘤，要特别注意保护肾脏。对肝癌放射野如何设置，目前临床还缺少比较一致的方法。

目前临床采用的大致有以下几种方式。

（1）全肝移动条照射

如肿瘤体积较大，多采用全肝移动条野照射技术。移动条野放射技术，除20世纪60年代 Delclos 及更早的 Paterson 等采用外，文献很少报道。据复旦大学附属肿瘤医院报道的临床资料，这种放射野适用于巨大的肝癌病灶。一般患者较能耐受这种方式的放射，对肝癌灶而言，易达到一定的肿瘤放疗量。其方法是在肝区沿左右方向分成多个宽约 2.5 cm 前后对应的纵行节段，从右向左顺序编号，第一天照射第 1 条，第 2 天照射第 1 条和第 2 条，以后逐日增加照射条数，至每天照射 4 条时，即宽度达 10 cm 时，以 4 条为一个放射野单位向左移动，移动幅度为每日 1 条，照射至最后 1 条时，每日缩减 1 条，至最后 1 条。使每 1 条野照射 4 次，每次照射 25 ~ 35 Cy，休息 2 周后进行下一个疗程。后野全肝移动条野照射时，须用 2 ~ 4 个半价层的铅块保护肾脏。

自全肝移动条野照射技术应用于肝癌治疗以来，此疗法争议颇多。反对的理由如下：①条野照射技术源于 20 世纪 50 年代，因受当时设备的限制，在需要大野照射时，无法得到很大的照射野，故采用条形野技术，现今放疗设备已能满足大野照射的要求，故条形野技术可不再应用。②条野照射宽度仅 2.5 cm，在实际工作中，照射的重复准确性很差。特别在应用 ^{60}Co 照射时，会产生剂量的"热点"和"冷点"，产生剂量分布不匀，使肿瘤内生物效应呈不均质分布，影响疗效。③条野应用的主要依据是照射容积较小，可提高正常组织放射耐受性，但是照射容积与耐受性之间的关系主要取决于器官或组织功能单位的排列次序，即以串联或并列形式的排列。由于排列程序不同而容积效应也不一样，如肺和肾脏的容积效应比小肠、骨髓要小得多。上述理由似乎非常充足，但在临床实际工作中，我们发现肝脏对射线耐受差，难以达到肿瘤根治剂量，大野照射临床疗效远较全肝移动条照射为差。故全肝移动条野照射治疗仍是目前放疗肝癌的主要方法。

（2）全肝照射

肝上缘以横膈为标记，肝下缘由触诊确定。横膈上缘由 X 射线定位，肝左叶的横膈上缘可用超声或 CT 辅助定位。放射野的上界应高于患者呼气时横膈位置 0.5 ~ 1 cm；下界应低于患者吸气时的肝下缘 0.5 ~ 1 cm；右界取右肋内侧缘；左界包括肝左叶。若肝肿瘤范围较广，肝大明显时，用前后两野相对照射的方法将两肾包括，使用左前斜野和右后斜野，避免使肾受照射。亦可使用右前野加右侧野成角照射，两野呈 90°，加用适当的楔形滤片，以减少右肾的放射剂量，或在前后相对野照射中，用 2 ~ 4 个半价层的铅块保护肾脏，以减少肾脏的放射剂量，保证肾功能不受或少受损害。在临床实际工作中，由于肝脏难以耐受较大放射剂量，难以接受肿瘤根治剂量，故临床疗效不佳。

（3）局部肿瘤放疗

以次全肝放射为主，适用于肿瘤局限于一叶肝脏者，照野面积 10 cm×10 cm。一般使用前腹和后背两野相对照射，根据肿瘤大小、位置，可适当扩大 1 ~ 2 cm 的照射范围。

（4）缩野和姑息放疗

对较大瘤块，在用移动条野放疗而使癌块缩小后，可继续缩小放射野，或设一局限野，以增加放射剂量。姑息放疗，可因不同情况而设置放射野，或仅放射肝癌的一部分，或仅放射门静脉癌栓，或仅针对某些转移灶。

（5）立体定位放疗

立体定位放疗该技术使高剂量区剂量分布（即治疗区）的形状在立体方向上与肿瘤的实际形状一致。立体定位放疗作为一项照射技术，受到极大的欢迎。它对肿瘤组织起到"手术刀"式的效果，最大限度地保护了肿瘤组织周围的正常组织和重要器官。该疗法有可能成为放疗肝癌的主流。

（三）放射剂量和放射分割

局限野照射：每野 200 ~ 300 cGy/ 次。移动条野照射：每一移动区域 250 ~ 300 cGy/ 次。肿瘤总量或肝中平面量：250 cGy 以上。照射野面积愈小，给予放射总量则可愈高，高者可达 6 000 cGy。一般每周照射 5 天，每天照射 1 次。常用治疗方案有：①常规照射，每日 1 次，每周 5 次；②局部小野照射，照射野面积小于 100 cm²，每次 150 ~ 200 cGy；③大野照射每次 100 ~ 150 cGy；④全肝移动条照射每次 150 ~ 200 cGy。

随着肿瘤缩小，应逐渐缩小放射野，以减少肝脏的放射剂量。肝脏受到放射损伤后将会刺激肝脏增殖，使处于静止期的肝细胞进入分裂期，此时特别容易造成肝细胞放射损伤。通常将放射全疗程分为 2 ~ 3 个阶段，每阶段休息 1 ~ 2 周，以使正常肝细胞有更充分的增殖和修复时间，有利于肝功能的代偿，从而提高肝的放射耐受性，此称分段放疗。一般肝脏放射应在疗程中点休息，如全肝移动条野照射前后各一轮结束后、其余方式照射的疗程中点，应休息 1 ~ 2 周。不应过分考虑剂量 – 肿瘤效应作用，而应强调剂量 – 肝脏耐受关系，避免产生放射性肝炎。

复旦大学附属肿瘤医院曾采用过超分割的放射方法治疗局限野所能包括的肝癌，即每日同野放射 2 次，每次间隔时间在 6 h 以上，但疗效不佳，估计与每次放射剂量有关。如采用超分割放疗，每次放射剂量不应低于 100 cGy。

由于肝癌患者多有严重肝炎、肝硬化等肝病背景，大部分患者肝癌总体积超过肝脏总体积 50% 以上，所以放疗似乎不在于根治癌肿，而在于适当抑制癌肿的发展，同时又不损害原有的肝脏，不损害患者的体质，不会因放射而引起新的症状。一般来说。肝硬化愈明显，肝功能损害越严重，则每日照射量宜相应减少，总量亦相应降低。否则，有可能导致严重的肝损害，造成非肝癌因素的严重后果。

（四）局部内照射

放射性核素内照射疗法（简称内照射疗法），一般系指用某种放射性核素来治疗肝癌的一种方法。早在 20 世纪 50 年代，就已经有肝癌内照射疗法的报道。近年国内也有报道。内照射多将含 β 射线的放射性核素标志物输注到肿瘤内部。由于 β 射线在组织内射程短，吸收剂量随距离的增大而迅速降低，因此，内照射疗法可使肿瘤组织获得较大吸收剂量，正常肝组织则较少，从而避免引起放射性肝炎等不良反应。

内照射疗法的途径，一般有下述几种。

1. 经肝动脉介入放疗

常在剖腹后，做肝动脉留置导管或做植入性动脉泵，泵内定期注入核素。

2. 经门静脉介入放疗

现已证实，门静脉也参与肝癌的血液供应，其作用亦应给予重视，尤其是肝内小结节灶及行多次肝动脉栓塞术后的肝癌病灶的供血。因此，经门静脉途径介入治疗肝癌也可行。可通过经皮肝穿刺插管、手术置管或植入式输药泵等方式给药。尤其是与经肝动脉途径介入治疗相结合，疗效更佳。

3. 组织间质介入放疗

组织间质介入放疗对无法进行手术切除的肿瘤或某些转移灶，应用方便，疗效可靠。组织间质介入放疗又分组织间插植法和组织间质内注入法，在手术剖腹后直视下或 B 型超声波引导下进行。组织间插植法又分为永久性插植和非永久性插植。永久性插植是指把放射性核素做成针或颗粒，植入病变组织，任其自然衰变，放射源不再取出；非永久性插植是指在病变组织吸收剂量达到要求时再把发射源取出来。

4. 常用的放射性核素制剂

（1）^{131}I– 碘化油

碘化油最初被用作淋巴管造影剂。1979 年 Nakakuma 等发现，经肝动脉注入的碘化油，能选择性地聚集于有血供的肝脏肿瘤，并被肝癌细胞选择性摄取。研究已证明，与肝癌组织摄取的碘化油相比，正常肝组织摄取的少量碘化油清除的速度更快。因此碘化油成为内照射治疗的理想载体，目前临床已广泛应用。

（2）^{90}Y– 玻璃微球

^{90}Y 是纯 β 射线发射体，物理半衰期约 64 h，β 射线的最大能 2.26 MeV，平均量 0.937 MeV，最大组织穿透力为 10.3 mm，平均组织穿透力为 2.5 mm。目前被认为是肝癌治疗中理想的内照射核素。有实验报道，经肝动脉注入 ^{90}Y– 玻璃微球后，肿瘤与正常肝组织内的 ^{90}Y 比例为 3∶1，最高达 14∶1。

（3）^{32}P 胶体

^{32}P 胶体用于瘤内间质注射治疗，疗效可靠，价格相对低廉。用于血供较差的肝癌。

近年，利用抗原 – 抗体反应，将一定量的放射性核素标上抗铁蛋白抗体，或抗癌胚抗原抗体，或抗甲胎脂蛋白抗体等，注入体内后自动追寻癌细胞，就像以肿瘤细胞为靶子的"导弹"一样，"弹头"只攻击癌细胞，而不侵犯正常的组织细胞，即所谓的放射性核素导向治疗，属于放射"导向治疗"的范围，也称为放射免疫治疗。给药途径多以动脉导管灌注作为首选方法，其次为组织间质内注入。现已应用于肝癌导向治疗的标志物有：^{131}I– 抗铁蛋白抗体、^{131}I– 抗 AFP 抗体与阿霉素交联物、^{90}Y– 抗铁蛋白抗体、10Re 标记的单克隆抗体等。

四、肝癌放疗疗效及影响因素

（一）疗效

综合国内外文献，肝癌放疗后，肝区疼痛减轻或消失者为 60% ~ 80%，AFP 阴转率为 7%，治疗 2 ~ 3 个月肿瘤缩小率为 79%。放疗的治疗效果仍是有限的，有待于进一步改进方法，提高疗效。

（二）影响疗效的因素

1. 放疗总剂量

一般认为，在肝脏能耐受的情况下放射总剂量越高，疗效越好。Phillips 报道放射剂量在 2 000 cGy 以上者疗效远优于 2 000 cGy 以下者。高林瑞报道放射剂量在 4 000 cGy 以上者，1 年生存率为 61.8%；低于 4000 cGy 者，1 年生存率为 15.8%。上海医科大学肿瘤医院的研究结果显示，放射剂量低于 2 000 cGy 者 5 年生存率仅 13.7%，高于 2 000 cGy 者为 30.8%，其中高于 3 500 cGy 者达 68.4%。因此，合适的剂量应在 3 500 cGy 以上，缩野技术或小野照射，可使总剂量达 5 000 cGy。

2. 照射野面积

文献报道，随着照射野面积增大，疗效下降。面积大小实际上反映了肿块的大小。如肿块较大，可采用移动条野照射或小分割剂量照射或超分割的方法。

3. 肿瘤部位

一般在肝左叶的病变，放射后对胃的影响较大，常引起食欲下降、恶心、呕吐等，放疗耐受性差，剂量不宜给高，疗效也差。位于肝右叶、肝门区或两叶交界处的病变，放射反应较小，常能耐受较大的放射剂量，所以疗效也较好。

4. 肿瘤分期

资料显示，Ⅱ期肝癌放疗后 1 年生存率为 34.3%，而Ⅲ期为 18.2%。因此，肿瘤分期越晚，效果越差。对晚期病例应积极采取综合治疗措施提高其疗效。

5. 肝病因素

肝硬化的严重程度直接影响放疗能否进行及其疗效。肝硬化有门静脉高压或食管或胃底静脉曲张，或有脾功能亢进而全血细胞降低者，均不宜立即予以放疗。如无以上情况，放疗亦宜低剂量。已存在的肝病常致 ALT 等波动，如 ALT 升高在正常值 1 倍以上，不宜即期放疗；ALT 近期曾有升高者，放射剂量亦不宜过高。由肝病所致的黄疸、腹水存在时，亦宜先予中、西药物保肝治疗，待黄疸、腹水控制后，再考虑是否进行放疗。

五、肝癌放疗的不良反应及并发症

（一）全身反应

可出现恶心、呕吐、厌食、乏力，停止放疗或对症处理后多可较快恢复，不影响放疗的进行。如放疗后出现明显的不良反应而不易缓解时，应停止放疗。

（二）对造血系统的影响

肝癌放疗对造血系统的影响较轻，可有外周血中白细胞计数的轻微下降，血小板和红细胞数量改变不大。如白细胞计数下降，可给予升白细胞药物治疗。

（三）腹痛、腹泻

由于进行放疗时肝脏周围的部分小肠和结肠不可避免地受到照射，可出现放射性肠炎，多无须用药或易于控制。

（四）肾功能损害

肾脏接受的放射剂量超过 2 000 cGy 时也会产生放射性肾损伤，一般发生在放疗后数月，表现为高血压、蛋白尿等，因此，右肝区放射剂量较高时，需保护肾脏。只要放疗计划合理，肝脏周围器官受量都在耐受量以下，一般不会发生严重的并发症。

（五）放射性肝炎

放射性肝炎是肝癌放疗中最严重的并发症。其发生与下列因素有关：①放射剂量偏大；②合并肝硬化使肝脏耐受性降低；③同时合用化疗药物对肝脏的损害加重；④处于生长发育期。

1. 临床表现

急性放射性肝炎在放疗后 1 ~ 6 个月发生，亚急性放射性肝炎在放疗后 6 ~ 10 个月出现，慢性放射性肝炎的发病时间更长。当发生放射性肝炎时，轻者可无任何症状，仅有血清酶学的改变，随病情加重可出现食欲降低、乏力、肝区不适、黄疸、肝进行性肿大、腹水，此时 ALT、谷草转氨酶（AST）可升高，碱性磷酸酶（ALP）升高更明显。肝穿刺活检可发现肝小叶中央血管内皮细胞肿胀、脱落，严重者出现血管闭塞，肝小叶结构破坏。核素扫描可发现与放射野一致的缺损区。

2. 治疗

目前对放射性肝炎尚无有效治疗方法，以预防为主，合理布野，控制正常肝组织的耐受量。同时在放疗之日起就应给予积极的对症支持治疗，给予高蛋白、高能量、低盐饮食。每日给予大量 B 族维生素、GSH，促进肝脏修复。如患者出现腹水，可适量限制钠盐摄入，酌情选用利尿剂，提高血浆渗透压，必要时放腹水，治疗过程中须注意水、电解质平衡。通过上述对症支持治疗，患者多数在 4 ~ 5 个月恢复，少数因肝功能衰竭而死亡。

六、肝癌放疗与其他治疗的联合应用

为提高肝癌的治疗效果，可联合应用手术、肝动脉插管化疗、肝动脉结扎和（或）栓塞、放疗、局部无水乙醇注射、免疫治疗、中医中药等多种方法，进行综合治疗。

（一）放疗与手术治疗联合应用

1. 术前放疗

对手术切除有困难的病例可考虑应用术前放疗。上海医科大学肝癌研究所的经验是：术前放疗能使肿瘤血管减少、肿瘤缩小、门静脉压力下降、腹水发生率降低、肝功能改善，从而可提高手术治疗效果。Phillips 曾报道过术前放疗的病例，先行 3 周的全肝照射 2 400 ~ 3 000 cGy，放射后 3 ~ 4 周再行手术。若手术不彻底，在术后 7 ~ 10 天再做局部放疗，剂量 2000 cGy。国内郑作深报道了大肝癌的两步治疗方案，先对大肝癌进行全肝移动条照射 1 800 ~ 3 600 cGy，然后缩野加照至总量 5 200 ~ 6 200 cGy；休息 3 ~ 4 周再手术，5 例患者全部手术切除，生存期 6.5 ~ 7.3 个月。

2. 术中放疗

日本 Odaka 报道，对剖腹探查确定不能手术切除的肝癌患者，术中照射电子束 3 000 cGy；Naaba 等人也采用术中一次大剂量放疗，取得了一定的疗效。术中放疗是有希望治疗腹盆腔肿瘤的方法之一。其优点在于经手术切除或暴露肿瘤，直视下放置限光筒，准确控制了电子线的合适能量与照射方向，准确地直接照射肿瘤、瘤床、残存肿瘤灶与淋巴引流区。单次大剂量照射以外科方法将敏感的邻近健康组织推出射野之外或用特制的铅块遮挡，避免和减少肿瘤附近重要器官和组织的照射，最大限度地保护了正常组织，从而提高局部控制率，延长患者的生命。同时对病灶区给予集中的高剂量照射，容积量比外照射小，全身反应与骨髓抑制很轻，缩短了放疗疗程，对某些肿瘤既提高了局部控制率与生存率，又不增加手术并发症与死亡率，康复时间无后延，可随后继续按计划进行外放疗或化疗。

3. 术后放疗

若手术切除不彻底或未切除，可于术后 7 ~ 10 天开始照射，剂量 2 400 ~ 3 000 cGy。休息 4 周后，再照射 2 000 cGy。术后放疗有一定效果。卫光宇报道对术后无残留癌瘤的肝癌患者给予术后全肝预防性照射，获得了较好的结果。尽可能切除探查所见肿瘤后给予术后全肝预防性照射，对亚临床病灶有可能达到根治目的，与手术切除有取长补短作用，从而使患者获得更长的生存期。

（二）放疗与化疗联合应用

放疗与化疗联合应用能否提高疗效，学者们的看法尚不一致。中国医学科学院肿瘤医院用放疗（全肝或半肝照射 2 ~ 3 周，总剂量为 2 000 ~ 3 000 cGy，个别加量至 5 000 cGy）联合肝动脉化疗和中草药治疗肝癌，中位生存期为 375 天。中山医科大学肿瘤医院用放疗加手术加化疗和放疗加化疗两种方法治疗肝癌，1 年生存率分别为 88.3% 和 33.9%。但也有相反报告，于尔辛做了随机临床对照试验，一组为放疗加中药，另一组为放疗加中药加阿霉素，结果 1 年生存率分别是 26.8% 和 13.6%，中位生存期分别是 34.3 周和 26 周，提示放疗与阿霉素合用反而使疗效下降且不良反应增加，应用本法时要慎重。化疗常用的药物主要有 DDP、MTX、ADM 与 5-FU。杨秉辉等通过临床随机分组研究，初步表明 DDP 为一种可取药物，优于常用的 5-FU，其用法通常是静脉内应用，每次 20 mg，连续 5 天，每 3 周可重复 1 次。1979 年 Eckhardt 认为，经充分验证对肝癌有效者仅有 MTX 、ADM 与 5-FU。日本则多用丝裂 MMC、氟尿苷（FUDR），作用与 5-FU 相同，而毒性略低。

（三）放疗与中药联合应用

这是常用的综合治疗方法之一。使用中药的主要目的是减轻放疗的不良反应和对肝脏的损害，提高疗效，中药多采用健脾理气法治疗。放疗联合中药治疗显示了较好的临床效果。国内于尔辛等报道全肝移动条野放射结合中药治疗 II 期大肝癌 228 例，结果表明总的 1 年生存率为 59.64%，3 年生存率为 34.85%，5 年生存率为 25.14% 左右，中位生存期 18.3 个月。中药治疗以采用健脾理气药物为好。有研究表明，采用健脾理气药物结合放疗者，5 年生存率可达 42.97%，中位生存期为 53.4 个月；而采用其他非健脾理气药物者，5 年生存率仅 14.48%，中位生存期仅 11.1 个月，两组差异十分显著。中药与放疗联合应用，还能减少因放射而产生的肝功能损害。健脾理气中药对大鼠实验性中毒性肝炎有保护作用，对肝的酶系 P450 有一定的调节作用。因此，合理应用中药有改善症状，改善肝功能、提高免疫功能和抑制肝癌细胞的作用。

七、肝癌放疗的增敏措施

（一）乏氧细胞放射增敏剂

乏氧细胞放射增敏剂是能选择性地增强放射线对肿瘤乏氧细胞杀灭效果的一类化合物。乏氧细胞放射增敏剂只增加乏氧细胞的放射敏感性，而对有氧细胞没有或很少有影响。只有肿瘤组织中才有乏氧细胞，而正常组织中不存在此类细胞。临床有实用价值的乏氧细胞放射增敏剂应符合下列要求：①药物能选择性增敏乏氧细胞，对正常有氧细胞的作用很小或无明显影响；②药物能选择性集中于肿瘤组织中；③药物的化学性质稳定，在体内不易和其他物质起作用，代谢降解慢，半衰期长；④药液在水中或脂肪中均有一定的溶解度，可弥散到远离血管供应的肿瘤乏氧细胞中；⑤药物的有效剂量必须低于中毒剂量；⑥药物的增敏作用无时相依赖性。现已有若干乏氧细胞放射增敏剂在完成临床前实验研究后过渡到临床应用，其中研究比较深入的为 2- 硝基咪唑类化合物米索前列醇（MISO）。从 MISO 的增敏效果及其对乏氧细胞的亲和力来看，目前其仍处在乏氧细胞放射增敏剂的前列，但其毒性限制了其临床有效剂量，因而未能被列入临床可用的药物。相关实验研究证明，CM 对乏氧细胞有明显抑制作用，能增加射线对肿瘤细胞 DNA 链的损伤，抑制 DNA 的慢修复过程。临床上使用的为 6%CMCa（CM 与 Ca 螯合而成）的浅黄色澄清溶液，可供静脉或肿瘤内注射，已试用于少量肝癌病例的临床治疗。

（二）化疗增敏作用

化疗和放疗的联合应用可提高治疗效果。一方面是两种治疗方法分别作用于不同的部位，起到"空间协作"的作用；另一方面是化疗药物通过不同机制如改变辐射剂量效应曲线的坡度，使细胞存活曲线变得更陡峭，抑制亚致死损伤或潜在致死损伤修复，干扰细胞动力学，使肿瘤细胞同步化增强辐射效应。常用的化疗药物如 DDP、MMC、BLM、5-FU、阿糖胞苷等均有放射增敏作用。

5-FU 与放疗联合应用，20 世纪 50 年代已开始研究。当时已知非致死量的 5-FU 加放疗，可使疗效增加。目前不少学者认为 5-FU 可在放疗中及放疗后 8 h 应用，连续几天。由于 5-FU 半衰期仅 10 min，亦有用 24 h 连续静脉滴注方式者。DDP 与放疗合用可使癌细胞的死亡数量增加。DDP 可使乏氧细胞易于死亡，亦可使放疗后的亚致死损伤不易修复。有学者认为 DDP 每日使用小剂量，连用 5 天，效果较好。ADM 亦被认为可使乏氧细胞充氧，因而增敏。有学者认为，如连续滴注 ADM 48 ~ 96 h，心脏毒性可减少，且效果较好。MMC 亦有使乏氧细胞充氧的作用。

（三）中药增敏作用

从中药中筛选有效的放射增敏剂是一项具有我国特色研究工作。近年来，已研究的有活血化瘀类药物提取物、马兰子甲素及其衍生物等，实验研究及临床应用均显示有一定的放射增敏效果。国内实验研究表明，照射与健脾理气药物同用于裸小鼠肝癌的治疗，对癌肿的对数杀灭率最高，与单纯放射和单纯中药相比，差异非常显著。从中草药马兰子中提取的一种醌类结构化合物马兰子甲素，实验证明其有放射增敏作用、增强免疫功能和保护造血功能的作用，其放射增敏作用对乏氧细胞更为明显。复方天仙丸为一中药复方制剂，对体外培养的海拉细胞亦有放射增敏作用，增敏比值为 1.32。其他如枸杞多糖、毛冬青、鸦胆子乳剂以及蚯蚓提取物等经实验证明也有放射增敏作用，并已用于临床治疗，取得了比单独放疗更好的效果。

中药作为放射增敏剂的研究工作目前仍处在探索阶段。中药成分复杂，放射增敏机制也尚不十分清楚，有待继续深入研究，但从中药中寻找理想的放射增敏剂是医学界努力的方向之一。

第三节 肝癌的手术切除

一、肝癌手术切除的适应证和禁忌证

（一）肝切除术的适应证

1. 患者一般情况

第一，患者一般情况较好，无明显心、肺、肾等重要脏器器质性病变。

第二，肝功能正常或仅有轻度损害，按肝功能分级属 A 级；或肝功能分级属 B 级，经短期护肝治疗后肝功能恢复到 A 级。

第三，储备功能［如吲哚菁绿 15 min 滞留率（ICGR-15）］基本在正常范围。

第四，无不可切除的肝外转移性肿瘤。

2. 局部病变情况

（1）符合以上第一至第四项的下述病例可做根治性肝切除

单发肝癌：表面较光滑，周围界限较清楚或有假包膜形成，受肿瘤破坏的肝组织少于 30%（可通过 CT 或 MRI 测量）；或虽然受肿瘤破坏的肝组织大于 30%，但无瘤侧肝脏明显代偿性增大，达全肝组织的 50%。

多发性肿瘤：肿瘤结节少于 3 个，且局限在肝脏的一段或一叶。

（2）符合以上第一至第四项的下述病例仅可做姑息性肝切除

3～5 个多发性肿瘤，超越半肝范围者，做多处局限性切除；或肿瘤局限于相邻

2～3个肝段或半肝，无瘤肝脏组织明显代偿性增大，达全肝的50%；位于肝中央区（肝中叶，或Ⅳ、Ⅴ、Ⅷ段）肝癌，无瘤肝脏组织明显代偿性增大，达全肝的50%者；肝门部有淋巴结转移者，如原发肝脏肿瘤可切除，应做肿瘤切除，同时进行肝门部淋巴结清扫；淋巴结难以清扫者，可术中行射频消融、微波、冷冻或注射无水乙醇等，也可术后进行放疗；周围脏器（结肠、胃、膈肌或右肾上腺等）受侵犯，如原发肝脏肿瘤可切除，应连同受侵犯脏器一并切除。远处脏器单发转移性肿瘤（如单发肺转移），可同时做原发肝癌切除和转移瘤切除术。

（二）原发性肝癌合并门静脉癌栓和（或）腔静脉癌栓的手术指征

1. 患者一般情况

要求同肝切除术。

2. 局部情况

按原发性肝癌肝切除手术适应证的标准判断，肿瘤是可切除的。

①癌栓充满门静脉主支和（或）主干，进一步发展，很快将危及患者生命。②估计癌栓形成的时间较短，尚未发生机化。上述病例适合做门静脉主干切开取癌栓术，同时作姑息性肝切除。

如做半肝切除，可开放门静脉残端取癌栓，不必切开门静脉主干取癌栓；如癌栓位于肝段以上小的门静脉分支内，可在切除肝肿瘤的同时连同该段门静脉分支一并切除。

如术中发现肿瘤不可切除，可在门静脉主干切开取癌栓术后、术中做选择性肝动脉插管栓塞化疗或门静脉插管化疗、冷冻治疗或射频治疗等。

合并腔静脉癌栓时，可在全肝血流阻断下，切开腔静脉取癌栓，并同时切除肝肿瘤。

（三）原发性肝癌合并胆管癌栓的手术指征

1. 患者一般情况

基本要求同肝切除术。应注意的是，原发性肝癌合并胆管癌栓的患者有阻塞性黄疸，故不能完全按相关标准判断肝功能分级，应强调患者的全身情况、白蛋白／球蛋白（A/G）的值和凝血酶原时间等。

2. 局部情况

按原发性肝癌肝切除手术适应证的标准判断，肿瘤是可切除的。

①癌栓位于左肝管或右肝管，肝总管，胆总管。②估计癌栓形成的时间较短，尚未发生机化。③癌栓未侵及健侧2级以上胆管分支。上述病例适合做胆总管切开取癌栓术，同时做姑息性肝切除。

如癌栓位于肝段以上小的肝管分支内，可在切除肝肿瘤的同时连同该段肝管分支一并切除，不必切开胆总管取癌栓。

如术中发现肿瘤不可切除，可在切开胆总管取癌栓术后，术中做选择性肝动脉插管栓塞化疗、冷冻治疗或射频治疗等。

（四）原发性肝癌合并肝硬化门静脉高压症的手术适应证

1. 患者一般情况

要求同肝切除术。

2. 局部情况

（1）可切除的肝癌

有明显脾大、脾功能亢进（白细胞计数低于 3×10^9/L，血小板低于 50×10^9/L）表现者，可同时做脾切除术；有明显食管胃底静脉曲张，特别是发生过食管胃底曲张静脉破裂大出血者，可考虑同时做贲门周围血管离断术；有严重胃黏膜病变者，如患者术中情况允许，应做脾肾分流术或其他类型的选择性门腔分流术。

（2）术中发现为不可切除的肝癌

有明显脾肿大，脾功能亢进（白细胞计数低于 3×10^9/L，血小板低于 50×10^9/L）表现，无明显食管胃底静脉曲张者，做脾切除的同时，可在术中做冷冻治疗或射频治疗等；有明显食管胃底静脉曲张，特别是发生过食管胃底曲张静脉破裂大出血，无严重胃黏膜病变，可做脾切除或脾动脉结扎加冠状静脉缝扎术；是否做断流术，应根据患者术中所见决定。肝癌可术中做射频或冷冻治疗，不宜做肝动脉插管栓塞化疗。

（五）手术切除的禁忌证

如果手术指征掌握恰当，手术效果理应满意，但在一些情况下，手术风险会加大，死亡率会增高，并不能延长生存期。下列情况不宜手术：①严重肝硬化或肝萎缩；②严重肝功能异常，尤其是胆碱酯酶低于 4 000 U/L、A/G 倒置和（或）PTT 延长；③肝细胞性黄疸；④腹水；⑤肿瘤过大，余肝比较少；⑥肿瘤广泛播散或散在多结节型；⑦门脉主干及肝内门脉同时有癌栓；⑧远处多发转移；⑨其他严重心肺肾等疾病。

对部分条件较差的患者可积极准备条件，待时机成熟再行手术切除。对绝大多数条件不满足的患者应果断放弃手术，改用其他姑息性外科或非手术方案。

二、肝切除术的术前准备

完善的术前准备对于肝切除手术的顺利实施、减少术后并发症、延长生存期是十分必要的。以下针对肝储备功能的评估、术前门静脉栓塞和常规术前准备这三个方面介绍肝切除术的术前准备。

（一）肝储备功能的评估

肝功能衰竭是肝切除术后严重的并发症之一，也是导致术后近期死亡的主要原因，而术前准确的评估肝储备功能对于预测肝功能衰竭的发生、选择治疗方案、指导术式有极为重要的作用。

肝储备功能是指受检者健存的所有肝实质细胞功能的总和，临床上大多依赖于肝功能生物化学检查，如转氨酶水平、血清胆红素、白蛋白、前白蛋白和凝血酶原时间，但常用的肝功能检查并不能准确估计肝脏的储备功能，因此也无法准确预测肝脏所能承受的切除范围。肝储备功能的评估除常规的生化检查外，还应包括反映肝细胞生物转化及解毒功能的外源物质的清除试验、肝脏活检病理、CT 评估肝脏容积以及肝脏血流动力学变化及代偿机制。目前为止，如何根据肝脏储备功能来决定所能切除的最大肝脏体积，尚未有统一标准。

1.Child-Pugh 分级

我国肝癌患者肝硬化的合并率高（80% ~ 90%），肝癌治疗方法的选择和预后在很大程度上取决于肝功能的代偿水平。虽然肝切除术有接近半个世纪的历史，但 Child-Pugh 分级仍然是数学者首选的并且认为是最为重要的术前肝储备功能的评估方法（见表 5-1）。一般认为，Child-Pugh 分级为 A 级的患者肝储备功能正常，可承受各种肝切除术，B 级的患者肝功能损失达 50%，肝切除量限制在 15% 左右，C 级的患者肝储备功能损失在 80% 以上，一般不宜手术。经过积极的护肝治疗可使部分 B 级和 C 级的患者达到 A 级和 B 级。美国纽约纪念医院的 Blumgart 认为该分级具有简单明确、可重复性好、可靠、易于计算等特点，且在最新的研究中，这一分级被证实是提示肝癌切除手术预后的一个独立因素。对于 70 例肝硬化并且 Child-Pugh 分级在 B 和 C 级的患者，仅有 10 例接受了肝切除手术，且无一例获得术后长期存活。同时他们认为对于 Child-Pugh A 级肝硬化患者，ALT 超过正常 2 倍、总胆红素大于 34 μmol/L，也是肝切除术后肝功能失代偿的独立危险因素。另外门脉压的测定和血小板计数也有报道是肝切除预后的危险因素。

表 5-1　Child-Pugh 肝硬化分级标准

观测指标	1 分	2 分	3 分
总胆红素 / (μmol/L)	< 34	34 ~ 51	> 51
血清白蛋白 / (g/L)	> 35	28 ~ 35	< 28
腹水	无	少量，易控制	多量，不易控制
肝性脑病 / 期	无	Ⅰ ~ Ⅱ期	Ⅲ ~ Ⅳ期
凝血酶原时间延长 / s	< 4	4 ~ 6	> 6

注：A 级（5 ~ 6 分）；B 级（7 ~ 9 分）；C 级（10 ~ 15 分）。

Child-Pugh 分级用于预测肝硬化患者术后的肝功能具有一定的意义，它与肝硬化患者术后并发症的发生率和死亡率有一定的相关性，但单独运用该分级并不能很好地评估手术后肝功能衰竭的风险。国内学者提出对于肝硬化患者，Child-Pugh 分级为 A 级，但肿瘤巨大占据半肝甚至三叶，此类患者治疗选择的难点在于肝动脉插管化疗栓塞往往难以取得较好的疗效，而手术切除又可能导致残余肝的肝功能失代偿。对此术前肝功能试验可作为治疗选择的标准，如术前白蛋白接近或处于正常水平，γ- 球蛋白 ≤ 26%，可将肝切除术作为首选；Child-Pugh 为 B 级，肿瘤可切除，既要考虑肝功能的因素，亦要考虑肿瘤大小带来的切除范围的因素，积极的保肝措施是手术治疗的前提。应注意：①对早期肝癌（≤ 5 cm），肝功能经保肝治疗有好转者，可考虑手术切除；②对早期肝癌，肝功能可转变，但肿瘤位于肝实质深部且接近于第一、第二、第三肝门者，优先考虑微创治疗；③对于肝癌（≥ 5 cm）并伴有血管侵犯者，肝动脉插管化疗栓塞等治疗为宜；Child-Pugh 为 C 级，或不可逆的 B 级者，如为早期者，肝移植为首选；肿瘤条件差者，如肿瘤＞5 cm，数目多于3个或有血管浸润等，仅能接受中西医结合的抗肿瘤和支持治疗。

Child-Pugh 肝功能分级评价肝功能状况，虽然方法简单方便，但其最大的局限性在于它只能反映肝实质损害的严重程度和肝代偿功能的现状，而不能正确预测机体在受到外来侵袭（如手术）时的肝储备功能潜在不全的状态。其不足之处体现在：①不能评价显著的实验室检查异常，如胆红素为 30 mg/L 与 200 mg/L，血清白蛋白为 28 g/L 与 16 g/L 的患者计相同的分值，但从临床上观察其预后可截然不同；②未给予正确权重，血清白蛋白为 34 g/L 的患者与用 2 级肝性脑病的患者均计 2 分，总分值相同时两者的预后可相似也可相差甚远；③难以对腹水与肝性脑病做出正确的分级且它们易随着治疗而改变；④较客观的指标如血清白蛋白、凝血酶原时间在实验室内部与实验室之间由于检测方法与试剂的不同而有差异。

2. 用于肝功能评估的实验室检测

在评估合并肝硬化患者手术风险方面，近年来开始采用一些实验室的肝功能储备指标，见表 5-2。一些主要在肝内代谢的外来物质清除率可较准确地反映肝脏的代谢功能，进而评估肝脏的储备能力。肝脏的清除功能与肝脏灌注、物质从血液到肝脏的运输、肝脏体积、肝细胞的数量和肝酶的含量有关。这些方法仅能反映肝脏某一方面的情况，如反映肝微粒体功能的氨基比林呼吸试验、细胞液功能的半乳糖清除能力、肝脏血流和肝脏灌注功能的山梨醇和吲哚菁绿（（ICG））清除试验。这些物质的代谢需要细胞色素 P 450 酶的参与，因此吸烟或某些药物会影响试验结果。ICGR-15 和耐受试验虽然不能替代传统的 Child-Pugh 评分，但在一定程度上能为传统的肝功能储备评估提供更有用的信息。现将国际上常用的一些检测方法加以说明，其中 ICGR-15 应用最为广泛。

表 5-2 评估肝功能储备的实验室检查

评估肝功能储备的实验室检查	
耐受试验 氨基比林呼气试验 吲哚菁绿廓清试验 四溴酚酞酸（BSP）廓清试验 半乳糖耐受试验 胆汁酸耐受试验 β-羟丁酸/醋酸异丙酯 功能性显像和血流测定：摄取/耐受试验 网状内皮组织	金胶体 硫胶体 胆汁分泌 玫瑰红钠琼脂 肝胆亚氨基二乙酸（HIDA） 靶向受体 新半乳糖白蛋白（NGA） 糖化白蛋白（GSA）

ICG 是一种深蓝绿色染料，经静脉注入血液中能与血清白蛋白结合，选择性地被肝脏摄取后以游离的形式分泌至胆汁。其不参与肠肝循环，不经肾脏排泄，血浓度易于测定。它排泄的快慢取决于肝细胞受体的量和肝细胞功能，从而可以间接估计肝细胞总量，反映肝储备功能。肝癌及肝硬化患者肝细胞量减少，ICGR-15 升高。目前认为 ICGR-15 < 10% 者，可切除两个或两个以上肝段或 30% 的肝组织；ICGR-15 为 10% ~ 19%，仅能切除一个肝段或最多 15% 肝组织；ICGR-15 ≥ 20%，即使切除一个肝段，手术风险也较大。Makuuchi 报道以 ICGR-15 为主的术前肝储备功能评估方案（图 5-1）可以更准确地预测切除肝脏的体积，显著减少术后肝功能失代偿的发生和由此引起的死亡。

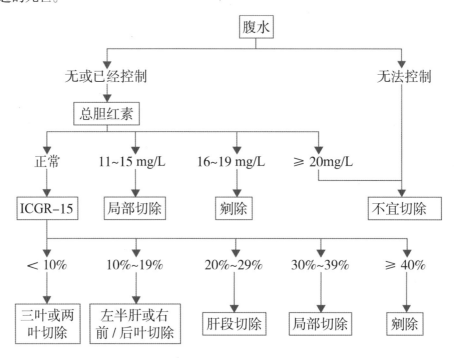

图 5-1　以 ICGR-15 为主的术前肝储备功能评估方案

氨基比林呼气试验（ABT）：氨基比林的主要代谢途径是在肝脏细胞色素 P450 酶的催化下，去除 N 位上的两个甲基生成氨基安替比林，甲基则生成 CO_2。通过检测呼出气中 CO_2（用 ^{13}C 或 ^{14}C 标记）来反映肝脏细胞色素 P450 酶的功能。肝硬化患者 ABT 值明显降低，若结合临床生化指标，能增加 Child-Pugh 分级对肝衰竭死亡诊断的精确性。肝炎后肝硬化患者的 ABT 值与 Child-Pugh 分级显著相关且在 Child-Pugh A、B、C 级患者中存在差异，它能反映肝脏的功能储备功能和预后。也有学者持不同观点，认为它对于预后的评估并不优于 Child-Pugh 评分，甚至有学者认为它并不与肝癌切除术后的死亡率有相关性，Fan S.T. 认为对于预后的预测，ABT 要差于 ICG 检测。而且发现胆管癌造成的梗阻性黄疸也会使 ABT 的值异常，而且和经皮肝穿刺胆道引流后的死亡率无相关性。ABT 作为反映肝脏储备能力的手段也存在其局限性。细胞色素 P450 可受许多内外因素的诱导或抑制，如吸烟、药物等，间接影响 ABT 结果。

利多卡因代谢试验：单乙基甘氨酰二甲苯胺（MEGX）的检测是近年来开展的一种用于检测肝脏储备功能的较好方法，因其具有准确、快捷的特点，在国外已被应用于临床肝脏外科及肝移植领域，尤其被用作决定等待肝移植术先后顺序的标准。利多卡因代谢试验是利用利多卡因在体内经肝脏细胞色素 P450 代谢产生 MEGX，测定血中的 MEGX 水平来判断肝脏储备功能。试验的方法为静脉注射利多卡因 1 mg/kg，15 min 后在对侧前臂抽取静脉血用免疫荧光法测定 MEGX 水平，正常值 > 50 ng/mL。利多卡因清除率受肝脏血流量的影响，因而影响血流量的药物可能会干扰试验的结果。有报告肝硬化患者血 MEGX 水平降低，在 Child-Pugh A 级的患者中，MEGX < 25 ng/mL 和 > 25 ng/mL 相比，前者更可能出现术后肝功能不全，故 MEGX < 25 ng/mL 的患者术前应进行细致的评估，肝切除范围应仅限于楔形肝部分切除术，MEGX 还可以用来预测经肝动脉插管化疗栓塞后肝功能衰竭的危险，有研究显示 13% 经肝动脉插管化疗栓塞术后肝功能衰竭的患者术前 MEGX 指标异常，在此方面 MEGX 比 ICG 更为灵敏。该检测药物的药代动力学非常复杂，干扰因素较多，又会和 Child-Pugh 评分之间有交叉覆盖。不同的研究中测量时间从 15 min 到 30 min 不等，也有学者认为测定注射 60 min 后的血 MEGX 水平可能更加敏感。

动脉血酮体比测定（AKBR）：AKBR 是测定动脉血中的乙酰醋酸与 β- 羟丁酸的比值，可了解肝脏线粒体的能量代谢功能。Kawue 认为 AKBR ≥ 0.7 时，线粒体功能正常，ATP 产生足够，患者能耐受任何手术；0.4 < AKBR < 0.7 时，线粒体膜损害，酮体生成增加，ATP 不足，此时患者只能耐受肝段或局部肝切除术；AKBR < 0.4 时，线粒体受损害严重，氧化磷酸化停止，不能产生 ATP，患者不能耐受任何肝切除术，即使最小的手术也可能导致肝功能衰竭而死亡。肝切除术结束时测定 AKBR < 0.4 提示患者预后不良，死亡率高为 50% ~ 100%。不过，现在越来越多的学者对其是否能精确反映肝脏线粒体的氧化还原状态持怀疑态度，也有学者认为该指标与肝切除术后死亡率并无相关性，因为实验结果会受到吸氧治疗的干扰。

功能性核素显像：临床应用各种显像剂的核素显像评估肝储备功能已经有多年的历史，应用的显像剂包括硫胶体、金胶体、玫瑰红钠琼脂和 HIDA 等，通过测定它们在网状内皮系统的摄取与分泌，来反映肝脏的功能。去唾液酸糖蛋白受体（ASGPR）是一种存在于人和哺乳动物肝细胞表面的特异性受体，用锝标记的去唾液酸糖蛋白类似物半乳糖化人血清白蛋白（^{99m}Tc-GSA）作为配体用 SPECT 扫描测定肝脏 ASGPR 量正在被临床逐步运用，并认为不受胆红素等因素影响。已经有大量的文献证实其在预测肝脏功能中与 ICGR-15 和 CP 评分有明显的正相关性，可以测定功能性肝脏体积，认为对于确定手术范围和预测术后情况比肝体积测定更有意义，但其是否能提供更多、更精确的评估预测尚难定论。

所有的实验室检查均不能精确预测临床肝切除术结果的可变性，因而也没有一项实验室的肝功能评估检查优于传统的 Child-Pugh 评分。

3. 肝体积的测量

肝切除术后肝功能失代偿与剩余的肝脏体积密切相关，近年利用 CT 三维成像技术尤其是多层螺旋 CT（MSCT）不仅能测量术前全肝体积、预切肝体积、肿瘤体积，还能测出实质性肝脏切除比例及剩余肝体积。

切除率的公式为：肝切除率（%）＝（切除体积—肿瘤体积）/（肝脏总体积—肿瘤体积）× 100%

Kubota 建议正常肝的患者可耐受的非肿瘤部分肝切除为 60%，ICGR-15 介于 10% ~ 20% 的患者可耐受的非肿瘤部分肝切除为 50%，对于 ICGR-15 介于 10% ~ 20% 的患者如果切除非肿瘤部分的肝脏达到 60%，术前的门静脉栓塞术（PVE）有助于增加残肝的体积。Shirabe 认为接受右半肝切除的乙肝或者丙肝患者，如果残肝体积低于 250 mL/m^2，术后 35% 的患者会出现肝功能衰竭，患者是否出现肝功能衰竭与是否有肝硬化或者 ICGR-15 检测异常以及术中失血量无关，而与有无糖尿病相关。Yigitler 等认为不伴肝硬化的患者接受肝切除术，术后肝功能衰竭的发生与残肝体积无显著相关性，但肝功能恢复正常和住院时间却与肝切除体积相关，因而建议如果残肝体积＜ 30%，术前建议行 PVE 治疗。Shoup 认为对于没有肝硬化的患者接受三叶切除，残肝体积＜ 25% 的患者术后 90% 出现肝脏功能异常（胆红素升高，凝血酶原时间延长）和残肝体积＞ 25% 的患者相比有统计学意义（$P < 0.0\ 001$）。这些患者的术后并发症发生率和住院时间明显增加。然而该方法的敏感性较低，一些患者虽然残肝体积超过 25% 甚至 40%，仍然会出现肝脏功能异常。因此他认为残肝体积计算不能准确评估肝脏储备功能。

因此有的学者开始设想是否可以将某些肝脏功能评估方法结合起来，建立一个评分系统，使肝切除术后的肝脏储备功能的预测更加精确和具有可重复性。Yamanaka 基于 34 个接受各种不同程度肝切除的患者，在 17 项术前评估参数的回归分析的基础上得出一个计算公式，其中包括 CT 残肝体积计算、ICGR-15 和患者的年龄等。公式如下：

$$分数 = -84.6 + 0.933 肝切除率（\%）+ 1.11 ICGR-15 + 0.999 年龄$$

分数超过 55 分为危险状态，45 ~ 55 分为临界状态，小于 45 分为安全状态。随后 10 年的验证中发现，7 个危险状态中接受肝切除术的患者术后有 6 个死于肝功能衰竭，15 个临界状态接受肝切除术的患者中有 5 个死于术后肝功能衰竭，376 个安全状态接受肝切除的患者仅有 26 个死于术后肝功能衰竭。

许多外科医生认为，目前没有一种方法能精确判断肝切除的安全界限，也没有一种方法能将所有的外科治疗手段拒之门外。如前所述，许多实验参数能够提供术后出现肝功能衰竭危险的范畴，但不能精确到 100%，这势必造成某些患者能从手术切除获益却因实验室检查结果被剔除。一方面，随着手术技巧的提高和术后管理的进步，肝切除患者术后出现肝功能衰竭的风险将大大降低，另一方面，未来的肝脏储备功能的评估指标必将是在临床、影像学和实验室检查技术综合评价基础上建立的数学模型。

（二）术前门静脉栓塞

针对肝切除术后可能因为残肝体积不足造成肝功能衰竭，Kinoshita 于 1986 年首先报道了一种在肝切除术前经皮经肝穿刺 PVE 的方法，并以此作为肝切除患者的术前准备，使剩余肝体积增大，二期再手术切除，帮助患者平安度过围手术期，且取得了满意的效果。1990 年 Makuuchi 报道了一组合并慢性肝病和肝硬化的肝癌患者，术前行 PVE，大大提高了手术切除率和安全性，他认为 PVE 安全，不增加肝切除难度，术后肝功能衰竭的发生率较低。实际上早在 1920 年 Rous 和 Iarimore 就发现结扎兔子的门静脉分支，可导致受累肝叶的萎缩和非受累肝叶肥大这一现象。后来在 1975 年 Honjo 等人对 20 例不能行肝切除术的肝癌患者试行门静脉分支结扎治疗，结果结扎了门静脉的肝叶和位于其中的肿瘤发生了萎缩而非结扎的肝叶增生肥大。这都为 PVE 技术的发明提供了理论依据。

1. 门静脉栓塞的适应证

估计肝切除范围广泛，肝切除术后余肝体积较小，以及手术复杂等，术后有可能产生肝功能衰竭者均为 PVE 指征。可用于原发或继发、良性或恶性肿瘤，特别是一叶多发性肿瘤而对侧肝叶较小者。

2. 门静脉栓塞的禁忌证

肝脏左右两叶均存在肿瘤；肿瘤侵犯门静脉主干或主干有血栓者；ICGR-15 > 20%，肝硬化严重，肝再生率低，PVE 后仍难达到手术要求。

3.PVE 的方法及栓塞材料

目前行 PVE 主要有两种方法，一种经回结肠静脉 PVE，即行剖腹手术，从回结肠静脉插入导管至门静脉，然后行门静脉造影，确认肝内门静脉解剖，然后在 X 线透视下栓塞拟切除肝叶的门静脉分支。另一种皮经肝穿刺 PVE，即在 B 超引导下穿刺同侧或对侧门静脉插入导管，在透视或 DSA 下行门静脉造影及其分支的栓塞（常为门静脉右支栓塞）。栓塞的部位及范围根据肿瘤的位置及肝实质受损的情况而定。常用的栓塞材料有聚乙烯醇（PVA）微粒、无水乙醇、纤维蛋白胶、吸收性明胶海绵、凝血酶、钢圈与碘油等，也有学者混合使用上述材料。各种栓塞剂的栓塞作用无显著性差异。

4.PVE 的术后并发症

行 PVE 的患者大多于术后 2 ~ 4 周即可施行范围足够大的治愈性肝切除术，且术后过程平稳，死亡率及并发症发生率很低，若行经皮肝穿刺 PVE 处理则可能会出现穿刺后出血、门静脉动脉瘘、胆管血管瘘、非切除肝叶栓塞及感染等并发症，技术性并发症发生率为 0 ~ 10%，包括需要再穿刺的病例，没有严重的并发症的报告。Abdalla 统计了 250 例 PVE 后的肝切除患者，不伴肝硬化的患者围手术期死亡率为 0.65%，伴肝硬化的患者围手术期并发症死亡率 6% ~ 7%，并发症发生率小于为 15%，低于或相似于不行 PVE 的肝切除，可见对于边缘性肝切除的患者术前的 PVE 治疗并不会增加手术的风险。

术前一侧行 PVE 2 ~ 4 周，对侧肝脏体积可增加 20% ~ 40%，使预期的术后残留肝体积代偿性增大，从而降低半肝以上肝切除的手术危险。术前 PVE 扩大了手术的适应证，提高了原发性肝癌和多发肝转移癌的切除率。目前对于术前 PVE 仍有争议，有学者证实由于栓塞侧肝动脉供血的代偿性增加和对侧肝实质的增生可刺激肿瘤的生长，也有资料显示大范围肝切除术前行 PVE 与更高的肝外转移的发生率相关，对于结直肠癌肝转移可加速肿瘤生长并缩短无瘤生存期。虽然有些学者认为对于无肝硬化的肝脏，残肝体积低于 25% 是术前行 PVE 的指征，但究竟术后残肝体积最小值为多少时才不会发生肝功能衰竭目前还无法确定。因此术前 PVE 的实施须针对每位患者的具体情况进行。

一般认为对于肝脏无基础病变患者，术后发生肝功能衰竭的可能性很小，所以术前PVE仅用于极量肝切除或同时进行胃肠道手术的患者。合并肝硬化、肝脏局部化疗、大面积脂肪变性、胆汁淤积的患者，在进行半肝以上切除术前可考虑行PVE。对于栓塞后对侧无代偿增生的患者，提示肝再生能力差，不宜行半肝切除术。

（三）术前检查与准备

充分的术前检查与准备是减少手术并发症及提高疗效的重要保障之一。

1. 术前常规检查

血常规、凝血常规；尿常规；大便常规及隐血试验；肝肾功能；血清AFP，血清乙、丙肝标志物检查；血糖；胸片；心电图；动态心电图或者超声心动图；食管钡餐透视必要时摄片，以了解食管静脉曲张情况；60岁以上老人及肺功能不全者应常规检查肺功能。

2. 术前核查影像学资料

影像学资料有助于肿瘤的定位及定性诊断。外科医生阅读影像学资料可进一步明确手术的必要性并对其可能性、难度及安全性进行充分的评估。外科医生不应该等待术中探查后再确定方案，而应在手术前就心中有数。

（1）B超检查

术前1周内外科医生应亲自参加B超检查1次，其观察内容包括：①肿瘤的大小、位置、数目、边界是否清楚，余肝是否仍有病灶。②如为深部或肝门区肿瘤，应检查肿瘤与第一、第二、第三肝门及与大血管的关系，包括与门静脉左右支及主干、肝左、肝右、肝中间静脉及下腔静脉的关系。③肿瘤与邻近脏器的关系，包括胃、脾、胆囊、肾脏、膈肌和胆总管等。④肝脏大小、硬化程度，如肝萎缩或肝硬化严重程度与化验检查是否相符。⑤腹水情况。B超是检查腹水最简单而准确的方法，除注意肝前腹水外，还应注意膀胱直肠凹处是否有腹水。如发现腹水应予以处理或改变手术方案。⑥门静脉癌栓情况，门静脉癌栓的部位、大小等，如分支癌栓还可考虑将相应门静脉与肿瘤一同切除。

（2）CT检查

CT片能使外科医生更直观地了解肿瘤及其周围情况，外科医生应术前多次阅读CT片，分析其内容与B超相比是否吻合，以便对肝切除的必要性、可能性、危险性做到心中有数。

（3）MRI 检查

肝脏的 MRI 检查可发现较小的病灶，建议常规术前行平扫加强化 MRI 检查，确定病灶的可切除性。

（4）动脉造影

随着无创影像学技术的迅速发展，作为有创检查手段的动脉造影已经不再作为术前的常规检查，更多是在介入治疗时评估病灶范围和治疗效果时应用。

3. 术前常规准备

改善患者全身营养状况：注意休息并给予高糖、高蛋白、高维生素饮食，积极纠正营养不良、贫血、低蛋白血症。纠正水、电解质平衡紊乱；对于糖尿病患者术前应用胰岛素治疗，并积极控制血糖。

护肝治疗：静脉滴注能量合剂，维生素 K_1、维生素 C 及护肝药物等，白蛋白过低者，输新鲜血液、白蛋白或血浆等。避免使用对肝有害的药物。

预防感染：手术前或麻醉开始时使用广谱抗生素，以预防术中及术后感染的发生。合并其他脏器感染时，要提前及时给予大量有效抗生素。

备皮：不再采用传统的备皮方法（会阴部备皮），仅将手术区过多的体毛去除。

灌肠：术前晚口服番泻叶或甘露醇洗肠 1 次，对于肝硬化不严重、肝功能良好的患者，可不再灌肠。

饮食：术前晚上可进流质食物，术前 4 h 禁食、禁水。

放置胃管：术前放置胃管是为了便于术中抽空胃液，加强显露；便于术后恢复胃肠功能，尤其是左叶巨大肿瘤切除后；便于观察术后上消化道出血。

此外，还应嘱吸烟患者绝对禁烟，如有咳嗽咳痰者，可予止咳化痰，必要时可应用抗生素等治疗。了解女性患者的月经情况，通常手术应安排在月经间期进行。备血以新鲜血为宜，其含有一定量的凝血因子，避免大量输注库存血引起凝血障碍。

三、肝切除术的麻醉

肝癌切除术的麻醉应考虑如下几点：①患者肝脏功能是否能够耐受手术和麻醉；②麻醉药物与肝脏功能的相互影响；③肝脏对手术中肝动脉和门静脉阻断的耐受能力；

④围手术期保肝治疗对减少肝功能衰竭的价值；⑤肝癌患者合并其他疾病对麻醉药物的选择。

（一）术前患者的评价

肝癌切除术患者术前评价是提高手术和麻醉安全性的重要保障，客观确切的术前评价对麻醉选择和术后转归的评估具有指导意义，因此，详尽的术前检查及测试肝脏功能的特殊检查是非常必要的。由于肝脏的功能非常复杂，肝脏的代偿能力强大，所以在判断检查结果时应注意综合分析和判断，有些主要指标需要特别注意，如血清白蛋白含量和血清谷丙转氨酶高于正常值的 10 倍以上、血清胆酸增高、凝血时间延长等一般表示肝脏功能下降，可能影响患者对手术和麻醉的耐受能力，同时也影响麻醉药物在体内的效能和代谢。此外，肿瘤的位置及大小、是否合并肝硬化、手术难度等也会影响对患者的评价。

（二）麻醉选择

一般肝切除术对麻醉的要求与其他腹部手术类似，可采取全身麻醉、硬膜外麻醉、硬膜外联合全身麻醉这 3 种麻醉方法，但如果手术需要打开胸腔或手术范围广泛，硬膜外麻醉就难以满足手术的需要，因此需要全身麻醉。硬膜外麻醉联合全身麻醉是目前国内外较为推崇的麻醉方法，其可以减少静脉麻醉药物的用药量，减少麻醉药物对肝脏的负性作用。同时硬膜外麻醉可以降低机体对手术刺激产生的应激反应，减少手术对患者的打击，有利于患者的术后恢复，减少术后并发症，而且硬膜外隙的导管可以保留用于术后镇痛治疗。

有些肝脏手术对麻醉的要求较高，尤其肿瘤位置与下腔静脉的关系密切，需要在半离体的条件下行肝癌切除，此时需要阻断肝脏的血供和下腔静脉回流，因为完全阻断下半身的血液回流可导致约 50% 的血液不能回到右心房，这时患者往往会出现中心静脉压剧降，心排血量不足，血压有时难以维持。目前有两种方法可选择，一种是采用体外循环的方法将下肢和肝脏回心血量经离心泵转流到腋静脉回流到心脏；另外一种可以尝试直接完全阻断肝脏水平以下的静脉回流，通过在阻断前对循环的调整和阻断后快速补液，给予收缩外周血管的药物维持血压。具体采用何种方式应根据患者的身体状况和阻断后患者循环反应情况而定。一般静脉血转流的方法对循环的影响较小，但手术过程较复杂，需要对患者肝素化，这样也会损失部分血液，增加对患者的创伤，有少数患者会产生插管静脉的损伤；直接完全阻断的方法对身体循环的影响较大，但不会对患者增加新的创伤。应根据手术类型和患者基本情况全面考虑，药物选择以对肝脏的毒性和肝血的影响为准，麻醉技术和麻醉管理较药物选择更为重要。

1. 硬膜外麻醉

患者基本情况正常，肝功能无异常，无出凝血异常，无血小板减低，手术做部分肝肿物切除，可选择此方法。选择第 8 ~ 9 胸椎穿刺，向头向放置管，平面控制在第 5 ~ 11 胸椎，术中要加用阿奇霉素或神经安定镇痛剂，减少牵拉反射。酰胺类局麻药在肝脏代谢，由血浆代谢酯酶分解，血浆胆碱酶来源于肝脏。肝功能受损后，胆碱酯酶减少，酰胺类局麻药量蓄积，故应慎用。

2. 全身麻醉

此方法适用于各种肝脏手术，尤其是切除范围广泛的手术，可用全程静脉麻醉、吸入全身麻醉和静息复合麻醉。此方法较为安全，可及时应对手术中各种突发意外情况的发生。因为丙泊酚对肝功能几乎无影响，所以静脉输注丙泊酚（包括诱导维持）复合少量芬太尼、肌松剂等是一个比较理想的麻醉药选择方案。

（三）麻醉实施和监测

麻醉实施和监测主要内容包括以下方面：①动脉血压监测、中心静脉压监测，同时读取数据，即在血压发生变化的，同时监测中心静脉压的变化，有助于判断循环波动的原因；②血气分析，于术前、阻断肝血管前、阻断肝血管后、开放肝血管后、手术结束后进行；③心排血量监测，有条件可以观察心排血量，有助于对循环紊乱的判断；④心电监测，术中有突发心搏骤停、心律失常的可能；⑤血氧饱和度和呼气末 CO_2 监测，防止缺氧和 CO_2 潴留，肝功能不全对缺氧更敏感，肝功能不全时可能并存肺内分流，如出现缺氧量加重肝脏损害，麻醉中 CO_2 蓄积可使肝血流降低一半左右，故应保持呼吸道通畅和供氧。控制呼吸时应注意压力适度，否则可因胸膜腔内压增高而影响肝血流量。硬膜外麻醉时，尤要控制好麻醉平面，注意及时面罩吸氧。⑥围手术期出凝血功能的监测；⑦肝功能监测；⑧抽血查血糖、尿素氮、肌酐、钾、钠、氯、钙、红细胞计数、血红蛋白、血细胞比容；⑨凝血机能的监测，全血激活凝血时间（ACT），及时了解术中循环中肝素的活性状态；⑩肾功能监测。

（四）麻醉后注意事项

肝切除术后的并发症包括败血症、肺炎、呼吸功能衰竭、出血以及肝功能衰竭等，另外保护肾脏功能也非常重要。这些并发症也与患者的营养供给不足、术后体温过低、麻醉过深、苏醒时间延长等有关，须在术后注意对症处理，而镇痛治疗有助于患者顺利恢复。

1. 呼吸系统治疗

注意尽早拔管，及早使患者苏醒。拔管前一定要注意吸除气管内和口腔内的分泌物，待肌肉完全恢复正常后，方能拔出气管导管，苏醒期尽量平缓以避免躁动的发生。麻醉后最好回到苏醒室，由专门的麻醉医生看护，一般异丙酚静脉麻醉较吸入麻醉术后躁动发生率偏低，为防止吸入麻醉术后躁动可术中适量增加芬太尼等镇痛药的使用，最好采用靶控输注技术输入镇痛药和异丙酚。加强患者护理，定期翻身、拍背，给予雾化吸入，防止肺不张。术后镇痛治疗可减少患者因咳嗽、拍背、翻身等肺部活动造成的疼痛，减少肺部并发症的发生。

2. 营养及液体治疗

肝癌患者术前一般存在营养不良，水、电解质和酸碱平衡也可能存在紊乱，注意术后调整，良好的营养支持可减少术后并发症和帮助机体恢复。调整水、电解质紊乱可消除严重心律失常，保护肾脏功能。

3. 保护肾脏功能

围手术期肾功能不全是麻醉和手术的严重并发症，由于手术对身体循环的影响和对肾脏血流的干扰，需要特别注意保护，尤其对于术中需阻断肝门血管及下腔静脉的患者更要注意对肾脏的监测和保护。手术时麻醉医生有责任维持好血流动力学稳定和生命器官灌注。急性肾功能衰竭是肾脏对低血压、低血容量和（或）脱水等急性缺血侵袭的反应。血容量不足和心力衰竭均会引起肾血管收缩，使肾血流减少。术中应注意减少循环紊乱的程度和持续时间，同时使用多巴胺和（或）利尿剂以改善血液流变学和组织血流。使用甘露醇可对肾脏产生冲洗作用，减少坏死细胞碎屑在肾小管内堆积，甘露醇能减轻内皮细胞肿胀，改善内髓质血流，因此可保护缺血后肾功能。此外，甘露醇还能清除自由基。呋塞米（速尿）对肾低灌注部分的髓袢髓质厚壁段升支有保护作用，呋塞米通过前列腺素介导可明显增加肾血流。联合用药可加强药效，最终增加氧供、减少氧需。

4. 保温治疗

对于阻断下腔静脉或下肢静脉血转流的患者应注意低体温问题，尤其要在术中行体温监测，给予保温治疗，术后及时将体温恢复至正常范围。

5. 术后镇痛

术后疼痛对患者的影响是多方面的：疼痛可以增强患者术后的应激反应；限制患者的通气；增加肺部感染的风险；导致内分泌和体内代谢紊乱；影响胃肠道功能的恢复，引起尿潴留；抑制免疫系统的活性，降低机体的抵抗能力。疼痛不仅会增加机体感染的机会，还会影响患者的远期疗效。因此对术后镇痛从多个角度分析均有利于患者的恢复，但肝脏手术的特殊性要求术后镇痛的方式要适合患者的具体需求。大多数文献认为，硬膜外给药的方法最适合肝脏手术后镇痛，因为该方法镇痛效果好，对肝脏功能影响最小，也有利于保护肾脏功能。目前国内外广泛采用镇痛泵（患者自控镇痛 PCA）的方法给予术后镇痛治疗，下面进行简要描述。

硬膜外自控镇痛（PCEA）主要有 3 种给药模式：①单纯 PCA 给药；②持续注药；③背景加 PCA 给药。Komatsuc 采用双盲和随机的方法，研究对比了单纯 PCA 给药和持续注药的止痛效果及副作用，结果认为在静息时止痛效果相似，活动或咳嗽时持续注药方法优于单纯 PCA 给药，而副作用并无明显的增加。背景加 PCA 给药，止痛效果并不优于持续注药方法。

PCEA 药物配伍原则：阿片类药物应用于硬膜外途径已有多年，许多临床医生被其良好的止痛效果所鼓舞，进行了广泛的应用和研究，随后发现存在如延迟性呼吸抑制、呕吐和瘙痒等并发症。近年来的文献表明，合理的配伍和使用不同种类的止痛剂，可以增加止痛效果，避免严重并发症。

单独使用阿片类药物用于硬膜外途径控制术后疼痛，可以获得良好的疼痛缓解，但在患者活动时常不能得到满意的效果。阿片类药物复合使用局麻药，可以提高止痛效果和减少不良反应。阿片类药物复合使用可乐定，可以减少阿片类药物的剂量。

常用药物的选择：吗啡是阿片类药物中最为经典的镇痛药，硬膜外使用吗啡的剂量是静脉用量的 1/5，产生作用的起效时间较脂溶性阿片类药物稍长。PCA 使用止痛效果可靠，由于存在延迟性呼吸抑制的问题，主张小剂量（1～2 mg）、小容量（1～2 mL）给药，并不降低止痛的效果。吗啡硬膜外给药的镇痛质量较静脉给药的途径好，表现在患者术后活动时的止痛效果更好芬太尼是一种脂溶性的强阿片制剂，硬膜外使用剂量是静脉的 50%。由于其吸收迅速并具有一定的全身效应，芬太尼的镇痛显效时间较快。由于在脑脊液内的浓度较低，发生延迟性呼吸性抑制的可能性较少。使用时硬膜外导管的位置接近疼痛的脊髓阶段效果更好。亦有人认为，硬膜外腔置管的位置与镇痛结果无明显的关系。单独使用芬太尼随剂量的增加，不良反应也明显增多。大量的文献表明，芬太尼复合布匹卡因可以获得良好的镇痛效果，并减少用药量和不良反应。芬太尼硬膜外给药在止痛、改善患者术后通气等方面均优于静脉给药。

局麻药用于硬膜外给药具有良好的镇痛作用，随着给药浓度和容量的增加，镇痛作用增强，同时不良反应也增加，甚至产生严重的不良反应。

可乐定是一种高脂溶性的 α_2 受体激动剂，作用部位在脊髓。应用小剂量可乐定可以产生镇痛作用，并可与吗啡产生协同作用，但存在心血管不良反应、易蓄积、对急性疼痛镇痛效果不佳等问题，目前临床使用并不广泛，在芬太尼复合布比卡因较吗啡加可乐定用于术后镇痛的对比研究中，前者从镇痛效果、不良反应和费用等方面均优于后者。

PCEA 的副作用包括：呼吸抑制、恶心呕吐、皮肤瘙痒、尿潴留。一般与药物的配伍和剂量有关，吗啡出现呼吸抑制的概率更大，芬太尼很少出现呼吸抑制问题。这些不良反应可以用纳洛酮拮抗，但须注意纳洛酮的剂量和给药方式，大剂量快速给药容易导致患者疼痛突然暴发，使患者非常痛苦和恐惧，一般可以采用小剂量如 0.2 mg 加入生理盐水 20 mL 缓慢注射，观察患者的呼吸变化，如呼吸恢复至 10 次以上可停止给药，但仍需注意呼吸变化。

很多文献表明，PCEA 的镇痛效果较静脉自控镇痛（PCIA）好，但 PCEA 的技术复杂性和风险均高于 PCIA。由于阿片类药物的选择和给药方式不同，给药的剂量和容量不同，不同种类药物的配伍等因素，都会影响术后疼痛的控制效果和不良反应的发生率。因此，合理的选择给药的种类、剂量和配伍显得格外重要。首先应考虑的问题包括药物的选择，阿片类药物到达作用局部的浓度，PCEA 和 PCIA 镇痛效果的比较，患者的舒适与风险的权衡比较。

四、肝切除术基本操作

（一）肝切除术种类及命名

依据肝脏的解剖生理特点，肝外科将肝切除术分为 2 种：①以肝脏解剖的分叶和（或）分段范围，以相应血管为界线，进行肝组织切除，称规则性肝叶或肝段切除术。②以需切除的病灶为中心，不按解剖分叶或段为界，进行肝的部分或局部切除，称为非规则性肝切除术。

肝切除术术式种类：肝切除术术式是根据解剖分段来命名的，由于不同的解剖分段方法，命名方法也不尽相同。欧洲多采用 Couinaud 分叶分段，根据 Couinaud 肝段命名系统，左右半肝以 Cantlie 线为分界，左半肝又以肝圆韧带的肝内嵌部分和镰状韧带为分界，分为其右侧的Ⅳ段和左侧的Ⅱ、Ⅲ段；右半肝依照右叶间裂分为Ⅷ、Ⅴ段和Ⅶ、Ⅵ段。Ⅰ段具有独立的动脉血供和胆汁、静脉引流系统，从功能上将尾状叶视为独立叶。详见表 5-3。

表 5-3 肝切除术分类及命名（Couinaud 分叶分段法）

肝切除术的名称			肝切除术包含的肝段
规则性肝切除术	半肝切除术	右半肝切除术	Ⅴ、Ⅵ、Ⅶ、Ⅷ
		左半肝切除术	Ⅱ、Ⅲ、Ⅳ
	肝叶切除术	肝右叶切除术	Ⅳ、Ⅴ、Ⅵ、Ⅶ、Ⅷ，或有Ⅰ
		肝左叶切除术	Ⅱ、Ⅲ
	肝段切除术	Ⅰ段切除术	Ⅰ
		Ⅳ段切除术	Ⅳ
		Ⅴ段切除术	Ⅴ
		Ⅴ、Ⅷ段切除术	Ⅴ、Ⅷ
		Ⅵ、Ⅶ段切除术	Ⅵ、Ⅶ
		Ⅱ、Ⅲ段切除术	Ⅱ、Ⅲ
	扩大性肝切除术	左半肝扩大切除术	Ⅱ、Ⅲ、Ⅳ、Ⅴ、Ⅷ，或有Ⅰ
		右半肝扩大切除术	Ⅳ、Ⅴ、Ⅵ、Ⅶ、Ⅷ
非规则性肝切除术	根据肿瘤的部位、大小行楔形切除术、剜除术等		

（二）手术体位及切口

大多数肝脏手术很少开胸，不需要取特殊的体位，故很少考虑患者的体位问题。一般取仰卧位，如果采用控制性低中心静脉压（LCVP）技术，患者体位应采用头低 15°位，右上肢外展，腹部保持轻度过伸位。麻醉设施也极为重要，需行气管内麻醉，除双臂放置动脉监控及主要抗容量灌注导线外，尚需有标准心电图监护与插入 Swan–Ganz 导管。术中采用经皮氧测试仪监控也具有很大作用，同时需置入 Foley 导尿管。将患者放在温暖的床垫上，左臂紧靠躯体放好，并予以包裹保护。

较小的肝左外叶肿物可以采用上腹正中切口，左内叶或者右半肝肿物一般取双肋缘下与 Mercedes 型切口入腹腔，彻底全面地探查腹腔脏器及肝脏病变后，再决定是否还需向两侧延长切口。右半肝切除时，切口延至右腋中线，以便于接近与控制肝下腔静脉。也有报道采用右侧 L 型切口效果等同于 Mercedes 型切口，术后切口疝的发病率反而明显降低。

开腹后，必须采用牵开器充分显露肝脏。将强力牵开器固定于手术床上，最终使手术野得以固定并将胸廓向斜上方提起，这对手术暴露非常重要，女性患者一般较易做到，男性患者较女性患者略困难，可将右肋下切口适当延长。肿瘤广泛侵及膈肌时也可行开胸术，除非肿瘤累及膈肌，一般不需要开胸。

（三）肝脏的游离

首先离断肝圆韧带，韧带两侧用 7 号丝线结扎。打开小网膜腔，游离肝十二指肠韧带。贴近肝脏打开肝 – 结肠韧带及右侧三角韧带，注意后方的右肾上腺静脉汇入下腔静脉。一定要贴近肝脏打开右侧冠状韧带，以免出血，靠近裸区时膈肌非常薄，可用手指或纱垫轻推，锐性分离，避免损伤。有时右后叶肿瘤侵犯膈肌或曾经破溃，不要盲目分离，否则易造成肝脏或膈肌严重出血。可以先游离其他部分，待出血能够控制时再游离膈肌或切除部分膈肌。对于膈肌创面的出血，细小的创面可以电灼止血，一般主张将打开的创面缝合止血，因膈肌不停地进行呼吸运动可使出血不止。右后叶的充分游离往往需要打开下腔静脉韧带，可避免过度牵拉造成下腔静脉与右后叶间肝短静脉的撕裂。一般主张贴近腹壁游离镰状韧带，以尽量保留镰状韧带。暴露第二肝门时，要充分打开镰状韧带，其上端左右冠状韧带汇合处距离下腔静脉可达 4 cm，有时为避免损伤第二肝门而没有完全游离。左侧三角韧带的打开，可以将纱垫填塞在贲门与左三角韧带之间，选无血管区直接电刀打开，若没有明显的门静脉高压，断端可以不结扎。

（四）肝血流阻断技术

1. 入肝血流阻断

（1）肝蒂的阻断

自从 Pringle 首次报告肝蒂的阻断技术（Pringle 法）后，该技术长期广泛应用于肝外科手术。围绕该技术有众多的基础和临床的研究证明，Pringle 法可明显减少肝切除术的中失血现象，有助于保护残存肝脏功能。Dixon 通过荟萃分析的方法对其分析后得出以下结论：①肝切除术中应用 Pringle 法较不用 Pringle 法切肝可明显减少失血量；②如阻断时间在 1 h 以内，间歇和持续阻断效果一样；③当合并肝硬化或手术时间很长时则应用间歇 Pringle 法为宜。我国肝癌患者多伴有肝硬化，应尽可能采用间歇阻断，硬化严重的患者每次阻断肝门 5 min，开放复流 1 min；硬化较轻的患者每次阻断肝门 10 min，开放复流 2 min。应用间歇 Pringle 法术中开放复流前应结扎、缝扎处理好肝断面主要脉管，以免在复流期间造成大量失血，采用 200 号或者 300 号钛夹离断肝实质，较大的血管可以得到确切的处理，较小的血管渗出可以在复流时采用较大棉纱垫按压创面或者电刀电灼止血。也有学者主张在 Pringle 法期间应用甲泼尼龙 40 mg 或地塞米松 5 ~ 10 mg，开放血流后若血压平稳则用呋塞米 20 mg，有助于减轻肝脏的缺血再灌注损伤。肝硬化的肝脏对缺血损伤敏感，故有人主张切肝时不阻断血流，但对于位置特殊的患者，Pringle 法可以明显减少术中的失血量，我们认为术前肝功能 Child–Pugh A 级者均可耐受一定时间的 Pringle 法，采用短时（5 ~ 10 min）间歇经皮肝穿刺胆道造影（PTC）是安全可行的。而那种认为 Pringle 法可能严重损伤肝脏而在术中不用 Pringle 法切肝的观点是片面的，甚至是错误的。因为术中持续大量失血和低血压状态对肝脏甚至对其他脏器可能产生更严重的损害，缺血再灌注损伤多半发生在较长时间的肝门阻断（20 min 以上），因此对于肝硬化患者可首选间歇性肝门阻断。

（2）半肝血流阻断

半肝血流阻断是指仅阻断拟切除的半肝血流，从而保护残留肝叶不受缺血损伤。半肝血流阻断的方法如下：①右半肝血流阻断。先切除胆囊，保留胆囊管的结扎线并向左侧牵引，肝动脉右支在肝总管后方穿过，分离出肝动脉右支，结扎切断，在其后方可分离出门静脉右支，并结扎切断，因为右肝管变异较多，多半不在肝外处理。②左半肝血流阻断。打开小网膜囊至肝十二指肠韧带左缘，近肝的肝十二指肠韧带左缘表浅处可摸到明显动脉搏动，打开肝十二指肠韧带组织，分离出肝左动脉，结扎切断后，在其后方可分离出门静脉左支，结扎切断，左肝管一般同样在肝内处理。③在肝门板上方将Ⅳ b 段肝实质被膜打开 1 cm，然后再将尾状突的肝被膜打开 1 cm，自上而下用中号 Kelly 钳自肝内穿出，不一一分离 Glisson 鞘内的门静脉和肝动脉。此方法为盲目钝性分离置入阻断带，因肝门移位、受压和脉管可能存在变异，此法有较高的损伤风险，我们主张解剖第一肝门并分别阻断门静脉和肝动脉。由于肝内血管交通丰富，行半肝血流阻断切肝时出血较 PTC 时要多，一旦发现控制出血不满意，应及时改行 PTC，以减少术中失血量；④半肝血流阻断和 PTC 技术一样，仅能控制入肝血流，对肝静脉出血则无法控制，因此，当肿瘤巨大或已累及肝静脉或下腔静脉时，还应考虑加行肝静脉或下腔静脉的阻断。

2. 出入肝血流阻断

（1）全肝血流阻断

全肝血流阻断（THVE），即同时阻断第一肝门及肝上、肝下下腔静脉，使肝脏与体循环隔离，在肝脏完全停止血循环状态下切肝，又称无血切肝，THVE 的最大优点是使肝切除更安全，术中出血更少，并可有效防止因损伤肝静脉或下腔静脉引发的空气栓塞。全肝血流阻断对于全身血流动力学影响较大，有 10% ~ 12% 的患者出现动脉血压下降，25% 出现肺动脉压降低，40% ~ 50% 出现心脏指数降低，50% 出现心率加快，10% ~ 15% 的患者不能耐受下腔静脉阻断，使术后并发症增加。THVE 主要用于累及或邻近肝静脉及下腔静脉的中央型或巨大肿瘤的切除或者下腔静脉、肝静脉内癌栓取出，防止肝静脉或者下腔静脉可能损伤的安全措施备用，不建议术中常规应用。

（2）保持下腔静脉通畅的全肝血流阻断

一般认为在肝外暴露分离肝静脉非常危险，分离过程中肝静脉的撕裂往往会造成难以控制的大出血，但是随着对肝脏解剖的深入认识和外科手术技巧的提高，在肝外分离控制三条肝静脉已经成为一项安全可行的技术。入肝血流加肝静脉的阻断不仅能达到全肝血流阻断的效果，并且能保持下腔静脉的通畅，降低因为全身血流动力学改变带来的相应的并发症。

（3）术中肝下下腔静脉阻断

在进行常规肝切除时肿瘤靠近肝静脉或者第二肝门，手术中可能会出现肝静脉损伤、肝静脉反流性出血，可以采用术中临时阻断肝下下腔静脉的方法，应用该方法后中心静脉压通常会下降 75%，可从 13 mmHg 降到 4 mmHg，体循环压只下降 10%，一般不需要特殊的麻醉监护，机体也有很好的耐受性。机体对于肝下下腔静脉的阻断耐受良好的原因不明，可从以下几个方面解释：①应用该方法前，中心静脉压往往偏高，阻断后对回心血量减少有限；②膈静脉、腹膜后静脉和肾上腺静脉的回流补充作用；③肾上腺素经肾上腺静脉回流对血压维持所起的作用。肝下下腔静脉阻断是常规 Pringle 法的重要补充，简便易行，而且安全有效。

3. 绕肝提拉法

右半肝肿瘤侵犯膈肌或者肿瘤过于巨大，肝脏在切除时不能充分游离，一旦出现大出血往往难以控制。1981 年，Couinaud 在肝脏研究中发现，肝脏和下腔静脉之间不但有疏松的网状间隙，而且在汇入下腔静脉的静脉之间有一无血管区。2001 年 Belghiti 发明了绕肝提拉法，利用置于下腔静脉前面的弹力提拉带环绕肝脏将其提起，在肝脏未游离的情况下通过前入路进行右半肝切除术。该方法先切断肝脏，再离断肝周韧带，避免了因游离肝脏、搬动肿瘤造成的撕裂出血和因旋转、牵拉和挤压肝脏造成的肿瘤扩散。同时通过提起弹力提拉带阻断切面血流，利于分离和保护下腔静脉。这种方法一经发表，就迅速在肝脏手术中广泛应用。Belghiti 总结 201 例行该方法的患者，仅有 2% 出现失败出血，3 例是由于肝被膜的撕裂，2 例是由于损伤到肝短静脉，但都经按压后自然止血，因此该方法是安全可行的。具体为：①切除胆囊和肝门预置阻断带；②分离出肝右静脉和肝中间静脉，显露肝上静脉陷窝，再往下分离 2 cm；③暴露肝下下腔静脉，沿下腔静脉前面往上分离，如果遇到细小尾状叶静脉可离断结扎，肝右下静脉分离、不结扎；④在肝右下静脉左侧，紧贴尾状叶后方、下腔静脉前方并沿其中线，伸进长血管钳，向头侧分离推进到肝右静脉和肝中间静脉之间 4～6 cm，带出弹力提拉带。

4. 离体肝切除术

离体肝切除术是因为肿瘤位置位于门静脉与腔静脉之间，采用常规方法切除可能造成手术中大出血的风险。将病肝完整切下，体外切除肿瘤，然后将残肝原位植回的技术，是随着肝移植技术的不断完善和进步而发展起来的一种切肝技术。体外切肝只是手术的一部分，它还包括全肝血流阻断、低温灌注和门静脉转流技术。因此，离体肝切除术是一种复杂而又高风险的外科手术，它利用肝移植术中的低温灌注和静脉转流技术，避免了肝缺血损伤和肿瘤特殊部位的限制，兼有现代肝切除和肝移植术两大技术特征。

总之，肝切除时阻断血流的方法多种多样，具体应用哪种方法要根据患者的一般情况，如有无肝硬化及肿瘤的大小、位置来加以选择，原则是在尽可能保护残肝功能的基础上采用简单有效、止血效果最好的方法。

（五）肝实质的离断

离断肝实质是肝切除术的重要步骤之一，良好肝断面的处理是减少肝切除术中出血和术后胆瘘等并发症的重要环节。传统的肝实质离断方法主要有钳夹法、指捏法等，近年来，各种先进的切割工具和新型肝断面处理材料弥补了传统切肝手术中的不足，简化了肝实质离断及肝断面处理程序，在很大程度上减少了肝切除术术中和术后的并发症。

1. 钳夹法、指捏法

即切开肝包膜后，用小号的 Kelly 钳捏碎离断肝组织，逐渐由浅入深，遇有血管或胆管时予以结扎切断，也有用手指或刀柄代替钳子以断肝。上述方法的最大优点是无须使用特殊器械，简单快捷，缺点是当分离重要的管道结构时，难以分辨和分离钳夹的管道，术者就不敢贸然钳夹。指捏法操作较为粗糙，小血管和胆管会被撕裂，对肝组织的损伤较大，断面止血效果较差。

2. 超声切割止血刀

超声切割止血刀的原理就是利用超声波使金属刀头振动，使与之直接接触的组织细胞内的水分汽化，蛋白质氢链断裂，细胞崩解重新融合，组织被凝固后切开。刀头与组织蛋白接触，通过机械振动使得组织内胶原蛋白结构破坏，造成蛋白凝固，进而达到封闭血管止血的目的，可封闭细小血管（≤5 mm）。其优点是：①同时具有分离、切割和止血的功能；②由于采用超声切割凝固原理，没有电流通过机体，不会发生传导性组织损伤，提高了手术安全性；③工作时切割（或凝固）部位的组织温度低于80℃，向周围组织热传递范围仅为1 mm，产生的热效应低，对周围组织造成的损伤远远小于激光和电刀，可以避免深度的组织热损伤。其缺点是：直接切割肝实质时不易封闭较大的血管，也不易凝固结缔组织少的血管如肝静脉，因而肝脏断面止血效果较差，较大血管仍需钳夹或者缝扎切断，同时操作费时。而且有研究显示，在使用超声切割止血刀行肝切除时，术中出血量及术后并发症方面并不优于传统的钳夹法。该器械目前多应用于腹腔镜外科，但也逐步被其他的肝实质离断设备所替代。

3. 超声吸引刀

超声吸引刀（CUSA）是利用超声的空化效应,即含水量较大的肝组织中的微小气泡在超声波作用下发生一系列动力学过程，包括振荡、扩大、收缩乃至崩溃。此过程中产生的压力分离肝组织，薄壁组织被捣碎，而该压力不易对弹性纤维组织及胶原纤维组织产生作用，从而保护含纤维组织多的肝内血管、胆道和神经，再用乳化冲洗液，并经负压吸引将打碎的肝组织吸出，然后，逐一钳夹、切断、结扎这些暴露的裸露管道。CUSA可使手术少出血或不出血，对周围组织损伤小，能准确切除病变肝组织。美国的 Hodgson 在 1984 年首先将 CUSA 应用于肝切除，现已在欧美各国及日本广泛应用。CUSA 主要由振动、灌注和吸引三大部分组成，三者的末端导管均安装在一类似笔状、可用手握持的手术刀头内。CUSA 的优点是：①可以解剖出细小的血管，显著减少手术的出血量、术中输血量，从而减少肝功能衰竭的发生；②最大限度地保留了残肝的功能，从而增加了肝癌的手术切除率；③可以很清楚地分离出左右肝胆管，在肝门胆管癌的根治手术中具有重要意义；④多数情况下可以不阻断肝门，避免了肝脏的缺血再灌注损伤。CUSA 的缺点：①切割速度较慢，较传统的断离技术所需时间明显延长，特别是对于伴有肝硬化的患者，切割速度更慢；② CUSA 击碎肝细胞时可能使肝炎病毒随着飞沫四溅，有造成肝炎传播的潜在危险；③ CUSA 价格昂贵，难以在基层医院推广应用。

4. 水射刀

水射刀的原理与 CUSA 类似，不过它是利用细小的高压水束来打碎肝组织，保留肝内管道系统，进行肝切除。水射刀的优点是能精细解剖，精确保护血管和胆管，无任何热损伤，切肝时不用阻断肝门，分离冲洗和液体抽吸一体化，手术视野清晰。缺点是部分肝硬化严重的肝组织较坚韧，在安全压力范围，水射刀难以切割，切割时间明显延长；另外，操作不慎易引起水溅、水雾和气泡，水溅在有癌组织的断面时易致癌细胞播散，污染手术室环境。

5.TissueLink 射频刀

TissueLink 射频刀是将产生的射频能量集中在刀头端附近，电能通过持续滴注的盐水传递到肝组织内，随之电能转换成热能，加热肝组织，进而凝固和封闭肝组织及其内的管道。直径小于 5 mm 的管道均可闭合；无须另行结扎，止血迅速、可靠，能减少术中和术后出血，同时也能防止胆漏发生；较大的管道则应该单纯结扎或缝扎。该装置的优点是止血可靠，低温刀头，集组织止血、解剖管道永久闭合功能于一体，无须与其他止血器械同时使用，也无须行肝门阻断；同时该装置体积小，携带方便，可与大多数外科电流发生器相兼容，价格适宜。其缺点是切割速度较慢。

6.LigaSure 血管闭合系统

LigaSure 血管闭合系统是应用实时反馈技术和智能主机技术，输出高频电能结合血管钳口压力，使人体组织的胶原蛋白和纤维蛋白熔解变性，血管壁融合形成一透明带，产生永久性管腔闭合。研究表明，LigaSure 血管闭合系统产生的闭合带比其他所有以能量为基础的融合方式都坚固，可达到与缝线结扎相似的强度，可承受 3 倍的正常收缩压，可闭合直径 7 mm 以内的任何动、静脉，而超声刀、双极电凝只能闭合 3 mm 以下的动脉。因此有人利用其进行肝实质的离断，使用方法和 TissueLink 射频刀类似。其缺点是切割速度较慢。

7. 多功能手术解剖器

彭氏多功能手术解剖器（PMOD）是由彭淑牖教授发明的将高频电刀、吸引器和推剥器相结合的多功能解剖器。用其推剥头刮扒组织，刮碎并吸除组织碎屑，将肝组织内管道结构解剖出来予以结扎切断，遇有小出血可随时电凝止血。PMOD 的最大特点是集刮碎、钝切、吸引、电凝四项功能于一体，可明显缩短手术时间，并且费用低廉。

目前在临床上应用的离断肝实质的仪器还有微波刀、激光刀、高能超声聚焦刀等，因为应用范围较窄，这里不做具体阐述。

五、术中超声与腹腔镜探查分期

由于肝癌组织生长迅速，因此根治性切除是与预后相关的独立因素。对于原发性肝癌的姑息性切除并不优于保守治疗已经为广大医生所认可，因而术前准确评价是否能做到根治性切除至关重要。术前的影像学检查仍然存在敏感性不够高的缺陷，因而术中超声（IOUS）和腹腔镜探查分期越来越受到广大肝胆外科医生的重视。

（一）术中超声

在 20 世纪 80 年代初国外就将 IOUS 应用于肝脏手术中，1985 年 Castaings 在对常用于肝癌的几种影像检查方法进行比较后，认为 IOUS 精确度高于术前超声和选择性动脉造影，尤其是肿瘤直径 < 1 cm 时表现尤佳。随着放射诊断技术的发展，特别是多时相螺旋 CT 引进后，CT 变得越来越精确，MRI 也发展迅速，新脉冲定序，较短探测时间的屏气成像和含超顺磁性离子氧的造影剂使肝脏成像发生革命性变化，术前检查的敏

感性显著增强，IOUS 失去了其应受的重视。然而，随着 IOUS 技术的改进，尤其是术中专用高频、高分辨率探头的应用，可以显示其在诊断时灵敏度和特异度方面的优越性，IOUS 迎来了新的机遇。

术前超声经腹腔检查，由于皮肤皮下组织，肌肉、肋骨及肠道气体的干扰，导致声波衰减和散射，很大程度上影响了超声成像质量，而 IOUS 可以将频率高、体积小的探头直接置于腹腔脏器、血管或胆道上进行探测，克服了体外超声检查的不足，增大了分辨力与扫描范围，从而提高了对微小病变的显示率。

IOUS 的应用不仅可以发现术前超声检查遗漏的微小病灶，还能进一步确定肿瘤的位置、数目以及肿瘤与周围血管之间的关系，并能在 B 超引导下对深层小肿块进行活检，从而为外科医生提供有用的信息，有利于手术的决策。在 IOUS 探查的过程中如果发现肿块侵犯血管或者存在子灶，均须在手术台上修正原来的切肝策略。

Zacher J. 报道 IOUS 对肝肿瘤的定性诊断与 CT、螺旋 CT、MRI 等影像学检查一致。在肝肿瘤诊断方面，IOUS 的敏感性分别明显高于其他影像学检查。肝癌患者中 CT、螺旋 CT、MRI、IOUS 的敏感性分别是 76.9%、90.9%、93%、99.3%。在 52 例肝细胞肝癌中有 3 例患者的 3 个额外病灶在手术探查中发现，而有 7 个患者的 10 个病灶只有通过 IOUS 才发现。这 7 例患者由于术中的额外发现而放弃了手术切除，3 例患者由于术中发现而改变了术式，通过比较肝脏恶性肿瘤诊断敏感性发现，IOUS 与 CT、螺旋 CT、MRI 相比有显著性差异（$P < 0.01$）。因此，我们认为 IOUS 可以明显提高肝癌手术的根治率，也能够降低术前影像学检查的漏诊率，避免不必要的姑息性手术。IOUS 在外科手术决策方面起十分重要的作用，应在肝脏外科中广泛应用。

IOUS 也有其弱点，就是对于肝包膜下区域的探查不是很理想，这是 B 超检查的盲区。因此，在探查过程中用手探查全肝表面也是必需的。

此外，肿瘤的肝内播散通常先通过门静脉在一个肝段内进行，故近年来规则性肝段切除术的优势也愈加显现，在防止术后复发、残肝血供的保护作用方面均优于不规则性肝切除术。肝叶因为有肝表面的解剖标记，较容易鉴别，肝段因为没有特别明显的标记，不易划分，因此可以在 B 超引导下找到确认肝段的门静脉，然后用带有气囊的导管将这支门静脉阻断。这时在肝表面就会显示这支门静脉所支配肝脏的缺血部位，或者在这支门静脉内注射亚甲蓝，使肿瘤区域染色而获得切除。

（二）腹腔镜探查分期

腹腔镜探查分期是评估胃肠道肿瘤微小转移灶的一项重要手段。尽管腹腔镜检查对于腹膜腔或者肝表面转移灶的检出具有很高的敏感性，但对处于局部晚期或者淋巴转移的情况往往检出效果较差。因而在临床应用中要注意选择合适的病例进行腹腔镜检查。

原发性肝癌是常见的腹部恶性肿瘤之一，尽管目前的治疗手段多种多样，根治性切除仍然是唯一的获得远期生存的方法。然而，原发性肝癌的手术切除率为 15% ~ 30%，绝大多数患者因为肝外的转移或者肝内的肿瘤播散而不能切除。同时我国的原发性肝癌患者多数伴有肝硬化，肝硬化存在与否与硬化程度也是决定手术切除与否和切除范围的重要因素。

尽管近年来术前的影像学检查技术飞速发展，但仍然有一部分患者在术中发现了术前影像学检查没有发现的肿瘤，并且术前的实验室检查与影像学检查也不能完全准确地评估肝硬化患者的肝脏储备功能，使得有一些术前评估认为可以行手术切除的患者，在术中却发现其肝硬化程度并不能耐受手术。有文献表明腹腔镜探查分期使 16% ~ 39%的肝癌患者避免了不必要的开腹探查，经证实，不能行手术切除的患者其中 60% ~ 81%是由腹腔镜鉴别的，因此该技术具有相当高的检出准确率。

腹腔镜检查可发现许多 B 超、CT 检查不能发现的肿瘤，但在某些情况下，比如肝内较深处的转移灶、淋巴与血管的侵犯，腹腔镜超声较之单纯腹腔镜又具优越性。Rahusen等对比研究了单纯腹腔镜与腹腔镜超声后得出结论：腹腔镜超声是检测结直肠癌肝转移最敏感的方法，CT、腹部超声及腹腔镜超声对肝转移的敏感性分别为 69%、68% 和89%。腹腔镜超声对确定不能切除肿瘤的准确率为 89%，明显优于其他影像学技术。荧光腹腔镜可发现直径小于 1 mm 的腹腔内转移性肿瘤。其原理是在腹腔内注入光敏剂 δ氨基乙酰丙酸（ALA），注射后 δALA 很快积聚于肿瘤组织，利用适当波长的光照射腹腔，通过观察发出的荧光来判断肿瘤组织的存在，可发现普通腹腔镜不能发现的微小转移瘤。

总之，随着越来越多先进手段的应用，肝切除术不再是一项单一的手术方式，术前的影像学检查、肝脏储备功能的评估、腹腔镜探查分期和 IOUS 的结合应用，使得肝胆外科医生不仅能更安全、有效地实施切除手术，而且能避免某些患者经历不必要的痛苦。

六、各种肝切除术的具体手术操作

（一）以叶为基础的肝切除术

1. 右半肝切除术

右半肝切除术是指切除肝中静脉右侧、肝右静脉及门静脉右支供应的所有肝段组织，包括 V、VI、VII、VIII段。

离断肝圆韧带、镰状韧带，继续向后分离至肝静脉汇合处，此后再转向右侧，游离右三角韧带、冠状韧带，暴露肝裸区，打开肝结肠韧带，至下腔静脉右缘，自下向上结扎切断若干肝短静脉，有时右肾上腺和肝脏关系密切，无法钝性分离，可用电刀锐性分离，注意肾上腺静脉从右侧注入下腔静脉侧壁，逐渐将右半肝游离。游离第一肝门前，通常先切除胆囊，胆囊管残端缝扎线保留向左侧提起，在其后方可分出肝右动脉，结扎切断，肝外游离门静脉右支，右肝管因为解剖变异较大，通常建议在肝内切断，确保肝左叶结构的完整；也可以在肝组织内分离右侧 Glisson 鞘。寻找、确认肝左、中间静脉与肝右静脉间固有的裂隙，从肝左、中间静脉与肝右静脉出肝处插入血管钳于该裂隙，可以在肝外游离肝右静脉，也可以在切肝同时在肝内处理肝右静脉。

左右肝的分界为肝正中裂，其在肝表面的投影为胆囊床的中点向后延续达下腔静脉左缘，但最准确的分界线可通过阻断肝右叶的 Glisson 鞘显示出来。行右半肝切除时可于正中裂处，通常于肝中静脉的右侧 2 mm 处打开肝实质，防止正好切肝时切在肝中间静脉上。

右半肝切除术中最关键的步骤是将右半肝从肝静脉进入下腔静脉的附着处游离下来。首先缝扎肝脏与下腔静脉侧面、前面间的所有交通支。因为这些交通支较短、无伸缩性，应用 3-0 缝线悬吊轻轻牵拉，并用小弯曲血管钳在其近下腔静脉端钳夹或采用钛夹钳夹后切断。于结扎缝线间即可安全地将它们离断，快到达肝右静脉时，在其外侧有肝腔静脉韧带覆盖，因其中有小血管，建议使用腔内直线切割闭合器（Endo-GIA）切断，只有切断肝腔静脉韧带后，肝右静脉才能显露出来。

对肝右静脉进入下腔静脉处的解剖分离需要非常小心，将右半肝转向左上方，肝右静脉便呈轻度伸展状态，这样可将钝弯曲血管钳在不损伤下腔静脉的情况下，绕过粗大的肝右静脉。在此步操作时也可通知麻醉医生，让其将患者呼吸调至高呼气末正压通气（PEEP）状态。以避免误伤血管后导致空气栓塞。一旦绕过了肝右静脉，即可将血管钳穿过它，夹住肝右静脉的基底部与部分下腔静脉壁，用 4-0 缝线缝扎肝右静脉近肝端，近下腔静脉端用 4-0 单股缝线连续缝合，但勿影响下腔静脉的回流，也可用血管切割闭合器切断，同时闭合肝右静脉。此步骤完成后，右半肝已经完全无血供，呈去血管化，此时用电刀切开肝包膜，用超声吸引刀或钳夹法切开分离肝实质，行肝实质离断技术来确认血管和胆管结构。通常可见到回流入肝中间静脉的一横支较粗的静脉，须予以缝扎。如肝内处理肝右静脉，则在切肝时创面的上方深面可见粗大的肝右静脉。

对于肝功能正常、手术顺利的患者，一般主张收紧肝十二指肠韧带上的止血带，阻断肝门部血流，这也同时阻断了左肝叶门静脉、左肝动脉的血供。因为即便右肝血流完全离断，仍然会有从左肝反流的血液从断面流出。由于手术切除及缝扎切面大分支的过程一般不会超过 20 min，所以本方法能缩短手术时间并可减少术中出血。

完全切除右半肝后，仔细检查切面，可采用电凝、红外线凝固或氩等离子体凝固等方法处理小的渗出，也可用纤维蛋白胶、残余镰状韧带或 Gerota 筋膜来处理切面。最主要的是在切开肝实质时应采用缝扎的方法处理任何一出血点。除非覆盖肝切面，通常情况下不建议采用网膜覆盖创面或者断面对拢缝合的做法。关腹前必须对该部位放置腹腔引流，并应该牢记有 15% 的右半肝切除的患者，术后几天内还需行胸腔引流，对膈肌广泛分离的患者，尤其对右上 1/4 部位进行二次手术的患者更应该注意这种反应性的胸腔积液。

2. 右肝半扩大切除术（肝右三叶切除术）

右半肝扩大切除术切除范围为全部右半肝与附加左内叶（Couinaud Ⅳ段）。本手术所切除肝组织的范围为极限范围，切除了 75% 有功能的肝组织。但是，当右半肝病变扩展到左内叶并已发展到需行右半肝扩大切除时，左外叶往往已发生代偿性增大，因此切除的有功能的肝组织实际不足 75%。在任何情况下均应避免左外叶的肝缺血损害。术中用手探查或超声检查可确定血管有无受侵，以及肿瘤的范围或转移情况。

充分游离肝右叶方法同肝右叶切除术，进而解剖肝门。切断胆囊管、肝右动脉、门静脉右肝。肝门部肝动脉的分支时有解剖学上的变异，因而在结扎、切断肝右动脉之前，必须确定肝左动脉不受影响。切断右肝管之后，沿肝门向左侧解剖分离。继续游离左侧 Glisson 鞘以确认供应左内叶的分支，一般认为其发自肝方叶底部的左支 Glisson 鞘的前方或上方，其后方有尾叶支，须予以保留。将右半肝轻柔地转向左侧，显露直接引流入下腔静脉的附属肝静脉支。应仔细确认每一肝静脉支，在靠近腔静脉端处用一弯曲血管钳钳夹，并仔细缝扎肝短静脉。如此，可渐渐显露肝后表面及下腔静脉的前壁，确认肝右静脉。为行右半肝扩大切除术，必须离断肝脏进入腔静脉前壁的所有肝静脉支。充分游离肝右静脉入腔静脉处肝外部分肝右静脉后，在直视下，于肝中间、肝右静脉间轻柔地置入一弯曲血管钳，钳夹肝右静脉，用 4-0 Prolene 线重复缝合两残端。此时，腔静脉的右侧表面已被完全显露游离。将仍然相互连接的右半肝从腹面向上托起，显露出其后表面。从右后侧轻轻牵开，显露肝中间静脉，用一小弯曲血管钳予以钳夹，离断后用 4-0 或 5-0 Prolene 线行连续缝合。在缝合肝中静脉的开口时，应避免牵拉肝左静脉，以免造成肝左静脉狭窄。至此，除了紧靠左外叶的小部分左内叶外，这右半肝及左内叶已被完全去血管化。不需要阻断左外叶血供，距镰状韧带右侧 0.5 cm 切开肝实质，可用钳夹分离或用超声吸引刀，逐一结扎保留侧血管、胆管。

切开肝实质后，镰状韧带右侧遗留一相对较小的切面，其上出血点及小的胆漏易于被发现，应予以相应处理。与标准左或右半肝切除术后的遗留切面相比，该切面诱发并发症的危险性要低得多，可置入网膜或用结肠肝曲充填右膈下遗留的巨大腔隙。

3. 左半肝切除术

左半肝切除包括第 II、III、IV 段肝脏，通常不含第 I 段尾状叶，但如肿瘤较大或累及尾状叶，可联合尾状叶切除。其区别在于是将尾状叶与 IV 段分离还是与 VIII 段分离，一般认为其与 VIII 段分离更为复杂。行正规左半肝切除时，将切除 40% ~ 45% 有功能的肝组织。

患者仰卧位，取双肋缘下及向上延长的正中切口或经上腹正中切口入腹腔，如行上腹正中切口须明确并不进行扩大左半肝切除，可先行胆囊切除。显露肝门，触摸肝动脉搏动并解剖显露肝左动脉，离断肝左动脉以便确认门静脉，左肝管可于肝内离断，也可肝外分离切断。

明确门静脉的左、右分支，距分叉处远端 1 cm 以上离断，以避免损伤右肝管道。如果不包括尾状叶行左半肝切除，也可将近门静脉分支处的一供应尾状叶的门静脉分支加以保留。

在肝门结构解剖清楚后，从肝中静脉的左侧进入肝实质，向后方下腔静脉的左侧方向进行分离，在肝实质后方的较深部可达肝左静脉。达第一肝门水平则向左侧水平分离肝实质，将 IV 段与尾状叶分离，完整切除左半肝。

4. 左半肝加尾状叶切除术

尾状叶受累通常表明肝下腔静脉回流受阻或肝静脉被侵及，术前需进一步行强化CT 及静脉造影，或术中行超声检查以明确其可切除性。

左半肝加尾状叶的切除，须将尾状叶与Ⅵ段肝脏分离，因此明显增加了手术操作的难度。本手术仅在肿瘤组织侵及尾状叶，或尾状叶有转移性病变时实施。

手术开始时采用上述的左半肝切除步骤。解剖肝门结构，切断小网膜后显露出尾状叶。将肝左外叶翻向右侧，打开尾状叶左侧和下腔静脉之间的腔静脉韧带，结扎或缝扎切断尾状叶于左侧回流入下腔静脉的一些小静脉，将尾状叶自腔静脉的附着处游离下来。将左侧 Glisson 鞘与尾状叶分开，将尾状叶完全与肝下下腔静脉分离。少数情况下，尾状叶远远伸向下腔静脉的后面，并有丰富的、大小不一的肝短静脉分支，需用血管钳钳夹离断并缝扎。

肝实质的切开与左半肝切除不同的是达第一肝门水平时，继续沿原切除线即正中裂达腔静脉左缘，尾状叶已与腔静脉分开，切除尾状叶。如在切除过程中遇到肝中间静脉可向左分离即可发现肝左静脉，予以切断缝扎。

5. 左半肝扩大切除术（左三叶切除术）

左半肝扩大切除术范围为全部左半肝与右前叶，或有尾状叶，包括左半肝和 Ⅴ、Ⅷ段。本手术切除的肝组织为整肝体积的 65% ~ 70%，术前应对肝功能进行充分评估，一般应在正常范围。在任何情况下均应该避免右后叶的缺血损害，需行左半肝扩大切除的疾病常为巨大的肝原发性肿瘤或多发性转移性肝脏疾病。除了运用术前 CT、MRI 检查对肿瘤进行评估外，必要时可行腹腔血管造影，了解肝动脉、门静脉的解剖结构。

充分游离肝左、右叶韧带，常规切除胆囊，随之解剖肝门，分离出肝左动脉、门静脉左支，并分别予以切断结扎，左肝管可在肝内离断。从左向右分离尾状叶与肝下下腔静脉前方之间的小静脉，从右向左分离右半肝与下腔静脉之间的肝短血管，可于肝外钳夹切断缝扎肝左、肝中静脉的共干，也可于分离肝实质后在肝内钳夹结扎肝中间、肝左静脉。

分离右侧 Glisson 鞘，找到右前叶和右后叶分支，阻断相应分支以准确界定右侧裂的位置。这时应注意右后叶胆管的解剖位置，右后叶胆管通常走行在右前叶 Glisson 鞘的后方，因此在切断右前叶 Glisson 鞘时，应尽量远离右主干，最好分别结扎切断Ⅴ、Ⅷ段管道。如果肝外分离右前叶和右后叶分支比较困难，也可采用超声刀肝内解剖分离。

在右侧裂左侧 1 ~ 1.5 cm 切开肝实质，并注意保护肝右静脉，对其引流右前叶（Ⅷ、Ⅴ段）的小静脉、小胆管应仔细结扎或缝扎，剖面应仔细止血。切除的方向为向后向左，达下腔静脉的前方，移除标本。

（二）以段为基础的肝切除术

以肝段为单位施行的肝切除术是临床最常用且有效的手术方法。其手术中对肝段的血供处理准确，操作方便。

1. Ⅱ、Ⅲ段的切除

即肝左外叶切除术。当确定病变局限于左外叶，则可行该切除术。

该手术可采取双侧肋缘下切口，其优势在于术中可根据手术探查的情况扩大肝切除的范围。如肿瘤较小并局限，亦可采取上腹正中切口。肝左外叶切除界限容易确定，上方右界为镰状韧带，下界为左叶间裂，后界为小网膜与尾状叶相隔。

用牵开器充分显露肝左叶，在距肝下缘 2 cm 处离断肝圆韧带、肝镰状韧带、左三角韧带、冠状韧带。显露出肝左静脉的前后左缘，其右缘可于分离肝实质时进行，以免损伤肝中静脉。牵引已离断的肝圆韧带可以充分暴露膈面肝脏，分离肝左外叶与左内叶间的连接部（肝桥）。距离镰状韧带左侧 0.5 cm，平行镰状韧带打开肝包膜，分离肝实质，其下方约 4 cm 可见Ⅲ段的 Glisson 鞘，距其 1 ~ 3 cm 可见Ⅱ段 Glisson 鞘，分别予以切断缝扎。通常Ⅲ段的入肝管道有若干支，而Ⅱ段的 Clisson 鞘只有 1 支。进一步分离肝实质可达切面后上方，仅留肝左静脉未处理，分离后予以双重结扎或缝扎。

也可于肝外切断Ⅱ、Ⅲ段 Glisson 鞘，方法是：向上提起肝圆韧带，充分显露肝脏脏面的左纵沟，打开表面的被膜，可分别结扎切断，同时根据缺血区再进行肝实质的离断，但这种操作往往比较费时。因此对于左外叶的切除，通过肝脏表面清楚的解剖关系，可在阻断第一肝门后，在肝内处理出入肝的血管。

2. Ⅱ段的切除

首先切断Ⅲ段与Ⅳ段在肝圆韧带前方的桥式连接，进而分离Ⅱ、Ⅲ段间肝实质组织，注意保护返回Ⅳ段的门静脉。只切断结扎Ⅱ段的 Glisson 鞘，以Ⅱ、Ⅲ段间的肝左静脉支为界行Ⅱ段切除。也可采用如上所述先肝外分离出Ⅱ段 Glisson 鞘再进行切除的方法。

3. Ⅲ段切除

Ⅲ段的切除范围主要为肝左静脉主支与镰状韧带之间的肝组织。注意保护肝左静脉在Ⅱ、Ⅲ段之间的主支，其引流Ⅱ段的血液回流。在肝左静脉主支和镰状韧带之间常有单独引流Ⅲ段血流的脐静脉，相对细小，应注意识别。也可采用如上所述先肝外分离出Ⅲ段 Glisson 鞘再进行切除的方法。

4. Ⅳ段的切除

Ⅳ段位于正中裂与肝圆韧带之间，在正中裂内有肝中间静脉走行，以此为界与Ⅴ、Ⅷ段相邻；以镰状韧带与Ⅲ段相邻；后方与第Ⅰ段相连接。要完整切除Ⅳ段非常困难，因为Ⅳ段的后部虽然体积很小，只占Ⅳ段的 20%，但其与下腔静脉关系密切，一旦损伤则难以控制。在行Ⅳ段切除时，术者应以左手抵在肝门横沟水平，肿瘤在左手掌心前方，术中以此指示切除范围，避免肝门损伤及后方下腔静脉的损伤。行Ⅳ段切除，先分离门静脉左支、肝左动脉、胆管，于肝圆韧带内侧分离出左内叶Ⅳ段的 2~3 支门静脉分支，该血管是供应Ⅳ段的主要血管，应仔细结扎或缝扎，注意保护供应肝左外叶的血管和胆管。然后再行主裂分离，注意保护肝中静脉，通常可于主裂偏左 2 mm 处进行分离，结扎切断肝中静脉第Ⅳ段的分支。一旦损伤肝中静脉主支，应力求修补，可以 5-0 Prolene 线连续缝合。Ⅳ段切除最困难的是其后方与尾状叶相连，无明显分界线，一般以第一肝门的水平为界。Ⅳ段切除下方创面常为三角形。

5. Ⅴ、Ⅷ段的切除

Ⅴ、Ⅷ段位于肝右前叶，正中裂和右叶间裂之间。肝右静脉位于右侧，走行在右叶间裂内，肝中间静脉位于左侧。Ⅴ、Ⅷ段切除的要点是既要保留肝中间静脉，也应保留肝右静脉。如果肿瘤累及肝中间静脉需切除肝中间静脉时，应同时切除Ⅳ段。右前叶的 Glisson 鞘多为独立走行，并直径在 1 cm 以上，其与右后叶的 Glisson 鞘的空间位置呈垂直状态。术中要充分游离右三角韧带，右冠状韧带达下腔静脉，完全游离右半肝。完全打开镰状韧带达第二肝门水平，分清肝右静脉、肝中间静脉及肝左静脉。完全打开肝结肠韧带，由下向上依次处理肝短静脉。进而分离出右肝 Glisson 鞘，分辨出右前叶支，钳夹观察肝右前叶颜色变化，该步骤可在 B 超引导下进行。在对右前叶分辨困难时，可先辨认Ⅵ段分支，相对容易，再逆行确认右前支。沿正中裂右侧 0.2 cm 切开肝实质，避免损伤肝中间静脉，一般在肝实质切面上方均有一横行较粗的静脉，为Ⅷ段引流血管如肝中间静脉，应注意缝扎。再分离右叶间裂，距右叶间裂 0.5 cm 切开肝实质，避免损伤肝右静脉,其切开方向为下腔静脉的右缘,将Ⅴ、Ⅷ段切除。

6. Ⅴ段的切除

Ⅴ段位于右前叶的下段,右叶间裂和正中裂之间。Ⅴ段的Glisson系统供应为1～3支,其静脉回流经肝中和肝右静脉引流。其中30%患者在右后叶Glisson系统发出1支供应Ⅴ段。手术要点为常规切除胆囊,Ⅴ段切除不需分离肝的任何韧带,分离、解剖第一肝门,确认Ⅴ段的Glisson鞘,钳夹,观察肝相应部位颜色变化,并结扎切断。同样在左侧距正中裂0.2 cm,距右叶间裂0.2 cm切开肝实质,避免损伤肝中间静脉和肝右静脉,将正中Ⅴ段切除。

7. Ⅷ段的切除

一般Ⅷ段的确切范围在肝表面很难辨认,其左缘为正中裂,右缘为右叶间裂,后缘为右冠状韧带,前缘为第一肝门入肝的水平,在肝内位于肝右静脉的左侧,肝中间静脉的右侧。在其后方,左侧为下腔静脉,右侧为尾状叶。Ⅷ段病变多数累及肝中间静脉。手术应先分离出第一肝门,完全游离镰状韧带达第二肝门水平,游离右三角韧带、冠状韧带,完全游离右半肝。逐一处理切断肝短静脉,将右半肝入下腔静脉的小静脉逐一切断、处理。分离出右前叶的Glisson鞘主干,一般长1 cm,钳夹可见左、右半肝界限清楚,再分离出Ⅴ段支,即可明确Ⅷ段分支,进而钳夹Ⅷ段支。随着主裂和右叶间裂的界限清晰,将第一肝门完全阻断(Pringle法),沿正中裂和右叶间裂切开肝实质,右叶间裂切开的上缘达冠状韧带,按照原来确定的Glisson系统的走行离断肝实质,将Ⅷ段切除。

8. Ⅵ段和Ⅶ段的切除

Ⅵ段和Ⅶ段构成了肝右后叶,其位于肝右静脉的右后方,右叶间裂右侧。由于Ⅵ段有1支静脉直接回流入下腔静脉,故肝右静脉损伤时不一定导致Ⅵ段和Ⅶ段的肝组织淤血和坏死。Ⅵ段和Ⅶ段的切除需充分游离肝右叶。术中B超可帮助确认Ⅵ段和Ⅶ段的Glisson鞘走行,结扎切断。肝实质的分离距右叶间裂偏右0.5 cm,防止肝右静脉的损伤。Ⅶ段的上方为冠状韧带与下腔静脉的汇合处,于肝内处理肝右静脉的横支。

9. Ⅵ段的切除

Ⅵ段位于肝的右下方,右叶间裂的右后方,Ⅴ段的后方,Ⅶ段的下方。肝右静脉的末梢部分引流Ⅵ段,其Glisson鞘分支供给第Ⅵ段,一般为2～3支,其中1支直接起源于肝右主干。手术要点为首先分离右冠状韧带,经胆囊床和尾状叶处进入右肝Glisson

鞘分离出的Ⅵ段支。如果该方法有困难，可沿右叶间裂切开肝实质，在肝内确认Ⅵ段支或借助B超辨认。Ⅵ段和Ⅶ段支一般较难暴露，可分离出Ⅴ、Ⅷ段（右前叶）支，保护该支后，余支即为Ⅵ段和Ⅶ段支，再切开右叶间裂，即可确认Ⅵ段支。在切肝过程中，辨认引流的肝右静脉Ⅵ段分支并结扎、切断。冠状横行切开Ⅵ段和Ⅶ段之间的肝组织，将Ⅵ段切除。

10. Ⅶ段的切除

Ⅶ段是较大的段，位于肝右后方，下腔静脉的后方，右叶间裂的右后方，以肝右静脉与Ⅷ段为邻，下方与Ⅵ段为邻。静脉回流入肝右静脉。手术要点为右半肝需完全游离，需要打开下腔静脉韧带，避免术中过度牵拉下腔静脉。一般在分离出第一肝门Glisson鞘的右前支后，钳夹即可观察肝表面颜色变化而确认右后叶Ⅶ段与Ⅷ段的界线。钳夹第Ⅵ段即可分清Ⅶ段与Ⅵ段的界线，也可借助B超确认肝右静脉，其为Ⅶ段和Ⅷ的分界。如行Ⅶ段切除，保护Ⅵ段静脉回流是手术的关键。肝实质的切开应距肝右静脉0.5 cm处，在该部位右叶间裂一般为横行。分离肝门Glisson鞘直达Ⅶ段分支，钳夹该支，Ⅷ段肝表面颜色变暗。Glisson鞘Ⅶ段支为唯一独立的1支，按照其分布区域行Ⅶ段的切除。

11. Ⅰ段（尾状叶）的切除

Ⅰ段的切除是各段切除中较困难的，该段位于下腔静脉的前方，大部分位于中线左侧，前方为小网膜，后方为腹主动脉，左前方为Ⅱ、Ⅲ段，上方有肝中间、肝左静脉，下方为肝左、右Glisson鞘，前方为Ⅳ段，右侧为下腔静脉的前缘。与左右肝的Glisson鞘关系紧密。Ⅰ段的血供大部分来自左支，小部分来自右支。静脉回流直接汇入下腔静脉。Ⅰ段切除，有左入路法、右入路法、双侧入路法和劈肝前入路法。因为Ⅰ段大部分位于肝脏的左侧，因此左入路法最为常见。充分游离肝左外叶，切开小网膜，其Ⅰ段的分界较其他段容易辨认。背裂是第Ⅳ段与Ⅰ段的分界，与第Ⅷ段分界于腔静脉前缘。分离肝门左右Glisson鞘汇合处，其困难在于如何分离Ⅰ段与腔静脉。Ⅰ段有一层腹膜与下腔静脉分隔开，将肝左外叶翻向右侧，自Ⅰ段后方置一无损伤血管钳，由下向上延伸，钝性加锐性分离。腔静脉与Ⅰ段之间的小静脉应逐一结扎、切断，如静脉过短，可先缝扎入腔静脉处，再切断。切开左外叶与Ⅰ段间的肝组织。向上分离时应注意肝中间、肝左静脉位于Ⅰ段的上方，分离前方与Ⅳ段后部的肝组织，其右方与Ⅶ段连接的肝组织很少，切开后即可切除Ⅰ段。

12. Ⅰ段和其他段联合切除

有些情况下，肿瘤位于Ⅰ段，先切除第Ⅳ段后再行Ⅰ段切除可能更容易操作，如肿瘤位于Ⅰ段左侧，没有跨越腔静脉，可先行左外叶切除，将Ⅰ段暴露再切除。在胆囊癌根治切除术时，常要求Ⅳ段、Ⅴ段和Ⅰ段的联合切除。

13. Ⅳ、Ⅴ、Ⅷ段切除

Ⅳ、Ⅴ、Ⅷ段切除也称作肝中叶切除。包括Ⅳ段入肝血流的阻断和右前叶入肝血流的阻断，肝中叶切除首要是要打开肝板，使第一肝门下降，使得Ⅳ段和右前叶Glisson鞘能得以充分而安全的游离，切除界限为左右纵沟之间的肝组织。

（三）楔形切除和肝局部切除术

目前我们常主张采用以肝段或肝叶为基础的规则性肝切除术，但对于体积较小的肝脏表浅的肿瘤、转移瘤或肝硬化严重无法承受规则性肝切除术的情况，可采取楔形切除或肝局部切除。如果肿瘤体积较大，位置较深，或与肝脏重要血管邻近，则尽量采取规则性肝切除，以免损伤管道引起难以控制的出血或残留肝脏的血运及胆汁造成引流障碍。

1. 楔形切除

以4号不吸收线及长圆弯针或直针在距肿块左右两侧2～4 cm处做4个8字缝合，作为肝切除时的牵引线，在两个8字缝合间距线缘约0.5 cm处切开肝包膜，以小号Kelly钳轻轻夹碎肝实质，显露肝内管道，钳夹、切断实质内的胆管和血管，并逐一结扎。相对于传统中号Kelly钳离断肝实质，采用此方法切除病灶后，通常创缘采用电刀电凝止血即可，并不需要对拢缝合，较小的创面不需常规放置腹腔引流管。

2. 肝局部切除术

多数为不规则性的肝局部切除。首先阻断肝十二指肠韧带上的入肝血流，然后按照预定的切除范围切开肝包膜，钝性分离法分开肝实质，钳夹、切断所遇到的肝实质内的管道结构。遗留的肝脏创面可根据情况对拢缝合或经仔细止血后创面不对拢缝合，腹腔放置引流管。

（四）肝癌切除术后复发的再切除

肝癌根治性切除术后复发早已被人们所重视，复发率各家报道不一。国内1组病例统计，肝癌切除术后 1 年、3 年及 5 年复发率分别为 11.0%、45.4% 及 55.3%。肝癌术后复发早期常为单个肿瘤，因此为再切除取得较好疗效提供可能。有文献报道，97 例肝癌根治性切除术后复发再切除病例，如从第一次手术开始算，1 年、5 年及 10 年生存率为 94.8%、51.2% 及 25.5%。其中 5 例生存已超过 10 年，最长 17 年。

复发肿瘤再切除的基本条件包括：①复发肿瘤为单个或局限；②无门静脉癌栓；③无远处转移。对于术后多发肿瘤及姑息性切除术后残存肿瘤，再切除手术不会延长生存期。

复发肿瘤再切除的效果取决于复发肿瘤的大小或病期的早晚。复发再切除后长期生存的病例，复发肿瘤平均大小为 5.0 cm，最大 8.0 cm。两次手术间隔 4 ~ 16 年不等，一般认为复发肿瘤发现距上次手术间隔时间愈长，效果愈好。为能及早发现复发肿瘤，每两个月复查一次 B 超及 AFP 非常必要。

（五）肝癌的二期切除

肝癌的二期切除也叫二步切除。某些病例在行肝动脉结扎加插管化疗等治疗后，其肿瘤可以坏死、缩小，而缩小的肿瘤经二步切除可获得长期生存。根据上海医科大学附属中山医院资料，1978—1992 年间共有 40 例 HCC 患者在肝动脉结扎加插管综合治疗后获得二期切除，这些患者的 5 年及 10 年生存率分别高达 68.4% 和 45.6%。多种途径包括外放射、内放射、靶向治疗及 TACE 等均可使肿瘤缩小，甚至达到二期切除的要求。

二期切除的条件包括：①肿瘤缩小至远离大管道或手术较为安全的程度；②根据影像学检查及 AFP 下降提示肿瘤坏死、形成包膜致肿瘤细胞活跃程度降低，可切除且切除后复发的可能性减小；③余肝未见播散灶；④无远处转移。

二期切除为一些不能一期彻底切除或切除效果不好的大肝癌及肝门区肝癌患者带来希望，但二期切除的可能性仅 10% ~ 20%，不能任意扩大指征，若本可一步手术解决问题的患者接受二期切除其治疗时间会延长，甚至可能丧失根治的机会。

七、腹腔镜肝切除术

1987 年 3 月 Philip Mouret 完成了世界上第一例腹腔镜胆囊切除术，由此开创了微创外科手术蓬勃发展的新纪元。腹腔镜手术具有局部创伤小、全身反应轻、术后恢复快等优点，已被更多的外科医生和患者所接受，在临床上得到越来越广泛的应用。即使在开腹进行手术时，尚且被视为有风险和难度的肝切除术，进行腹腔镜下切除也已成为可能。胆囊切除术问世之后仅隔4年 Reich 等就首次进行了腹腔镜肝切除术(LH)的报道。1993年 Wayand 和 Woisetschlager 完成了腹腔镜下肝脏Ⅴ段转移癌切除术，这是对肝脏恶性疾病的首次尝试。1996年 Azagra 等对一腺瘤患者施行了左外叶（Ⅱ、Ⅲ段）切除术，为世界上首例规则性 LH。国内，周伟平等于1994年率先开展 LH。近年，蔡秀军等报道了右半肝切除，刘荣等报道了完全腹腔镜下的胆管癌骨骼化切除（左半肝）、右半肝切除、复发性肝癌再切除等高难度手术，使我国的 LH 技术有了实质性的飞跃。

（一）腹腔镜肝切除术的适应证

孤立、局灶性的病变位于肝Ⅱ、Ⅲ、Ⅳb、Ⅴ、Ⅵ段时是 LH 的最佳适应证，但随着腹腔镜技术的进一步成熟，完全腹腔镜下的左半肝或右半肝切除均得以实现。切除病变时需要解剖第一或第二肝门的情况，不建议在腹腔镜下进行，其他适应证如患者的一般状况或者肝肾功能的状况同开腹肝切除术。

（二）手术方式

根据腹腔镜在肝脏切除过程中的方式，LH 可分为完全腹腔镜肝切除（TLH）、手助腹腔镜肝切除（HALH）。TLH 指手术从肝脏探查、游离到病灶切除等全过程均在腹腔镜下完成，其特点是切口及创伤小，但由于缺乏手对肝脏的牵拉作用，暴露较困难，手术难度大，手术时间较长，而且一旦发生出血，则不易控制。HALH 是根据手术需要，在腹部作一切口，通过手辅装置进入一只手来帮助手术操作，切口及创伤程度比 TLH 大，但由于借助了手对肝脏的牵拉作用，有助于术野的暴露，可加快手术速度，降低手术难度，一旦发生出血，能及时控制。如果标本的大小与手助切口大小正好相当，HALH 只是提前做了切口，不需额外增加切口的长度。HALH 需要特定的装置，价格较昂贵，在临床很大程度上限制了 HALH 的使用。

（三）手术步骤

患者取头低足高位，根据病灶的位置，患者取轻度左侧或者右侧卧位，季肋部垫高。

脐周围 1 ~ 2 cm 置 10 mm 套管针为观察孔，建立 CO_2 气腹，腹内压设置在 12 mmHg 以下，常规行腔镜下探查，30° 腹腔镜可以提供广泛的视野，是施行 LH 的基本器械。探查内容包括：肝脏有无多发病灶、有无腹腔种植转移灶、有无腹水、肝脏硬化程度等，如有腔镜下超声，更可探查肝脏深部有无微小病变，以利于手术决策。

游离肝脏，根据探查结果确定手术方案，在肝脏表面用电刀划出预切线，联合应用超声刀、LigaSure、电刀等器械逐步切断肝脏，其中较小的管道用钛夹夹闭；较大的管道应用 Endo-GIA 切断，肝断面需仔细止血，必要时用生物蛋白胶封闭创面，将标本装入一次性取物袋，经扩大的穿刺孔（约为标本直径的 1/2）完整取出。切开标本检查肿瘤是否完整切除、切除范围是否达到根治标准，必要时送术中冰冻病理学检查进一步证实，最后冲洗腹腔，较小的肝脏切除，可以不常规放置引流管。

研究表明，LH 的出血量、输血率、并发症发生率、死亡率与开腹肝切除术相当；在排气及进食时间，镇痛药使用、住院时间，重返工作时间，满意度等方面明显优于开腹肝切除术。这些研究表明，LH 是安全可行的。王刚等比较了 LH 及开腹肝切除术的费用，显示 LH 直接费用较高，但间接费用低，总费用略低于开腹肝切除术，表明 LH 有良好的经济效益。

肝脏因其特殊解剖生理特点，腹腔镜技术在肝外科治疗中的应用一直进展较为缓慢，肝脏的腹腔镜切除术成为难度最大的腹腔镜治疗手术，需根据医院条件、术者经验和水平谨慎开展此手术，有丰富的开腹切肝经验者才能尝试。同时需严格选择病例，灵活应用各种切肝方法及断面处理方法以减少术中出血，保证手术的安全性，减少手术并发症，确保手术顺利进行。LH 同样具有其他腹腔镜手术创伤小、恢复快等微创特点，同时有利于疾病诊断，顺应了时代的要求。尽管目前发展比较缓慢，但应用微创技术实施肝切除术仍将是历史发展的必然趋势。随着有效仪器的研发，经验的积累和技术的进步，LH 必将朝着蓬勃发展的道路前进。

八、离体肝切除术

随着对肝脏解剖认识的深入，传统上认为是肝脏禁区的 I 段肿瘤、巨大肝癌或与下腔静脉或者主肝静脉关系密切的肿瘤均可以得到有效的切除。全（半）离体肝切除术需要外科医生同时具备肝切除与肝移植的手术技能，因此自发明以来，国内外应用较少。

（一）手术适应证

离体肝切除术主要适用于复杂的良性、恶性、原发或者继发的（结直肠转移）巨大中央型肝肿瘤或需要重建肝脏血管及两者并存的病例，包括位于肝静脉与下腔静脉汇合处、肝后下腔静脉本身或毗邻的肿瘤，侵犯肝后下腔静脉的肿瘤，距门静脉近或者侵犯门静脉的肝胆肿瘤，Bismuth Ⅳ型肝门胆管癌等肿瘤。

（二）手术步骤

1. 全离体肝切除术

建立全肝血液转流及肝脏冷灌注后，在血管阻断钳近肝侧切断肝上下腔静脉、肝下下腔静脉、门静脉、肝动脉及胆总管，迅速将肝脏及相连的肝段腔静脉移出腹腔，置于冰水中，在体外持续或间断灌注的无血状态下切除肝脏肿瘤，手术切除的具体程序方法依病变的性质、部位、大小和血管受累的情况而变更，其技术要点如下：①解剖分离应从必须保留的肝脏结构开始，亦可先解剖常规切除可能会受到损伤的结构。②按肝脏叶、段的解剖进行精确的切除，确保余肝及其流入道和流出道血管的完整性，防止离断余肝血管而造成余肝缺血坏死。③受累的主肝静脉、肝后段腔静脉可做血管壁的部分或一段血管切除，血管缺损用自体或人造移植物进行修复重建，肝脏再植前必须细致检查，确认余肝断面血管已妥善结扎，做部分切除的近肝大血管已得到完善的修复。可通过门静脉、肝动脉及胆道各自的主要管道进行灌注，以进一步确定漏血或开放的血管、胆管并予以处理。需特别注意的是来自主肝静脉壁上细小裂孔的渗漏可成为余肝再植后大出血的来源，必须仔细处理。④手术应遵循肝移植的原则。例如，胆管不宜过度骨骼化，以免影响其再植后血供而发生胆道并发症。⑤尽可能缩短肝脏体外手术时间，以减轻肝损害。低温灌注对缺血肝脏的保护作用也有一定限度。自体余肝原位再植的程序和方法与同种异体肝移植相同。肝上下腔静脉、肝动脉或门静脉吻合后，即可开放入肝血流。体外肝脏切除术的手术方法与同种异体原位肝移植基本相同，但其技术难度较前者更大。

2. 半离体肝切除术

建立全肝血液转流及冷灌注后，离断肝静脉蒂，肝脏以肝十二指肠韧带与机体相连，但能够移出至切口外，使得位于肝脏背部的病灶及受累的肝后腔静脉得到充分的显露，便于手术处理。离断肝静脉蒂的方法有多种：①在主肝静脉根部切断肝静脉，开放其在下腔静脉的开口，结扎、切断所有肝短静脉，此法操作复杂、费时，容易发生肝静脉、肝短静脉和下腔静脉大出血；②同时切断肝上和肝下下腔静脉，此法操作相对简便，发生大出血的危险性小；③只切断肝上下腔静脉或肝下下腔静脉，此法更为简便，也能将肝脏旋转移出至切口外，达到充分显露肝脏背部及便利手术处理的要求。具体采用何种离断肝蒂的方法，应根据病灶的部位、大小、与主肝静脉和肝段腔静脉的解剖关系以及肝切除的范围来选择。在肝脏半离体状态下，对肝脏深部病灶及受累的主肝静脉、肝段腔静脉进行精确的切除和修复。肝局部切除完成后，将肝脏复位，据肝静脉蒂的离断方式进行肝静脉与下腔静脉、肝上或肝下下腔静脉吻合重建。在进行肝静脉与下腔静脉吻合时，可将肝静脉吻合于原下腔静脉上的相应肝静脉开口；如吻合困难则可关闭原开口，在下腔静脉上另作切口与肝静脉相吻合。

离体肝手术是将原位肝移植技术用于肝切除手术，使常规手术方法难以切除的第二和第三肝门区及侵犯下腔静脉的肝脏恶性肿瘤得以切除。值得注意的是这种手术往往会引起较严重的肝脏缺血再灌注损伤，以致肝功能衰竭，最终导致手术失败。随着麻醉、重症监护及器官保存技术的提高，全（半）离体肝部分切除术的可行性大大增加，但仍属风险极大的手术，术后并发症多，死亡率高，开展此项手术要求手术设备完善，手术医生兼备肝脏外科和肝移植手术的操作技术和经验。

九、前入路肝切除术

对于瘤体巨大、位置深在，或者侵犯膈肌、紧贴下腔静脉的肿瘤，采用传统的肝切除手术入路（切断肝周韧带，再分别阻断出入肝的血流，然后再离断肝实质的方法）不仅难度较大，而且粗暴的游离容易导致严重的并发症。如过度移动病肝，易导致瘤体破裂和肝右叶静脉尤其是肝右下静脉的撕裂，导致无法控制的大出血等，并且切除过程中翻动挤压瘤体很有可能造成医源性的肿瘤播散。随着临床上对肝脏解剖结构的不断认识及各种新型手术器械的应用，特别是活体肝移植技术的发展，CUSA在临床肝切除中的应用，使得不阻断入肝血流的肝切除成为可能，前入路肝切除术便应运而生。

（一）手术适应证

香港大学选择前入路肝右叶切除术的手术指征为：①肿瘤体积大，或肿瘤浸润邻近解剖结构（如腹后壁、右侧横膈，或右侧肾上腺等）使游离后翻起肝右叶困难；②肿瘤直接压迫下腔静脉，常规肝切除术有潜在危险性；③尽管可以游离肝脏，但翻转肝右叶可能扭转肝蒂引起对侧肝脏缺血。近来有学者又将前入路肝切除术的指征进一步扩大为在剖腹探查后手术医生认为分离肝实质前难以游离肝脏，或游离肝脏存在危险、困难的所有患者。经实践，我们认为该技术可适用于：①侵犯横膈或切除时不能游离的右肝巨大肿瘤；②活体肝移植供肝切取，背驮式肝移植病肝切取；③中央型肝癌、肝门部胆管癌；④尾状叶或亚段肿瘤切除。

（二）手术步骤

前入路法切口选择双侧肋缘下切口或倒 T 字形切口，探查腹腔。决定进行肝切除术后，分离切断肝圆韧带和肝镰状韧带。根据第一肝门解剖情况选择：①在第一肝门能够解剖时应先分离切断胆囊动脉和胆囊管，分别解剖出右肝管、肝动脉右支和门静脉右支，或沿肝门部肝板与 Glisson 鞘间隙分离出右侧肝蒂，放置阻断带，在确定可以完成肝右叶切除术时也可分别离断右侧 Glisson 鞘内三管。②在第一肝门不能解剖时，可于肝十二指肠韧带放置阻断带。沿肝脏正中裂自肝脏前缘向下离断肝实质直至下腔静脉，离断过程中采用 CUSA 完成，所有肝实质内小血管、胆管均予以结扎，在无 CUSA 时也可采用蚊式钳钳夹完成肝实质的离断。右侧肝管、肝动脉和门静脉右支切断后给予可靠的缝扎。多数临床医生主张在肝实质内处理肝右静脉，肝中间静脉是否处理根据肝切除的范围决定。当需要切除的右半肝完全从下腔静脉上分离后，分离切断右半肝周围韧带，如冠状韧带、右三角韧带等，必要时一并切除受累的右侧部分膈肌，整块移出切除的右半肝。

十、术后管理及常见并发症处理

（一）术后管理

1. 禁食与饮食

术后常规禁食，一般手术后第 2 天左右，胃肠功能开始恢复，此时可适量饮水；以后逐渐恢复正常饮食。饮食应注意照顾个人习惯，无须特殊或高档补品。肝脏手术不同于消化道手术，不必严格控制饮食。但要求饮食量由少到多，由稀薄到稠厚，进易消化、高营养的食物。

2. 体位及活动

一般要求患者平卧，膈下引流管接尿袋后放于身体右侧的床边自然引流，无须负压吸引。对有左侧卧位睡眠习惯的患者应劝其暂时不采取此种体位，因左侧卧位不利于右膈下引流通畅。术后第 1 ~ 2 天可逐渐翻身活动。

3. 保持膈下引流通畅

为防止膈下积液及感染，应保持膈下引流通畅。左侧卧位、导管反折、血块堵塞均影响引流。如引流液逐渐减少且颜色变淡，提示膈下渗液减少且引流通畅。在术后第 3 ~ 5 天，当引流液少于 20 mL 时，可拔除引流管。如引流液色淡且逐渐增多，提示腹水形成，应尽早夹闭或拔除引流管。如引流液为金黄色，提示胆漏形成，此时应延缓拔除引流管或更换其他较细导管继续引流。如导管内血块堵塞，应及时用注射器注入生理盐水，冲开血块，继续引流。拔除引流管后应将创口液体擦净，预置缝线扎紧，以防腹水漏出及伤口感染。

4. 肝功能

肝癌术后通常伴有 ALT 升高，但巩膜无明显黄染。血清总胆红素升高不超过 100 μmol/L，且逐渐消退，此属正常恢复或提示肝功能损害在可接受的范围。血清胆红素是反映肝功能损害及提示预后好坏最重要的指标。当巩膜明显黄染且逐渐加深、血总胆红素＞ 100 μmol/L、脉搏细速、舌质红、无津液，特别是不伴 ALT 增高时，常提示肝功能损害严重且预后不良，应予及时处理。白蛋白及总蛋白在正常范围以下或 A/G 倒置常诱发腹水的发生，应及时予以纠正。

5. 体温

肝癌术后恢复正常者，一般体温不超过 38℃。如体温超过 38℃，持续不退或呈弛张热，应寻找原因。首先应考虑外科并发症，特别是切口及膈下积液、感染。此时应密切查看伤口，B 超下观察膈下及手术区积液。伤口感染及膈下感染常伴白细胞叶数增高。胸腔积液也可致体温增高，但一般白细胞计数在正常范围。在排除外科并发症以后，应将注意力集中在肺炎等内科并发症上，并注意更换抗生素。单纯加强抗生素而未仔细寻找病因并予以针对性处理将不利于患者身体恢复。

6. 预防消化道出血

由于肝硬化患者多存在胃酸分泌过多和门静脉高压性胃炎，加上手术后的应激反应容易引发术后上消化道出血，所以术后近期需给予制酸药物减少胃酸分泌。

（二）常见并发症及处理

1. 腹腔出血

术后腹腔内出血多与肝外科手术技术水平有密切关系。常见的原因有：①术中止血不彻底；②血管结扎脱落；③肝断面部分肝组织坏死，继发出血；④出血倾向，凝血功能障碍。出血部位可发生在肝断面、裸区、三角韧带、肾上腺及胆囊窝等。出血量的大小及速度可通过患者全身状况，如肤色、脉搏及强度、橡皮管引流量等进行综合判断。

处理原则主要为止血、输血等内科治疗。若经保守治疗，短时间内出血量无减少或增多，应考虑再手术探查。大多数出血的原因均是肝的剥离面与断面渗血，在手术时清除积血后，以生理盐水棉垫压迫，或用纤维止血纱布、生物蛋白胶、吸收性明胶海绵覆盖创面，以及小心缝扎出血点，即可达到止血目的。要防止手术后出血，首要的是必须在断肝过程中细致结扎每一条管道，其次肝断面还应该有较完善的处理，包括采用不同的方法封闭肝断面，褥式缝合、高频电力或氩气刀的烧灼等。

2. 肝功能衰竭

肝功能衰竭是肝切除术后最严重的并发症，也是造成患者死亡的主要原因。其发生原因主要为：①肝脏基础较差，如严重肝硬化、肝萎缩及肝功能异常；②手术损伤较大，如肝切除量大、出血多、输血多或肝门阻断时间长；③医生经验不足，对手术后果缺乏判断力。绝大多数肝癌患者均合并有乙型肝炎感染后肝硬化，术前均有不同程度的肝功能损害，故除严格掌握手术适应证外，术前还应给予适当的保肝、支持治疗，以提高患者的肝储备功能。术中根据肝硬化程度确定切除范围，对肝硬化较严重的患者应避免施行较大范围的肝切除，同时，应严格控制肝门阻断的时间，术后应给予充足的吸氧，以提高门静脉血氧含量；同时给予极化液、氨基酸、人血清白蛋白等，对半肝切除或术中肝门阻断时间较长的患者可适量给予糖皮质激素，可起到稳定肝细胞膜和促进肝组织再生的作用。

肝功能衰竭的主要表现有以下三方面：肝性脑病、黄疸及腹水。一般肝性脑病发生率甚低，血清胆红素异常升高后果最为严重。黄疸的处理主要是应用保肝药物。部分学者主张用激素以提高机体应激能力并减少肝细胞的破坏，有时可缓解病情并度过危险期。腹水较为常见，如处理及时，大多可缓解。腹水的处理主要是血浆及血清蛋白的补充，适当应用利尿药。

预防肝功能衰竭的方法：①术前正确评估肝储备能力，严格掌握肝切除术的适应证；②肝硬化患者，常温下肝门阻断的时间一般每次以 5 min 内为宜，间断 3 ~ 5 min 再做阻断，严格掌握切肝量，一般距瘤周边 1 cm 即可；③手术中采用能减少出血、暴露清楚的断肝技术，避免损伤邻近肝癌的较大血管，超声刀、刮吸法断肝都是值得采用的技术。

3. 消化道出血

主要为上消化道出血，原因有：①肝癌合并肝硬化门静脉高压，食管胃底静脉曲张破裂出血；②急性胃黏膜病变，导致胃或十二指肠、食管发生急性黏膜糜烂和溃疡。

消化道出血常在术后 5 ~ 14 天发生，一般进行相应处理可逐渐康复，主要表现为黑便及内出血症状。当出血量较大，内科保守治疗无效时，可行胃镜检查并在直视下止血。虽不能避免术后应激性胃黏膜病变的发生，但应努力控制其进一步发展成大出血。对高热不退、全身情况不稳定、高龄、术后合并感染、肠蠕动功能恢复后仍无食欲或出现持续黑便者，在积极治疗原发病、消除应激因素的同时，应常规进行早期预防性用药，如：抗酸性药物，改善微循环及保护胃黏膜药。乌司他丁类药物对术后并发应激性溃疡大出血有预防作用。

4. 胆漏

胆漏是肝切除术后的常见并发症。胆漏发生的原因：①肿瘤靠近胆管，肝切除时损伤胆管；②切除肿瘤过程中，所遇管道未完全结扎或结扎不牢，导致胆汁渗漏（切除结束未常规用干纱布检查是否有胆漏发生）；③术中发现微小胆漏，未予重视或未予彻底缝闭。

一般只要引流通畅，胆总管无梗阻的情况下，胆漏经保守治疗多能治愈。应对胆漏的关键手段是预防：①在切肝的过程中要有良好的暴露，才能细致结扎每一条管道。在第一肝门附近施行手术时，应时刻警惕胆漏的发生，切肝过程中所遇管道均应结扎牢靠；②肝切除后，常规用干纱布检查断面，看有无纱布的黄染，可及时发现胆漏；③胆漏应在术中予以处理，牢靠缝闭，肝断面应防止大块的缝扎，以减少手术中肝组织的坏死。

5. 膈下积液及感染

膈下积液是肝切除术后较常见的并发症，主要原因在于腹腔引流管放置位置不当，致引流不充分或不通畅。术后患者抵抗力下降，如不及时处理，易导致膈下脓肿。

术后 3 天仍有发热且体温在 38.5 ℃以上者，排除肺不张及肺炎等因素后，高度提示有膈下积液，应即刻行 B 超检查。一旦发现有膈下积液，可在 B 超引导下行穿刺抽液。如发现抽出的积液中混有胆汁，则应置管引流。如已形成膈下脓肿，除了穿刺置管引流外，每天应用庆大霉素和甲硝唑进行冲洗。

膈下积液及感染的预防：①游离右半肝时止血应彻底；②膈下橡皮管引流必须通畅；③引流液较多时不应过早拔除引流管。

6. 胸腔积液

胸腔积液是肝癌切除术后常见的并发症之一。右半肝肿瘤切除术后易发生胸腔积液，原因可能是在游离裸区、右冠状韧带切除肝实质过程中，较左半肝更容易对第二肝门和膈肌造成牵拉和锐性离断损伤。病变刺激使膈肌以上胸膜出现炎症反应，尤其是手术后肠道胀气、腹水形成，相对正压的腹内压就可驱动肝断面含有胆汁的渗出液或腹水进入负压胸腔，并可刺激胸腔渗出增加，最终产生胸腔积液。

患者表现为术后低热不退，有时胸闷或呼吸不畅，B 超检查和胸透均可证实胸腔积液的存在。大部分患者术后均存在少量胸腔积液（< 100 mL），可密切观察，暂不处理，一般 1 周后可以自行吸收。胸腔积液较多者，可引起胸闷、呼吸困难和发热症状。应在 B 超的定位下，行胸腔穿刺抽胸腔积液，并发中等量到大量胸腔积液，经多次胸腔穿刺抽液仍不能缓解时，应考虑行胸腔闭式引流。

第六章　肝癌的其他治疗

第一节　肝癌的生物治疗

一、概念

生物反应调节剂（BRM）的概念是 Oldham 首先提出的，其基本理论依据是在肿瘤的发生、发展过程中，机体的免疫系统和肿瘤细胞之间失去平衡。BRM 是通过肿瘤宿主防御机制或生物制剂的作用以调节机体自身的生物学反应，从而抑制和消除肿瘤。BRM 主要是指来自生物体自身的一些分子和细胞，它们既是机体对内、外环境刺激应答的效应机制，也是机体维持内环境稳定的重要因素。应用 BRM 治疗恶性肿瘤称之为恶性肿瘤的生物治疗。

随着 20 世纪 70 年代末生物科学的进展，重新打开了生物治疗的领域，使生物治疗成为继三大常规手段（手术、放疗、化疗）后治疗肿瘤的又一新手段。目前生物治疗作为肿瘤治疗的第四模式已受到医学界的广泛重视。

有学者曾对 BRM 有很具体的定义，只要具备下列条件中一项以上的特征，均可称之为 BRM：①直接增强宿主的抗肿瘤反应。经免疫刺激使效应细胞数量增加或活性增强，或增加可溶性中介物的产生，如淋巴因子或单核因子，②通过减少抑制性机制，增强宿主对肿瘤的免疫反应；③增强宿主对细胞毒物质的耐受力，如增加骨髓的白细胞前体。④改变肿瘤细胞膜的特点；⑤预防或逆转细胞的转化。

学界对于 BRM 还有更为广泛的定义：BRM 是一种物质或方法，它能够调节宿主对肿瘤的反应，使二者之间的相互作用朝着有利于肿瘤治疗的方向发展。根据这个定义，除某些药物和细胞因子外，开始借助于生物学手段的一些新方法，例如基因治疗均可列入这个范畴。事实上，这也是当前发展最快的、研究相当活跃的一个领域。

二、肝癌常用生物治疗种类及其评价

（一）分类

BRM 的种类很多，主要有细胞因子、过继性免疫细胞、单克隆抗体及其偶联物、肿瘤疫苗、基因治疗。

（二）细胞因子

1. 概念

机体的各种细胞能合成和分泌的小分子蛋白质，它们参与调节机体的生理功能，参与多种细胞的增殖、分化和行使功能，这些因子统称为细胞因子。

2. 来源

细胞因子是由免疫细胞和某些非免疫细胞（如成纤维细胞和内皮细胞）产生的调节其他免疫细胞或靶细胞且具有重要生物学活性的可溶性蛋白，其范围包括以往淋巴细胞产生的细胞因子和有单核、巨噬细胞产生的单核因子等。这些细胞因子在介导机体多种免疫反应过程中发挥重要的甚至是中心的作用，它们除了单独地具有多种生物学活性外，彼此之间在诱生、受体调节和生物学效应的发挥三个水平上还可相互作用。

3. 作用特点

细胞因子种类繁多，生物活性广泛，作用机制各异，但一般都具有以下共同特点：①大部分细胞因子为小分子量的分泌型蛋白质；②产生具有多元性，即单一刺激可使同一细胞分泌多种细胞因子，一种细胞因子可由多种细胞产生，并作用于多种靶细胞；③正常静息状态细胞极少贮存，需经激活后合成分泌；④生物学效应极强，导致细胞行为的改变；⑤以非特异方式发挥作用；⑥大多通过自分泌或旁分泌方式短暂地产生并在局部发挥作用；⑦需与靶细胞上高亲和性受体特异结合发挥生物学效应；构成细胞因子网络，相互诱生、调节和影响。

4. 作用机制

细胞因子的抗肿瘤机制主要包括以下几个方面：①控制肿瘤细胞的生长和分化；②调节宿主的免疫应答；③对肿瘤细胞有直接毒性作用；④破坏肿瘤细胞血管和营养供应；⑤刺激造血功能，促进骨髓恢复。

5. 临床应用

细胞因子是作为BRM用于抗肿瘤治疗研究的核心。应该说，几乎所有的细胞因子都涉及调节细胞的生长和分化。与肿瘤生物治疗有关的细胞因子主要分为IL、IFN、TNF、集落刺激因子（CSF）和TGF 5类。目前应用于肿瘤治疗取得较好疗效的细胞因子主要有IL-2、IFN-α和TNF-α等。肝癌综合治疗中常用药物仍为IL-2、IFN和TNF。IL-2用于治疗肝癌大多经肝动脉局部灌注，目前在临床上多与LAK或TIL联合过继免疫治疗，或与化疗药物及其他细胞因子联合应用，在经肝动脉插管化疗栓塞同时应用大剂量IL-2治疗且不能手术的肝癌患者，疗效明显优于单用化疗栓塞者，且不良反应少。IFN治疗肝癌多与其他治疗方法联合应用，以IFN联合肝动脉插管化疗栓塞治疗中晚期肝癌，疗效优于单用肝动脉插管化疗栓塞。近年报道IFN可有效阻断乙肝或丙肝肝硬化患者发生肝癌，提示IFN可有效预防HCC的复发。TNF与肝动脉插管化疗栓塞联合治疗肝癌可提高免疫功能，延长患者生存期。近年报道IL-2可显著减少肝转移的发生。

（三）过继性细胞免疫

1. 概念与作用机制

过继性细胞免疫治疗通过输注免疫活性细胞增强肿瘤患者的免疫功能，从而达到抗肿瘤的效果。以肿瘤细胞为靶细胞，具有直接杀伤肿瘤细胞作用的免疫活性细胞主要包括NK细胞、CTL和巨噬细胞三类。过继性细胞免疫治疗不仅能使患者被动接受自身或同种特异性或非特异性肿瘤杀伤细胞，补充体内细胞免疫功能，而且能直接或间接地调动患者本身的特异性和非特异性抗肿瘤机制。

2. 临床应用

过继性细胞免疫治疗是近年肿瘤生物治疗中最活跃的领域之一。自 20 世纪 80 年代初 Rosenberg 等首先报道应用 IL-2/LAK 细胞治疗晚期肿瘤获得成效以来，免疫活性细胞过继治疗在世界各国引起了人们极大的重视。目前用于肝癌过继性免疫治疗的免疫活性细胞主要是 LAK、TIL 和 CTL。IL-2/LAK 细胞治疗肝癌多经肝动脉导管输入，增加局部有效剂量，降低非靶向损耗，提高疗效，减少毒性反应。IL-2/LAK 细胞治疗对肝癌根治性切除术后预防复发有较高的价值。应用黏附性 LAK（A-LAK）细胞及抗 CD3 抗体激活的杀伤细胞（CD3AK）体内外实验抗肿瘤活性均显著高于 LAK 细胞，且 IL-2 用量少，毒性反应低。从 HCC 患者中分离扩增的 TIL 对肝癌细胞具有明显的杀伤活性。TIL 在体外经 CD3 单克隆抗体与 IL-2 共同刺激诱导成 CD3-TIL，比单纯 IL-2 诱导的 TIL 具有更强的体外增殖能力和对体内肿瘤细胞的杀伤活性。采用细胞因子体外短期刺激肝癌细胞后与 TIL 共同培养，辅以 CD28 单克隆抗体共同刺激诱导肝癌特异性 CTL，对 HCC 患者初步临床应用表明其对提高机体的细胞免疫功能及预防肝癌术后复发均具有良好的作用。

三、有关中药生物反应调节剂的研究

（一）概述

近年来，人们对中药的结构和药效进行了深入的研究，发现许多活性多糖和皂苷，如枸杞多糖、黄芪多糖、人参皂苷等都具有免疫调节作用。在一定的剂量范围内，能增强机体的非特异性免疫功能，促进某些细胞因子的分泌，活化免疫细胞，增强机体的抗肿瘤能力等。

（二）具有 BRM 作用的中药

1. 黄芪

黄芪是常用的补益类中药。金虹等报道了黄芪及其多糖成分对正常小鼠和大黄脾虚型小鼠产生 IL-2 的影响，大黄脾虚型小鼠 IL-2 活性比正常小鼠明显降低，25% ~ 200% 黄芪水煎剂和 50 ~ 200 mg/mL 黄芪多糖均能使大黄脾虚型小鼠低下的 IL-2 活性提高，但对正常小鼠则无影响。储大同等研究了黄芪活性成分 F₃ 对 IL-2/LAK 细胞过继免疫法的影响，发现 F₃ 和 100 U/mL γ IL-2 诱导的 LAK 细胞对人黑色素瘤细胞 A375P 的杀伤率可达 80%，与单用 1 000 U/mL γ IL-2 诱导的 LAK 细胞的杀伤效果（76%）相当，显示黄芪活性成分 F₃ 能有效增强 LAK 细胞活性。

2. 灵芝

灵芝是传统中药中的珍品，有扶正固本的作用，灵芝多糖是其重要有效成分之一。马莉等用活化小鼠脾细胞法观察灵芝多糖 BN₃A、BN₃B 和 BN₃C 对体外培养小鼠脾细胞 IL-2 产生的影响，发现 BN₃A、BN₃B 及 BN₃C 均显著增加正常小鼠脾细胞 IL-2 的产生，老年小鼠脾细胞 IL-2 的产生明显低于年轻对照组，BN₃A、BN₃B 和 BN₃C 可恢复老年小鼠脾细胞产生 IL-2 的能力。还发现灵芝多糖可部分拮抗氢化可的松和环孢素 A 对小鼠脾细胞 IL-2 产生的抑制效应。曹容华等以人脐血为诱导 LAK 细胞的来源，观察了灵芝多糖对 LAK 细胞活性的调节，结果表明，灵芝多糖能增强 LAK 细胞活性，以 1μg/mL 作用最强，剂量增加反而起抑制作用，在 LAK 细胞诱导早期（1～2 天）加入灵芝多糖可显著增强其活性，该多糖与 γ IL-2 合用，可减少约 10 倍 γ IL-2 用量。

3. 淫羊藿

淫羊藿作为临床常用的扶正固本、补肾壮阳药，生物效应广泛。程庆等报道了淫羊藿对肾切除大鼠免疫功能的影响。7/8 肾切除后，大鼠机体免疫状态紊乱，脾淋巴细胞对聚羟基脂肪酸酯（PHA）的刺激反应明显降低，脾淋巴细胞在 PHA 的刺激下产生 IL-2 的水平也明显减少，但经淫羊藿治疗后，上述现象得到明显改善，IL-2 的水平接近正常对照组，结果证明淫羊藿多糖也可促进小鼠的胸腺细胞产生 IL-2。

4. 银耳

银耳属真菌，是治疗虚证的重要药物，银耳多糖为其主要成分之一。夏冬等发现在免疫调节方面，银耳多糖和灵芝多糖有类似效应。银耳多糖能明显提高正常小鼠和老年小鼠脾细胞 IL-2 的产生，也可以部分拮抗氢化可的松和环孢素 A 对小鼠脾细胞 IL-2 产生的抑制效应。

5. 商陆

商陆多糖能促进淋巴细胞增殖，使 IL-2 的分泌量增加，也可激活巨噬细胞，在脂多糖的辅助下，促进巨噬细胞分泌 TNF 和 IL-2。

6. 枸杞子

枸杞子有滋肝补肾、益精明目和强体健身的作用。余上才等采用免疫抑制动物模型观察了枸杞子和白术的免疫调节作用，结果表明：两者可使低下的 IL-2 水平显著提高，并能增加 T 淋巴细胞表面 IL-2R 的表达，还能明显增加 Th 细胞数，提高 Th/ 抑制性 T 细胞（Ts）比值。通过体内外实验研究，钱玉昆等观察枸杞制剂对老年人免疫功能的影响，发现用药后 IL-2R 表达明显增加，IL-2、IL-6 水平提高，精神状态、食欲、睡眠等状况均有明显好转。

7. 鹿茸

鹿茸多糖是鹿茸的有效成分之一。唐巍然等研究发现，鹿茸多糖能提高免疫低下小鼠的 T 细胞总数及 Th、Ts 细胞百分率和 Th/Ts 比值，增强 LAK 细胞活性等。

8. 人参

吴瑞琼等探讨了人参皂苷通过神经内分泌间接介导的免疫增强作用。研究发现：将微量的人参皂苷经导管直接导入双侧海马（5×10^{-3} 千克 / 侧）连续 4 天后，能明显增强脾脏 T 淋巴细胞 ConA 增殖反应，增强 IL-2 的产生，促进 IL-2 受体的表达，增强脾脏 NK 细胞活性。

中药的免疫调节是多方面的。中药的免疫调节在于扶正固本，通过增强或调节机体的免疫功能，减轻致病因素对机体的损伤，从而提高机体的抗病能力，达到防治疾病的目的。

第二节　肝癌的靶向治疗

一、肝癌靶向治疗的基本原理

肝癌靶向治疗的实施应包括以下三个基本要素。

（一）能够与载体特异结合的抗原

组织细胞膜的表面有很多不同的蛋白形成细胞的特异性抗原，这些特异性抗原可以刺激机体产生特异性抗体，或与外来特异性抗体结合，产生一系列免疫反应。不同的细胞其表面抗原是不同的，因此，我们可以通过不同的抗原或抗体对不同的组织细胞进行识别。然而，迄今为止，我们尚未发现肿瘤细胞与正常细胞不同的特异性抗原，只发现如 CEA、AFP 等肿瘤相关抗原，因此我们认为肿瘤细胞和正常细胞表面的抗原表达存在不同，由此在免疫学的基础上，发展了靶向治疗。像其他药物治疗需要一定的药物浓度一样，靶向治疗亦要求肿瘤细胞相关抗原有较高的表达率，才能吸附足够的抗体，达到导向治疗的效果。

（二）起桥梁作用的载体

1. 抗体载体

抗体载体具有两重作用，一方面能与肿瘤细胞特异性结合，使之在肿瘤组织及其细胞中浓度较高而在正常组织中浓度较低，只有这种特异性的结合，才能将肿瘤组织和正常组织相区别，同时保证细胞毒物质"弹头"有效聚集在肿瘤组织内。因此大多数抗体载体为肿瘤相关抗原如 AFP、CEA 等的特异性抗体。另一方面载体必须与相应的"弹头"结合才能发挥杀灭肿瘤细胞的作用，虽然作为载体的单抗，一旦与抗原结合后，能够激活继发的免疫反应，产生一系列的免疫效应，对肿瘤发挥一定的治疗作用，但这并不能作为肿瘤的主要治疗手段，载体只有与一些能够杀伤肿瘤细胞的物质如核素、化疗药、毒素等"弹头"结合后，通过"弹头"对肿瘤细胞起到较强的杀伤作用。由于载体与"弹头"之间，多数是通过化学方法结合在一起的，故二者基本上能够稳定地结合，到达肿瘤细胞起到靶向治疗的作用。

2. 非抗体载体

非抗体载体，即并非通过免疫反应而发生的靶向作用。主要有：①肿瘤血管靶向，如介入治疗时用的碘化油，能够较长时间浓聚于肿瘤组织血管内，有明显的靶向作用；②亲肿瘤的化合物，如荧光染料罗丹明、乙二胺二丁酸等，亦有一定靶向作用；③脂质体，由于脂质体进入体内后，被肝和脾网状内皮系统的网状内皮细胞吞噬，通过脂质体包裹"弹头"，亦可发挥导向治疗作用。

（三）起杀伤作用的"弹头"

1. 概念

"弹头"是具有杀伤肿瘤细胞能力的物质，当载体把这些物质带入肿瘤组织后，会对肿瘤细胞起杀伤作用。

2. 分类

目前研究的弹头，根据发挥作用的性质不同可分为：①放射性核素，其作用机制是通过将放射性核素与载体结合，当载体将核素送到肿瘤组织并与肿瘤细胞结合后，核素放射线对肿瘤细胞起杀伤作用，核素的杀伤直径有 50 个肿瘤细胞，即使周围有未结合载体的肿瘤细胞也能被杀灭，而对正常细胞损伤有限。②化疗药物，化疗药物与载体结合到达肿瘤细胞膜表面，当载体与肿瘤细胞表面抗原结合后，通过内化进入细胞内，经过细胞内酶解作用，释放出化疗药物或化疗药物的降解产物，并杀伤肿瘤细胞。③毒素，由于毒素可以杀伤癌细胞，因此可以像化疗药物一样与载体结合进入细胞内起作用。④生物制剂，如 IFN、IL 以及生物修饰剂等也可与载体结合，进入细胞内对肿瘤组织起破坏作用。

二、肝癌导向治疗弹头的种类

导向治疗最终靠弹头来杀灭肿瘤细胞，目前常用的弹头有以下几类。

（一）放射性核素

放射性核素是实际应用中用得最多的一类弹头，以单抗（mAb）作为载体的导向治疗，有人称之为放射免疫治疗（RIT）。目前用于肝癌导向治疗的核素有 ^{131}I、^{125}I、^{90}Y、^{188}Re 等，其中 ^{131}I 研究最多，其半衰期适宜（8 天），放射 γ 射线与 β 射线，其 γ 射线可放射至远离衰变点的器官与组织，可借以做体外扫描。其 β 射线能量大，达 364 KeV，射程不足 1 mm，可供电离治疗。放射性核素类"弹头"在导向治疗中有较好的前景，因其有效射程达 50 个以上癌细胞直径，对周围未结合载体的癌细胞亦有杀伤作用，无须内化过程，不受癌细胞的异质性或不均匀性影响。需要注意的是，以核素作为"弹头"，存在防护问题。

（二）化学药物

以化学药物作为"弹头"，以 mAb 作为载体的导向治疗，叫免疫化疗（ICT），其优点为通过载体，使肿瘤区化疗药物浓度提高，作用时间延长，发挥较大杀伤作用，而对机体其他区域影响小。由于化疗药物应用历史长，其理化特异及其不良反应均已明了，因此应用起来方便，但效果并不理想。目前常用肝癌导向治疗化疗药物包括烷化剂（苯丁酸氮芥）、抗代谢物（MTX、5-FU），抗生素类（放线菌素 D、阿霉素）、植物药类（长春新碱）等。化疗药物与载体之间采用间接共价交联法，在药物与载体间引入空间分子，如葡聚糖或人血清白蛋白作为桥联，可以将药物分子浓度提高 10 倍，大大提高弹头的威力。

（三）毒素

细菌和植物的毒素具有很强的杀伤力，在 10 个分子以下时，即能杀灭 1 个肿瘤细胞，因此将毒素与抗体交联成免疫毒素复合物，应用于肝癌导向治疗，其杀伤力远远大于化疗药物。目前用作"弹头"的毒素有蓖麻毒素、白喉毒素、假单胞菌毒素等。毒素的优点在于：①杀伤力强，且不依赖机体细胞的辅助作用或其他物质；②杀伤机制与化疗和放疗不同，可对化疗、放疗耐药的肿瘤细胞起杀伤作用。然而，作为"弹头"的毒素亦可在体内引起毒素毒性反应。

第三节　肝癌的电化疗

一、肝癌的电化疗方法

目前国内治疗仪有 BK91A、BK92A、WL-B 型和 ZAY-GB 型等，根据患者具体病情可单独采用电化疗或配合以全身化疗、经导管动脉灌注化疗（TAI）、TACE、癌灶局部注入化疗药物及微波加热等治疗方法，也可以辅助中药及免疫治疗。

（一）经皮肤穿刺电化疗

该方法操作简单，对患者创伤小，术后恢复快，患者容易接受，治疗完毕后患者即可下地活动，但不如开腹直视下定位准确。

1. 术前准备

一般需住院治疗，术前需行血液、尿液、大便常规检查，肝肾功能、心电图、肝脏 B 超及相应的生化检查等，必要时行肝脏 CT 扫描检查，以明确病灶部位、大小以及形态。

物品准备局部麻醉药品，穿刺套管针数根，无菌手套，穿刺包及必要的急救药品和镇静、镇痛药物。

术前需做局部麻醉药物过敏试验。

治疗前禁食、排尿、排便。

术前 15 min 注射吗啡 10 mg，必要时加用地西泮 10 mg 肌内注射。

根据患者情况做好输液、吸氧、心电监护及其他应急措施的准备，以防不测。

向患者详细介绍治疗过程及注意事项，消除患者的顾虑与恐惧心理，取得患者配合。

2. 准确定位

对穿刺肿瘤定位准确是治疗成功的关键。目前最常采用的是 B 超，因超声检查方便、无创、价格低廉、复查便利，易在医院推广，但准确性略差于 CT。因此对于较深位置的肿瘤或较小、多发的肿瘤，在有条件的情况下用 CT 定位能提高其准确性。

（1）B 超引导穿刺

首先了解肿瘤的数目及大小范围，测量各穿刺点进针的深度及肿物离皮肤的距离，后者为放置绝缘材料套管的长度以保护正常组织，防止灼伤。测量所得的进针深度减去肿物距皮肤的距离，即为电极裸露部分的长度，要使电极裸露部分的长度尽量与瘤体的直径相等，这样才能使电极形成的电场中的有效治疗区尽量完全覆盖肿瘤，避免癌灶残留。

（2）CT 引导穿刺

CT 的影像分辨力高、病灶显影清楚，对于确定肿瘤的位置、大小及数目更为可靠，而且 CT 扫描损伤极小、无痛苦，主要问题是价格昂贵，治疗时占用 CT 机时间长。其内容与方法基本同 B 超引导穿刺。穿刺成功后应对电极在肿物中的位置、深度做一次确认，确保电极放置准确。

（3）电极布置

治疗机的电脑系统会提供电极位置示意图，实际操作过程中根据肿瘤体积的大小及形态，放置数目不等的电极。针距过大，电阻增大，电流小，致使治疗电场密度稀疏，治疗不彻底，容易造成肿瘤组织残留和复发；针距过小，电场不能够覆盖肿瘤。通过B超或CT引导穿刺，调整电极间的位置和角度，可达到控制治疗剂量分布的目的，从而使治疗剂量的分布与肿瘤形态相适应，最大限度地杀伤肿瘤细胞，同时也尽可能地保护患者的正常肝组织，提高治疗效果。电极间隔 2 cm 较为合适。对于较大的肿瘤灶可以采用多根阳极加多根阴极分布，使电场呈球形分布，尽量避免残余癌巢的存在。若肿瘤过大，直径＞10 cm，可采用分次分部位的方法治疗，先治疗 1/3 ~ 1/2 肿瘤范围，过 3 ~ 6 天再次治疗，依具体情况可行多次治疗。每次治疗时电场分布应有部分重叠，避免肿瘤组织遗漏。

（4）治疗电量的确定

当输入肿瘤病灶的三维数据后，治疗机会自动控制所给电量。实验及临床治疗表明，治疗电量的预定宜大不宜小，每 1 cm³ 瘤体预定电量不应少于 100 C。

（二）开腹实施电化疗

该治疗方法相对经皮穿刺治疗创伤要大，但是在剖腹后直视下操作，可使肿瘤定位准确，电极的布置恰当、合理。对于肿物不能行手术切除者，剖腹探查尤为适合。对于肿瘤已生长在肝脏表面时无须绝缘套管保护，可将电极针直接插入瘤体内进行治疗。但位置较深的肿瘤应用绝缘套管保护正常肝组织。电极的布置：阳电极插在肿瘤的中央，阴电极放置于肿瘤的边缘。进针时尽量将阳、阴电极放置于同一平面，使电极成平行排列。由于直视下操作方便、准确，因此开腹实施电化疗可稍微增加插入电极的数量，对于巨大型肿物，直径＞ 10 cm，应放置多根阳电极与多根阴电极，将电场完全覆盖肿物，避免癌巢残留。治疗时要经常吸掉渗出的电解液，防止术后有化学性腹膜炎的发生，开腹治疗的患者术后必须放置内置引流管。临床实践证明，电化疗对剖腹探查无法切除但无广泛性转移的中晚期肝癌或肝转移癌，是行之有效的治疗手段，可明显延长患者的生存时间，提高生存质量。术中直视放置电极，可避免重要脏器的损伤，电极分布更为合理均匀，较经皮穿刺方法更为准确，疗效更为可靠。

二、肝癌电化疗的适应证、禁忌证、并发症

电化疗适用于不宜手术切除的中晚期原发性肝癌及肝转移癌。凡是年老体弱，内脏功能不佳，不能接受手术甚至不能接受化疗、TAI 及 TACE 的病例，尤其是术后复发或化疗及其他治疗无效的患者均可作为电化疗方法的适应证，能收到较好的疗效，并对止痛及减轻腹胀有较好效果。

（一）适应证

患者全身情况及心肺功能较差，不能耐受手术者。

肝癌肿块过大或侵及周围脏器或已侵及双叶，手术无法根治者。

剖腹探查肿瘤不能切除者。

转移性肝癌不宜行手术切除者。

术后复发无法再次手术者。

（二）禁忌证

有明确的出血倾向者，操作过程中会引起大出血。

肝功能损害严重者，电化疗会加重肝功能的损害。

（三）并发症及其处理

1. 损伤性气胸

该并发症比较少见。其发生是由于肿瘤位置较高靠近膈肌，当经皮穿刺插入电极时，刺破肺组织所致。因此该部位肿瘤行电化学治疗时，在放入电极前，应在 B 超或 CT 下准确定位并引导放入电极。穿刺及置入电极时如发生损伤性气胸，患者会自觉胸闷、胸痛，应行胸部 X 线检查。少量气胸，肺被压缩＜ 30% 可观察，暂不处理，让患者自行吸收。若肺被压缩＞ 30%，应行胸穿或放置胸腔闭式引流，以缓解症状，同时嘱患者卧床，适当给止咳药，尽快将其治愈。

2. 腹膜炎

在上述电化疗时，具有强酸、强碱的电解液可能分别从阳极、阴性处渗出，造成化

学性腹膜炎，除发热外，还可有局部腹膜刺激症状，有轻度的压痛、反跳。对症处理后可恢复正常。

3. 局部组织损伤

绝缘套管脱出可造成局部皮肤烧灼伤，穿刺时如不小心也可损伤邻近器官。

4. 渗血

电化疗开始放置电极时，部分患者有从套管中渗血的现象，待电极放置完毕后迅速接通电源，开机治疗，逐渐调高电压，即可起到立刻止血的效果。当治疗结束后，拔出电极针时，可从针孔处有少量血性液体渗出，其中混有液化坏死组织液及少量电解液，一般颜色较暗，可用纱布压迫片刻，即可自止。若在剖腹探查实施电化疗时渗血较多者，可用热盐水纱布热敷数分钟或用吸收性明胶海绵外敷于出血处，效果好。开腹治疗者术后放置引流管较为安全，术后恢复快。若肿物为融合性巨大肝癌，其表面接近破溃者，以及电化疗后有严重出血者，可采用肝动脉选择性结扎术，能防止肿瘤破裂出血或大出血。

5. 吸收热

电化疗后患者可有轻度体温升高，通常低于38℃，外周血常规可升高，这是机体损伤后的一种保护性反应，3～5天可自行缓解，不需要特殊处理。

6. 其他

临床观察电化疗后对肝功能无影响。个别报道治疗后腹水增加，黄疸加重。因此对于侵犯肝门或门静脉者，行电化学治疗要慎重。

第七章 肝癌的复发、转移及其中西医治疗

第一节 肝癌的复发、转移概述

一、恶性肿瘤复发转移的发生基础

在生理状况下，体细胞只能在其所属的脏器及环境中生存和繁殖。如果它们被转运到其他器官部位就无法生存，但也有极个别的例外。例如，由外伤引起的脾破裂时，部分脾组织可能被带到其他地方，在非常特殊的情况下，可以在脾脏以外生长，并可形成"副脾"，但毕竟是极个别的现象。但恶性肿瘤与此相反，肿瘤细胞常常从原发部位，经血液循环或淋巴管等途径迁移到其他脏器，并在那里繁殖生长。肿瘤细胞这种脱离其原发部位，通过各种途径到达不连续的组织和器官继续增殖生长，形成与原发病灶相同性质的肿瘤的过程，称为转移。其原发部位的肿瘤称为"原发灶"或"原发瘤"，而新形成的肿瘤则称为"继发瘤"或"转移瘤"。转移是恶性肿瘤生长的一个特征。

复发是指肿瘤虽然经过治疗已被完全清除，但经历一定时间后在原发部位重新出现与先前的肿瘤性质一致的病灶。肝癌的复发有其特殊性。手术切除肝癌后，可有两种原因导致肝脏局部出现肿瘤病灶，第一种可由肝癌的多中心发生所致，第二种是肝癌通过门静脉系统迁移到肝脏其他部位，即肝内播散。这里讨论的肝癌复发仅指第二种情况，

其本质是肝内转移。

肝癌的复发和转移是临床急需解决的问题。肝癌患者的情况常常不是由原发瘤决定的，而是由是否出现复发、转移决定的。近年来，随着肝胆外科技术的不断进步，对于部位不利或肿瘤体积较大的肝癌也可以通过手术完全切除，但是手术切除后，肝癌的复发和转移率非常高，患者常死于复发和转移。

尽管肝癌复发或肝外转移患者预后不良，但经积极治疗仍可延长生存期。临床上亦有伴有颅骨、髋骨和股骨等骨转移的肝癌，经过对转移灶放疗以及对肝脏本身肿瘤的激素治疗或化学栓塞治疗，在首发症状出现后生存期超过 27 个月。说明在伴有转移的肝癌患者中，经恰当的处理，部分病例能长期生存。因此，有必要研究控制肝癌复发和转移的手段，以期改善肝癌的预后。

二、恶性肿瘤转移的途径

恶性肿瘤细胞可沿组织间隙扩展引起局部浸润，并经侵入淋巴管、静脉、神经鞘膜及自然管腔等途径扩散而形成转移。转移是一个复杂而又连续的过程，大致包括以下步骤：①肿瘤形成后，肿瘤细胞在局部增殖。当肿瘤直径超过 2 mm 时即有新生血管形成，此时肿瘤细胞可由原发部位分离脱落，沿组织间隙穿入血管或淋巴管；②肿瘤细胞在血流或淋巴流中大部分被破坏，仅极少数细胞幸存下来；③停留在远隔器官的小动脉与毛细血管或淋巴结中的肿瘤细胞，可在血管腔内生长成转移灶，但多数情况下，肿瘤细胞可侵入血管壁在其周围进行增殖，或在淋巴结中增生；④转移的肿瘤细胞增殖至直径超过 2 mm 时，有血管性间质长入新的肿瘤内，形成转移瘤；⑤转移瘤可以相似的方式形成新的转移的肿瘤；⑥转移的肿瘤细胞必须有效地逃避宿主免疫反应的破坏。

肿瘤细胞具有迁移的特性，可侵入经脉管系统（血管、淋巴管）或自然腔隙转移。在某些特定条件下（如手术、外伤等），肿瘤细胞也可被带到其他部位生长，形成转移。根据肿瘤转移的途径，可分为血行转移、淋巴转移、种植转移。

（一）血行转移

就所有肿瘤而言，血行转移率高为 80% ~ 90%，对不同的癌种来说，发生血行转移的比例各不相同。血行转移的发生率与血中瘤栓的数量相关，而与血中瘤细胞的数量无关。血管壁的损伤、肿瘤细胞自身的迁移、不恰当的检查、手术操作、瘤内或瘤周围注射或穿刺活检，均可使肿瘤细胞有机会从血管壁的缺损处进入血管内；但绝大部分进入循环的肿瘤细胞无法到达靶器官并存活下来。血肿瘤栓的数量可能与原发瘤的大小、肿瘤存在时间、机体的凝血功能、肿瘤坏死区等相关，循环中存在的肿瘤细胞并不能形成转移，而且对预测肿瘤转移的价值不大。

实验研究表明，进入毛细血管的癌细胞如单个存在而未形成血栓者大部分均死亡，仅少数存活转入休眠状态而潜伏下来。如黏附于内皮细胞上，继而被纤维蛋白包围，则形成血栓。在发生血栓处常有白细胞从血管内皮细胞的间隙进入血栓，而潜伏在血栓内的癌细胞也利用此空隙穿过血管壁并侵入周围组织进行繁殖，形成肉眼可见的转移灶。

早在一个世纪前，学者们已认识血栓形成和肿瘤细胞之间的关系。瘤栓可能会保护细胞免受机械性损伤和宿主免疫功能的破坏。实验显示，肝素等抗凝药物能抑制实验性肿瘤转移，但抗凝药物是否减少肿瘤患者发生转移的风险尚无统一的认识。

在临床上，恶性肿瘤可经体循环转移至肺、肺静脉至各脏器、门静脉至肝，还可逆流经椎静脉直接转移到脊椎、骨盆及颅内。尽管肺接受全身静脉的回流、肝接受门静脉的回流，但有时肺、肝并无转移。供血丰富的横纹肌、甲状腺、脾也很少有转移。有些肿瘤却又有其好发转移的脏器，如甲状腺癌、乳腺癌、前列腺癌及肺癌好发骨转移；乳腺癌易转移到卵巢。这些转移的特性，无法用通常的血行途径来解释。

对于血行转移的特点有许多假说。"机械学说"认为瘤细胞沿血行途径播散的概率而决定其分布。上述肺、肝之所以无转移，可能是由于瘤栓通过血管旁路分流（如门－腔静脉分流），故静脉内瘤细胞能越过肺、肝而不发生转移。"种子与土壤学说"认为通过血行途径，瘤细胞到达靶器官，但是否发展成转移灶取决于肿瘤细胞与其停驻环境间的相互关系。组织培养证明，化学环境对不同类型肿瘤细胞的存活和生长很重要。肿瘤细胞对氨基酸、脱氧核糖、核糖、维生素等营养的供应，以及氧张力、氢离子浓度、ATP、激素、微量元素等均有一定的要求。转移灶中的肿瘤细胞在尚未建立新的血液供应前，营养供应必须从周围的组织液渗透而来，很像在体外培养一样，当肿瘤细胞栓到达不同化学环境的脏器时，它就不能增生形成转移灶。"种子与土壤学说"强调最初肿瘤细胞（种子）的扩展主要受部位、血管分布等机械性因素的影响，但到达靶器官后的生长则主要由靶器官（土壤）的作用所决定。

（二）淋巴转移

淋巴转移是早期扩散最常见的途径，也是决定患者生存期的一个重要预后因素。肿瘤细胞可直接侵入淋巴管，也可经血管最后进入淋巴管。肿瘤细胞易从血管进入淋巴管，反之亦然，提示在淋巴结和其他组织的间隙存在静脉 – 淋巴通路。淋巴转移与原发瘤的部位及其淋巴引流区域有关。有学者对原发瘤和区域淋巴结引流区域之间的组织切块进行连续切片显微镜观察，发现滞留于淋巴管中的瘤栓与淋巴转移有关。可能由于癌细胞的表面微细结构与肉瘤细胞不同，故癌易转移到淋巴结。肿瘤细胞可在其转移途径的第一个淋巴结被捕获，也可能会越过这些淋巴结而发生远处的淋巴结转移。淋巴结的屏障功能只能暂时阻止肿瘤的扩散，滞留的肿瘤细胞可在淋巴结内继续增殖并向下一站淋巴结转移。当引流区的淋巴结被转移瘤阻塞后，继续来自原发灶的肿瘤细胞可引流到更高的淋巴结，或逆流性、跳跃性扩散到远处的淋巴结。

（三）种植转移

种植转移有自发性种植转移和医源性种植转移。完整的皮肤、黏膜对肿瘤细胞的停驻、生存和增生不利，故肿瘤细胞不能在完整的皮肤、黏膜表面种植，除非皮肤、黏膜已有损伤，或溃烂的恶性肿瘤紧贴皮肤时，才能形成种植转移。

恶性肿瘤细胞穿过脏器的壁层到达浆膜，由于呼吸运动或肠蠕动均易促使肿瘤细胞从原发灶或转移灶中脱落，而附贴在胸、腹腔的浆膜面上，当体腔有渗出液时，肿瘤细胞可从这些液体中获得营养而生存，并增殖形成浆膜腔的种植转移。如胃及卵巢癌常在腹腔内、肺癌常在胸腔内形成广泛的种植转移，并伴有带血性的浆液性积液。积液的产生是因为浆膜下淋巴管或毛细血管被癌栓阻塞，或浆膜腔受癌细胞的刺激，使其内毛细血管的通透性增高而渗出增多，并由于血管被癌细胞破坏而引起出血。

医源性种植转移并不罕见，有的复发瘤就在手术切口瘢痕处，在针吸通道、胃和结肠癌切除术的吻合口处、乳癌根治术植皮处，甚至在不慎取活检处等，均可发生医源性种植转移。因手术所致的种植转移发生的机会颇高，应予以重视。尽管种植转移的机制尚不清楚，但很可能是由缝合或手术器械污染所致。

第二节　肺转移的中西医治疗

肺是各种组织类型肿瘤发生转移的第二位易发器官，尸检中肺是唯一转移部位的发生转移的癌症患者占 20%。很多恶性肿瘤都有先向肺部转移的倾向。肺在解剖上是富含血管的过滤槽，是初级过滤部位，从原发灶的静脉回流系统释放进入血循环的癌细胞，首先到达这里的毛细血管床，播散的肿瘤细胞在此受到机械性滞留。与这种模式一样，随后肺内肿瘤的生长也按这种引流方式进行。很有可能解剖特征和组织特异性两者决定了肺部易发生转移的倾向。肝癌多为血行播散，首先向周围的门静脉侵犯，出现肝内转移，并随门静脉向腔静脉转移而进入肺循环，形成肺部转移灶。

一、肺转移的西医治疗

西医对肝癌肺转移有手术治疗、介入治疗及支持疗法等。具体采用哪一种治疗方法应视患者转移情况和全身功能状态而定。

（一）手术切除

选用手术作为肺转移瘤的初始治疗时，影响疗效最重要因素是，目前化疗对组织类型、对肿瘤的效果和该肿瘤的播散形式（优先转移至肺或是广泛播散）。遗憾的是，大多数转移到肺的实质性肿瘤对现有的化疗不敏感，同样，肝癌转移到肺对全身化疗也不敏感，所以首选的方法应该考虑手术治疗，但手术治疗应考虑患者的选择标准，其中重要的标准包括：①原发肿瘤已局部控制或能够彻底切除；②放射学表现与转移瘤一致；③无胸外转移；④能够完全切除肺转移灶；⑤患者能够耐受切除手术。术前应对患者的功能和分期进行多方面评估，以满足上述选择标准。病灶的可切除性是最重要的预后因素，一般说来，肝癌单个肺转移，患者的心肺功能情况良好，符合上述标准，行手术切除后有可能获长期生存。

资料显示，从原发肿瘤确诊到首发肺转移之间的无病生存期（DFI）与开胸术后的生存期有关，DFI长者，则术后生存期也长。这与肿瘤倍增时间相对应，DFI亦代表了肿瘤的生物侵袭性。许多研究者发现，不管其组织学表现如何，术前肺部结节的数量和大小对预后的判断具有重要价值，并且也是代表肿瘤生物学侵袭性的指标，而对预后影响更大的是能否将肺部结节彻底切除。

（二）介入治疗

防治肝癌肺转移除了手术方法外，临床上还采用介入治疗，在实验研究方面也有用血管抑制剂、化疗药物等治疗的。

1. 临床介入治疗

肝癌肺转移通常全身化疗疗效较差，且毒性反应大，因此一些研究者采用介入治疗的方法治疗肝癌肺转移，也有研究用肺动脉化疗导管药盒埋置术治疗原发性肝癌肺转移的，除常规肝动脉插管化疗栓塞治疗外，加做经锁骨下静脉穿刺肺动脉化疗导管药盒埋置术。一侧肺转移病灶者，导管头端埋于患者肺动脉内；两侧转移灶者，导管头端埋于肺总动脉处。如果肝癌控制良好，则在药盒内每月注入化疗药物1次。结果：肺动脉化疗药盒埋置术的技术成功率为100%，疗效：肺部病灶明显缩小占35.5%，无变化占32.3%，增大占32.3%。并发症主要为感染（3.2%）、气胸（3.2%）、创口不愈合（1.6%）。研究表明肺动脉化疗药盒埋置术操作简单，并发症轻，疗效较好。

2. 实验研究

在实验研究上多采用血管生成抑制剂和化疗药物治疗，有一定的疗效。

（1）血管生成抑制剂

近年来，应用血管生成抑制剂抗转移是肿瘤治疗中的一个热点。有研究者把高转移人肝癌模型（LCI-D20）的肿瘤组织小块种植于裸鼠皮下，将24只裸鼠随机分成对照组、治疗组。第2天起分别给予溶剂（3%乙醇）、甲硫氨酸氨肽酶-2抑制剂TNP-470（30 mg/kg）隔天皮下注射，共8次。结果：对照组、治疗组皮下瘤重分别为（204±0.34）g和（0.98±0.34）g（$P < 0.001$）；两组AFP分别为（768.6±282.3）μg/L，（93.4±58.6）μg/L（$P < 0.001$），两组肺转移率分别为50%（6/12）和8.3%（1/12）（$P < 0.05$）。显示血管生成抑制剂TNP-470能显著抑制HCC的生长和转移。TNP-470的抗瘤作用已较为肯定，而且具有剂量相关性。TNP-470为血管生成抑制剂应用于临床提供了希望。

卡培他滨（CAP）为5-FU的前体物质。有人用24只裸鼠人肝癌高转移模型LCI-D20，于肿瘤种植后第3天分别采用不同剂量CAP治疗。停药后第3天处死裸鼠，测量肿瘤的长短径，并用HE染色检测肺转移。结果61例HCC癌周围组织中血小板衍化内皮细胞生长因子（PD-ECGF）蛋白表达阳性率分别为70.5%和47.5%，37例高TNM分期组（Ⅲ期和Ⅳ期）HCC组织中PD-ECGF蛋白表达阳性率（81.1%），明显高于24例低TNM分期组（Ⅰ期和Ⅱ期）表达率（54.2%），两者差异有显著意义（$P < 0.05$）。Northern Blat分析，HCC组织的PD-ECCF蛋白水平表达与其相应mRNA水平变化一致。并在实验研究中观察到裸鼠肺转移随CAP剂量的增加而下降（$P < 0.05$）。实验研究显示PD-ECCF在HCC组织中高表达，与肝癌TNM分期相关。CAP能抑制HCC的生长和转移。

二、肺转移的中医治疗

肝癌肺转移中医治疗通常有中成药、辨证论治的临床研究及动物实验研究。

（一）中成药临床治疗及实验研究

1. 华蟾素注射液治疗原发性肝癌肺转移

对肝癌发生肺转移的患者大剂量静脉滴注华蟾素，结果显示使用华蟾素可以显著缓解症状，延长患者生存期和改善生活质量，未发现明显的心、肝、肾毒性，华蟾素是一种治疗原发性肝癌肺转移安全、有效的药物。

2. 复方斑蝥胶囊

主要由人参、黄芪、甘草、刺五加、山茱萸、女贞子、斑蝥、半枝莲、熊胆粉、三棱、莪术等组成，具有破血消瘀、攻毒蚀疮的功效。适用于原发性肝癌、肺癌等。也可与化疗、放疗配合使用，起到增效解毒的作用。

中医中药抗肝癌肺转移不仅在临床上发挥了一定的作用,还在实验研究上做了一些有益的探讨。陈培本等采用H22肝癌腹水和Lewis肺癌动物模型灌胃给药，观察腹水肿瘤细胞数与肺转移抑制率，实验结果表明清热消积方具有抑制H22肝癌腹水形成、Lewis肺癌瘤体生长与转移的作用，通过动物试验研究显示该中药方具有较好的抗癌、抗转移活性作用。由人参、黄芪、女贞子、补骨脂、山慈菇、土茯苓、土贝母、苦参、大黄、莪术、水蛭、蜈蚣等组成的扶正消瘤合剂可以抑制 Lewis 肺癌的自发性肺转移及 H22 肝癌肺转移。

（二）中医辨证论治

肝癌肺转移的中医辨证论治比较复杂，临床表现及右肝癌的一系列症状又会产生肺转移癌的诸多证候。是以治疗肝癌所表现的症候为主还是以治疗肺癌所表现的症候为主，这要分清哪一项为主要矛盾。临床论治应抓住主要矛盾，如肝癌肿块较大，腹胀肝区疼痛较明显，应以治疗腹部症状为主；如出现咳嗽气急，咯血，胸部肺转移灶为主要症状，则以治疗肺部症状为主。有些患者二者均表现明显，治疗则更为复杂。

1. 肝气郁结，肝火犯肺型

主症：肝区胀，刺痛或疼痛，咳嗽阵作，咯血衄血，胸胁胀痛，甚或面红目赤，大便干结，脉弦或弦数，苔黄腻，舌质红或伴有瘀点。

治法：疏肝泻热，清肺止咳。

方药：柴胡 15 g，枳实 12 g，白芍 15 g，延胡索 30 g，川楝子 5 g，郁金 9 g，制大黄 9 g，黛蛤散 30 g，生山栀 9 g，生甘草 6 g，半枝莲 30 g，卷柏 30 g，夏枯草 15 g，生牡蛎 30 g，杏仁 9 g，川贝母 9 g，羚羊角粉 0.6 g（分二次服），茜草根 30 g，鸡内金 9 g。

2. 肺脾两虚型

主症：神疲乏力，纳谷不馨，肝区绵绵作痛，气短气喘，大便溏薄或不实，咳嗽痰多，脉细软，苔薄白或薄少，舌质淡或淡胖。

治法：益肺健脾，软坚化痰。

方药：党参 12 g，炒白术 9 g，茯苓 15 g，八月札 15 g，炒枳壳 9 g，生薏苡仁 30 g，熟薏苡仁 30 g，陈皮 9 g，白前 12 g，白芥子 12 g，地龙 15 g，夏枯草 12 g，生牡蛎 30 g，半枝莲 30 g，卷柏 30 g，七叶一枝花 15 g，生黄芪 30 g，怀山药 15 g，扁豆 15 g。

3. 肺肾阴虚型

主症：口干多饮，咳嗽乏痰或痰中带血，胸胁刺痛，腰酸腿软，盗汗，夜寐不安，脉细或细数，苔少或苔净，舌质红或红绛。

治法：养阴生津，滋肾柔肝。

方药：南沙参 30 g，北沙参 30 g，天冬 12 g，麦冬 12 g，杏仁 9 g，山海螺 30 g，八月札 15 g，枳壳 9 g，半枝莲 30 g，卷柏 30 g，七叶一枝花 15 g，生地黄 15 g，山茱萸 9 g，枸杞子 15 g，炙鳖甲 9 g，桑寄生 15 g，知母 9 g，鸡内金 9 g。

4. 饮停胸胁型

主症：气急气喘，不能平卧，泛吐痰涎，或伴有腹胀，膨大如鼓，不得食入，大便干结，小溲赤黄，脉弦数有力，苔黄腻，或黄燥，舌质红。

治法：健脾泻肺，行气利水。

方药：生白术 30 g，猪苓 15 g，茯苓 15 g，川椒目 15 g，葶苈子 30 g，防己 30 g，龙葵 45 g，半边莲 30 g，大腹皮 30 g，生薏苡仁 30 g，猫人参 60 g，制大黄 9 g，枳实 12 g，生山楂 15 g。

第三节　骨转移的中西医治疗

尽管尸检时骨转移的发生率可高达 20%，但临床上肝癌患者骨转移的发生率仅为 3%～12%。有些患者骨转移引发的疼痛是唯一或首发的症状，但在多数情况下，骨转移常伴有或接着出现原发性肿瘤的症状。当原发性肝癌无症状时，骨转移的表现酷似原发骨肿瘤，从而掩盖了肝脏的原发病变，易导致临床误诊。

肝癌骨转移可呈单个或多发病灶，最常累及椎骨、肋骨、四肢长骨（尤其是股骨）、颅骨、骶骨和锁骨。对椎骨转移应特别注意，由椎骨转移引起的病理性骨折常导致截瘫，严重影响患者的生存质量及后续治疗的实施。

骨转移的早期表现为骨痛，呈进行性加剧，后期可出现病理性骨折的症状。对肝癌患者主诉骨痛而怀疑骨转移时，应仔细检查。单光子发射计算机断层显像（SPECT）检查对早期病变的诊断极有帮助，但该法敏感性较高，故 SPECT 检查阳性时应注意排除良性骨病及局部外伤的可能。一般早期骨转移时 X 线摄片常无明显的征象，后期可表现为局部骨质破坏，少数病例可出现成骨性改变。

一、骨转移的西医治疗

（一）放疗

放疗是治疗肝癌骨转移的首选方法。放疗不仅可抑制转移瘤的局部生长，使瘤体缩小，减轻对周围组织结构的压力，而且在缓解骨痛方面尤为有效，有利于改善患者的活动能力。

对转移灶数目少、范围局限的骨转移瘤患者，采用外照射治疗可获得良好的效果。对广泛播散性骨病变，应考虑全身放射性核素治疗。

放射野应根据病史、体检、骨的 X 线片及骨扫描图像来确定，尽量包括以上检查所确定的所有软组织肿块。以缓解疼痛为目的的姑息性放疗，宜采用大分割，常用300 cGy × 10 的方案，80% ~ 90% 的患者可由放疗缓解疼痛，一半以上的患者疼痛缓解后，可维持 1 年以上的时间。预期生存期长、身体一般状况良好者，应按常规的分割方法，照射总量应大于 4 000 cGy。

全身放射性核素治疗肝癌骨转移有一定疗效。目前常用的核素有 ^{131}I、^{89}Sr、^{32}P 等。同外照射相比，全身放射性核素治疗对受累部位具有选择性，且对亚临床的骨转移灶也有治疗作用。

（二）药物治疗

双膦酸盐可抑制骨的吸收，降低血钙浓度，减轻由骨转移瘤所致的疼痛。早期的动物实验表明双膦酸盐制剂可防止骨转移瘤的产生。

用双膦酸盐制剂治疗骨转移时，需 1 ~ 3 周反复治疗 1 次。该类药物无细胞毒性作用，与常用的化疗药物也无相互作用，可与放疗、化疗联合应用。

二、骨转移的中医治疗

（一）中医辨证论治

肝癌骨转移的临床表现复杂多变，既有原发瘤的症候又有骨骼受累的症状。对原发灶未控制且临床表现以原发灶为主的患者，治疗上应以原发灶为主，酌加补肾健骨之品，如补骨脂、菟丝子、山茱萸等。当原发灶已经控制时，辨证以转移灶为重点，可参照下述论治。

1. 气滞血瘀型

主症：局部刺痛或放射痛，按之痛甚，胸胁胀满，大便不爽，脉弦或弦紧，苔薄白，舌质暗红或伴有瘀点、瘀斑。

治法：活血化瘀，理气止痛。

方药：桃红四物汤合失笑散。

2. 脾肾两虚型

主症：神疲乏力，纳少，骨痛绵绵，气喘，畏寒肢冷，苔薄白或薄少，舌质淡或淡胖，脉沉细。

治法：益肺健脾，软坚化痰。

方药：党参12g，炒白术9g，茯苓15g，八月札15g，炒枳壳9g，生薏苡仁30g，熟薏苡仁30g，陈皮9g，白前12g，白芥子12g，地龙15g，夏枯草12g，生牡蛎30g，半枝莲30g，岩柏30g，七叶一枝花15g，生黄芪30g，怀山药15g，扁豆15g。

（二）其他中医疗法

对局部疼痛剧烈的转移瘤患者可试用针灸治疗，采用循经取穴，注意不宜采用阿是穴，也不宜对病灶局部按摩治疗，以免引发骨折和促使肿瘤转移。

第八章 肝癌的康复治疗与护理

第一节 肝癌的康复治疗

一、康复治疗概述

（一）目的

康复的目的是最大限度地提高患者的生活质量，恢复其体能，稳定其情绪。康复计划的制订取决于预后及可用的资源。为了得到最佳的效果，患者、家庭和医务人员必须密切合作，鼓励患者保持乐观的精神状态。家庭出于这一变故，其家属可能要分担更多的责任。除了患者及其家属外，康复人员由医生、护士、社会医学工作者组成，如需要，还可有其他人员的加入，如心理学家、社区工作人员等。

在癌症确诊时，就应开始计划、实施康复。康复广义上讲是指帮助患者适应肿瘤诊治的一系列方法。因此，制订计划时首先应充分了解肿瘤治疗的过程、潜在的并发症和预期的结果。

特殊的康复项目的目标取决于患者的要求和功能丧失的类型及持续时间，为了减少发病或伤残，在治疗前应采取预防措施，而在肿瘤治疗后则应采取康复措施。有些患者为治愈肿瘤或为延长生存时间，不得已采取了影响机体或精神的治疗，使部分功能短时期或永久丧失。恢复的办法主要是坐在轮椅上活动或通过行走增加患者的运动程度，提高肌肉的强度和运动能力。当疾病或治疗导致容貌损坏，修复则十分必要，同时精神安慰和心理支持亦有助于稳定患者的情绪。

对晚期或已有肿瘤转移的患者，康复主要是提高生活质量。尽管较差的预后不是康复的禁忌证，但应制订现实的目标。康复人员的任务主要是缓解影响患者生活质量的症状，提供一个安宁、舒适的治疗环境，并予以身体上或精神上的支持，如此，疼痛控制和营养调理显得十分重要。

以往对肿瘤康复的疑虑有二：一是恶性肿瘤被传统观念宣判为"不治之症"，自然无法康复，患者但求苟且活命，不敢奢望"康复"；二是应用物理疗法进行康复会促使癌细胞转移扩散，因此理疗科拒收癌症患者。鉴于认识上的种种误会，学界对癌症患者生存质量的提高，生理功能的恢复，以及患者心理活动等研究甚少，中医学在肿瘤康复中应起的作用也远远没有发挥出来。目前，随着医学的发展，恶性肿瘤并非"不治之症"，癌症患者的寿命在不断延长，肿瘤康复已成为日益迫切的社会问题。事实证明，随着康复范围的不断扩大，康复措施及手段的日新月异，有些肿瘤患者在体力和精神上已恢复到正常人的标准——生活自理，胜任工作，成为社会上健康的一员。

（二）内容

肿瘤康复的内容很广泛，除具有改善器官功能，提高生活和工作能力的一般性内容外，还具有肿瘤患者特殊的康复内容，诸如减轻放疗及化疗的不良反应，消除恐癌的心理障碍，减轻晚期肿瘤的痛苦、延长寿命、提高生存质量等。临床医生日常工作中需要康复医学解决的具体问题也有很多，例如肝癌患者手术后消化功能的恢复，化疗及放疗引起的软组织损伤的修复，内脏器官的放射性炎症、胃肠功能紊乱及骨髓抑制等的纠正。

（三）核心问题——生活质量

当今，先进的抗癌治疗必须伴有支持疗法以维持患者的生活质量。许多医生关注抗肿瘤知识的科学应用，却忽略了患者的情感和心理支持。没有这种支持，先进的治疗方法也可能达不到最好的治疗效果。作为医生必须始终清楚地知道，患者都是有着个人目标、梦想、希望和事业的人，医生不仅应实施最高质量的肿瘤治疗，而且还要考虑疾病对每个患者生活方式的影响，帮助患者恢复或接近正常的生活。

简单地问患者"感觉怎么样"，不是评估癌症患者生活质量的有效方法。评估必须考虑症状、治疗的不良反应、生理功能、心理压抑、社会关系、自我形象和治疗满意程度等问题。这些问题不是固定不变的，而是随癌症的不同阶段、不同时间以及疾病过程中并发症或残疾的发生等变化而变化，因而，没有简单或单一的方法能够评定癌症患者的生活质量。

癌症患者的治疗不仅必须针对其疾病，还必须针对他们的社会和心理需要。如果医生能较好地预计和监测影响患者生活质量的疾病过程，则有可能避免大剂量有毒性药物的使用，甚至减少手术或住院。

中医四诊中的问诊就包含了询问患者生活质量的内容，这也是区别于西医诊断的根本点。

二、肝癌的中医五行音乐疗法

（一）中国传统五行音乐简介

中国传统哲学认为，人是天地自然之子，人的生命活动与万事万物的变化息息相关，即所谓的"天人合一"。五行学说是一种被普遍接受的哲学理论。这里的"行"是指五种基本物质元素行列次序及运动变化。它借用了五种物质的特性，但又不是指这五种具体的物质。中国古医籍中指出，天布五行（木、火、土、金、水），生五音（角、徵、宫、商、羽）；地有五季（春、夏、长夏、秋、冬），育五化（生、长、化、收、藏）；人有五脏（肝、心、脾、肺、肾），生五志（怒、喜、思、忧、恐）。体现了人与天地之间的有机联系。

五行之间的关系是辩证的，既有相生，又有相克。具体是木生火，火生土，土生金，金生水，水生木；木克土，土克水，水克火，火克金，金克木。如图 8-1 所示，外圈为相生关系，中间则为相克关系。

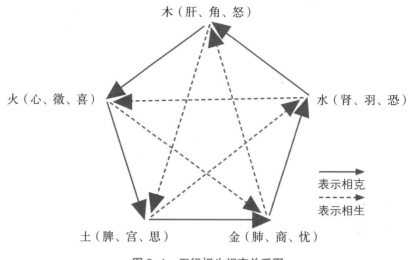

图 8-1　五行相生相克关系图

中国早有五音疗疾的记载，角为木音，徵为火音，宫为土音，商为金音，羽为水音。说明五音与五行相应，与五脏、五志相连。角调音乐具有木气的属性，能防治气的内郁；徵调音乐具有火气的特征，能防治气机的下陷；宫调音乐具有土气的特性，能防治气的升降紊乱；商调音乐具备金气的特点，能防治气的耗散；羽调音乐为水气的体现，能防治气的上逆或过分上炎。这就是为什么五行音乐能起到平秘阴阳、调理气血、保持体内气机动态平衡、维护人体健康作用的道理。

由中华医学音像出版社出版的《中国传统五行音乐》（正调式）有 5 盘 CD，是作曲家石峰按照上述理论专门创作的，在中医理论的指导下，遵循五行生克制化的规律，因季、因时、因人、因症辨证选乐。大略而言：①角调，为春音，以角音（Mi）为主音，属木，主生，通于肝。②徵调，为夏音，以徵音（So）为主音，属火，主长，通于心。③宫调，为长夏音，以宫音（Do）为主音，属土，主化，通于脾。④商调，为秋音，以商音（Re）为主音，属金，主收，通于肺。⑤羽调，为冬音，以羽音（La）为主音，属水，主藏，通于肾。

各脏腑疾病均有虚实两大类，因其五行属性不同，亦有相生相克的关系。五种调式的音乐因主音不同，旋律和配器不同，其对脏腑和情志的作用也不同。举例而言，商调音乐与肺相应，那么它对肺为调，对脾为泻，对肾为补，对肝为克。其他可按脏腑所属五行生克关系类推。

（二）中医五行音乐电针疗法在肿瘤治疗中的应用

1. 系统组成

（1）硬件设备

病区护士站设有总控制台，包括音乐保健控制仪 1 台，VCD 机 5 台，收录两用机 1 台，录放像两用机 1 台，功率放大器 1 台，音箱 1 套。病房走廊内设有落地式音箱 2 台，走廊顶部安装放音喇叭 4 个，用于播放楼道内背景音乐。病床床头设有音乐治疗分机，可接收和输出音乐，并配有音乐电流输出端。按床位配发立体声耳机，患者可根据自己的喜好选听不同的音乐，或根据需要进行音乐电针治疗。每间病房顶部安装一个放音喇叭，可播放室内背景音乐。

（2）音乐素材

治疗音乐以《中国传统五行音乐》为主，平时也可以使用其他音乐，包括中国古典音乐、现代民乐、轻音乐、通俗音乐等，一般不用西洋音乐。

2. 操作流程

（1）背景音乐播放

任一设备播放音乐，经过功率放大器调谐后由走廊和（或）房间内的音箱和喇叭播放。

（2）治疗音乐播放

5 台 VCD 分别播放 5 种不同调式的治疗音乐，通过音乐保健控制仪后传入床边治疗分机，患者可以通过分机选择音乐。治疗分机还能够将音乐信号转换成与音乐节奏、力度、速度、调性相同步的电压、电流信号，在播放音乐同时输出用于电针疗法的音频电流，强度可控。

3. 治疗原则和方法

在中医理论指导下辨证选乐，制订音乐处方。其方法与用药处方相似，需根据症、舌、脉进行辨证。特别要注意患者所患肿瘤不同，情绪状态不同，音乐的选择要因人、因病而异。如肝癌应以角调式音乐为主，配伍其他调式音乐。例如纳呆、呕恶、腹胀辨证属于肝脾不和或脾胃虚弱可加用宫调式；心悸、气短、乏力、浮肿重者辨证属于阳气不足可加用徵调式和（或）宫调式；烦躁易怒、眩晕头痛辨证属于肝肾阴虚者可加用羽调式。情绪低落者多属心脾两虚，常用徵调式和宫调式配伍，此时可不用角调式音乐。

选择穴位一般取肢端穴位操作较为方便，选穴选乐可以互补。肝癌患者如无下肢水肿则以三阴交为主要穴位，兼顾肝、脾、肾经。可选穴位还有肝经太冲穴、胃经足三里穴、肾经太溪穴、心包经内关穴等。偏实证用较强电流，偏虚证用较弱电流。总之根据辨证可在音乐、电流、穴位三个因素之间酌情调配。

具体操作时可以用电极片外固定于穴位上通电，也可以先针刺所选穴位再通电。电极片的使用较为简单，但针感较差，其优点是方便易用，有条件的家庭如购买了家用音乐治疗仪即可使用。电针疗法需先行针刺，还需要专用转换器，操作较复杂，但效果亦较前者好。

4. 应用体会

总的来说，使用五行音乐作为音乐处方，可以在中医理论指导下辨证选乐，辨证选穴。通过电流对穴位的刺激，起到与针灸相似的作用。电流刺激的强度、频率与所听到的音乐的音调、频率相应，患者感觉更为舒适，耐受性好。

音乐疗法（配合电疗）可以在一定程度上改善癌症患者的部分症状，如失眠、头晕、呃逆、恶心、呕吐、腹泻、心悸、疼痛等，并可改善患者的情绪，疗效与文化水平、年龄、性别似无明确相关，但与对音乐爱好程度有关。

三、肝癌的中医食疗

抗癌食疗，是以中医理论为指导，结合现代营养学、药理学知识，选用具有防癌、抗癌作用的药物和食物组成药膳，具有营养强身、扶正抗癌的特殊功效。中医食疗对癌症的防治具有重要的临床意义。合理的膳食，是获得足够营养素的自然途径，而合理的营养能增强患者的体质。肝癌患者多由于食欲缺乏、营养摄入不足，体质每况愈下，所以肝癌患者的膳食治疗尤为重要。

（一）肝癌患者的饮食治疗原则

1. 平衡饮食

因肝癌患者消耗较大，所以必须保证有足够的营养摄入。衡量患者营养状况的好坏，最简单的方法就是能否维持体重。要使体重能维持正常的水平，最好的办法就是要保持平衡膳食。要求患者进食高能量、富含维生素的食物，还应多食新鲜蔬菜，而且一般应是绿叶蔬菜。

2.脂肪与蛋白质

高脂肪饮食会影响和加重病情，而低脂肪饮食可以减轻肝癌患者恶心、呕吐、腹胀等症状。肝癌患者食欲差，进食量少，如果没有足够量的平衡膳食，可以适当提高膳食的能量和进食易于消化吸收的脂肪、甜食，如蜂蜜、蜂王浆、蔗糖以及植物油、奶油等。肝癌患者应多吃富含蛋白质的食物，尤其是优质蛋白质，如瘦肉、蛋类、豆类、奶类等，以防止白蛋白减少。不过，在肝癌晚期，肝功能不好时，应控制蛋白质的摄入，以免过多进食蛋白质诱发肝性脑病。

3.维生素

维生素 A、维生素 C、维生素 E、维生素 K 等都有一定的辅助抗肿瘤作用。维生素A 主要存在于动物的肝脏和脂肪中，维生素 E 存在于谷类胚芽中，维生素 C 主要存在于新鲜蔬菜、水果中。胡萝卜素进入人体后可转化为维生素 A，肝癌患者应多吃动物肝脏、胡萝卜、花椰菜、黄花菜、大枣等，同时还应多吃些新鲜蔬菜和水果，如苹果、乌梅、猕猴桃等。

4.无机盐

无机盐即矿物质，营养学家把无机盐分为两类：常量元素，如钙、钠、钾、磷、铁等；微量元素，如硒、锌、碘、铜、锰、锗等。科学家发现，硒、镁、铜、镁、铁等无机盐具有抗癌作用。肝癌患者应多吃含有抗癌作用的无机盐的食物，如大蒜、香菇、芦笋、玉米、海藻、海带、紫菜、蛤、海鱼、蛋黄、糙米、豆类、全麦面、坚果、南瓜、枸杞子、山药、灵芝等。

（二）药粥在肝癌患者的应用

药粥疗法是将中药与米谷煮粥服食，体现了药食同源、药食同用的特点。药物与米谷配伍，相使相须，具有药物治病和食物营养相互协同的作用。例如，干姜是中医用于温中散寒的药物，但毫无补养作用，只适用于里寒证；粳米与糯米可以健脾益气，却没有散寒的力量；若两者配伍，煮粥服食，则成为温补脾胃、治脾胃虚寒的食治良方。

药粥的重要成分为粳米和糯米，它们具有极好的健脾养胃、滋补后天的作用。《随息居饮食谱》云："杭米（亦作粳）米甘平，宜煮粥食……粥饭为世间第一补人之物……贫人患虚证，以浓米饮代参汤。病人、产妇粥养最宜。"《药性切用》称赞："糯米粥……

为温养胃气妙品，粳米粥……为资生化育神丹。"由此可见，药粥是肝癌患者食疗较好的饮食形式。

1. 药米同煮

凡是可供食用的中药，如莲子、山药、薏苡仁、龙眼肉、大枣等，都可与米同煮成粥。所煮制药粥不但具有确实的效用，还能够增添药粥的滋味和形色，如莲子粥、薏苡仁大枣粥等。

2. 药、米分制

（1）药汁煮粥

本法比较常用。方法是先将药物榨汁和提汁，再与米谷之物同煮。如具有补益作用的参苓粥，即是先水煎人参、茯苓、生姜，去渣取汁，再加入粳米煮成药粥，本法多用于药不能食或不宜与米同煮的药粥，如甘蔗、竹叶，均属此类。

（2）粥掺药汁

本法适用于具有发散作用的药粥。方法是先将药物榨汁或提汁，待米谷之物已煮熟成粥后，再将药汁掺入粥内调匀而成药粥。如荆芥粥，先水煎荆芥、豆豉、薄荷，取汁去渣，再加入已煮熟的米粥中，趁热服之。生地黄粥亦属此类。

（3）中药打粉入粥

即将药粥中所用的药物事先打成细粉，待粥煮熟后，撒下药粉，一边撒，一边搅匀，粥稠即成。主要用于药物不宜久煮而又可食的一类药粥。

（三）肝癌患者的辨证施膳

肝癌患者的辨证施膳可将患者分为气虚、阴虚和湿热3个证型，分别采用食疗Ⅰ号、食疗Ⅱ号和食疗Ⅲ号。又根据患者的具体情况及口味，选择不同的食物及果汁或菜汁配伍。

食疗Ⅰ号：主要由党参、黄芪、茯苓、粳米、薏苡仁、大枣等组成。应用于偏于气虚的患者。

食疗Ⅱ号：主要由太子参、枸杞子、百合、粳米、薏苡仁等组成。应用于偏于阴虚的患者。

食疗Ⅲ号：主要由杏仁、竹茹、茯苓、粳米、薏苡仁等组成。应用于偏于脾胃湿热的患者。

（四）肝癌常用食疗处方

1. 猪肝刀豆香菇粥

原料：刀豆、香菇各 30 g，猪肝、粳米各 60 g，葱姜末、料酒、香油、盐、胡椒粉各适量。

制作方法：猪肝洗净，切成长 3 cm、厚 1 cm 的片，其他均洗好备用。油锅下猪肝、香菇、刀豆煸炒，再下葱姜末等，用料酒、香油、盐、胡椒粉调好口味，盛入碗内待用。粳米入锅内，并用浸香菇的水熬煮成粥，将猪肝等倒入锅内，再稍煮片刻，即可食用，每日服 1 次。

评析：本粥的特点咸香鲜美，营养丰富。功效为补肝养血活血，健脾理气益气。用于气血不足、脾失健运、脾虚肝郁者。

2. 薏菱紫藤汤

原料：薏苡仁 20 g，菱角 20 g，新鲜紫藤 20 g，蜂蜜适量。

制作方法：菱角洗净，剥壳取肉，紫藤的茎条洗净，切成片。菱角外壳、紫藤茎片装入纱布袋内，放入锅内，加适量清水，下薏苡仁、菱角肉，先用旺火烧沸，后用文火熬煮成粥，熟后加少许蜂蜜调味。

评析：本汤的特点甜香适口。功效健脾渗湿，清热解毒，消肿。用于便秘、浮肿或腹水症。

3. 慈菇芦笋羹

原料：山慈菇 30 g，芦笋 300 g，冰糖适量。

制作方法：将山慈菇外面衣皮刮去，洗净，沥干，切成片。芦笋洗净切成片。放入锅内，加清水煮熟，捞出沥干。慈菇片、芦笋、冰糖装入碗内加少量味精，置于笼蒸 20 min，熟后取出食用。

评析：本品特点鲜微清香，味甜清爽。功效为清热解毒和胃，软坚散结消痰。用于胸胁胃脘胀痛、食欲缺乏、吞咽困难、呃逆、具有热象的肝癌患者。

4. 十全大补汤

原料：党参 30 g，黄芪 30 g，肉桂 30 g，熟地黄 30 g，炒白术 30 g，炒川芎 30 g，当归 30 g，酒白芍 30 g，茯苓 30 g，炙甘草 30 g，猪肉 1 000 g，猪肚 1 000 g，墨鱼 150 g，生姜 100 g，杂骨、鸡鸭爪翅、猪皮各适量。

将党参、黄芪、肉桂、熟地黄、炒白术、炒川芎、当归、酒白芍、茯苓、炙甘草按方配齐之后，用纱布袋松装扎口，待用。墨鱼发透去净骨膜，猪肚、杂骨、猪皮等分别洗净，将杂骨打碎，生姜洗净拍破，待用。把上面备好的药物和食物同时放入锅中，加清水适量，武火加热至沸，撇净浮沫，文火上炖 2 h，将猪肉、猪肚、猪皮、墨鱼、杂骨、鸡鸭爪翅捞起，晾凉切成合适的片、丝、块分别盛开，视其分量多少，逐一装入碗中，再注入药汤。说明：十全大补汤也可采用药食分制法。

此汤由《太平惠民和剂局方》十全大补汤加味而成。原方治气血亏损而又偏于虚寒之证，使用以来，疗效确实。现又加入猪肉、墨鱼、鸡鸭下足等炖汤，其滋养补益作用为之加强，有较好的温补气血之功。适用于气血不足、久病体虚、面色萎黄等偏于虚寒之证。

5. 茯苓包子

原料：茯苓 10 g，面粉 1 000 g，酵母粉 5 g，鲜猪肉 500 g，姜末 15 g，胡椒粉 5 g，麻油 10 g，绍酒 10 g，食盐 15 g，酱油 10 g，葱花 25 g，骨头汤 250 g，碱水适量。

制作方法：将茯苓去净皮，用水润透，蒸软切片，用煎煮法取汁，每次分别加水约400 mL，加热煮提 3 次，每次煮提 1 h，3 次药汁合并滤净，再浓缩成 500 mL，待用。面粉中加入酵母粉 5 g 和温热茯苓水 500 mL，和成面团发酵。将猪肉剁成茸，倒入盆内，加酱油、姜末、食盐、麻油、绍酒、葱花、胡椒粉、骨头汤等，搅拌成馅。待面团发成后，加碱水适量，加馅做成包子。将包好的生坯摆入蒸笼内，沸水上用武火蒸 15 min 即成。

评析：此食谱与一般食用包子的不同处在于加入了茯苓，有健脾宁心、利水渗湿之效。故本品对脾虚湿盛而见腹胀、食少，便溏、小便不利，或心悸失眠的患者，常食有益。

四、肝癌的针灸疗法

针灸疗法对于治疗肝癌,提高患者的生活质量具有一定的帮助。该疗法从整体出发，有攻癌、扶正之功效，症状改善显著，毒性反应小，疗效虽缓慢但较持久。

随着人们对肝癌认识的不断加深，针灸医疗技术的不断发展，研究者围绕针灸治疗肝癌这一课题，进行了许多的临床研究及初步的实验研究，如针灸升高白细胞及其机制的研究、针灸提高患者机体免疫功能的研究，都取得了一定的成绩。针灸能够缓解疼痛，而且起效迅速,无成瘾性。针灸尚可通过增强机体免疫作用及免疫监视功能起到间接杀伤癌细胞的作用。目前,针灸治疗肝癌的机制正逐步被认识,为今后的深入研究奠定了基础。

(一)针刺常用穴位

针刺足三里、脾俞、章门、阳陵泉、胃俞等穴以调补脾胃,治疗肝癌晚期食欲缺乏。用平补平泻法。

针刺期门、支沟、阳陵泉、足三里、太冲等穴以理气活血止痛,辅助治疗肝癌两胁疼痛。用泻法。

针刺内关、足三里、公孙等穴以降胃气止呕,治疗肝癌有呕吐者。用平补平泻法。

(二)治疗癌性疼痛

疼痛是癌症中最常见的症状之一。针灸是人们在生产和生活实践总结出可消除疼痛的方法之一。针灸治病止痛的方法可以追溯到我国原始社会时期,到春秋战国已形成了针灸镇痛的理论基础。

关于"痛"的产生,《素问》指出:"经脉流行不止,环周不休,寒气入经则稽迟,泣而不行,客于脉外则血少;客于脉中则气不通,故卒然而痛。"中医对疼痛的总概念,即"气滞血瘀,不通则痛",即《儒门事亲》中所言"诸痛皆因于气"。而在"失神""神昏"的情况下不能引起疼痛,表明"痛"在"神"的参与下才能产生。神的主管器官,古人认为是"心",所谓"心藏神"。《素问》中指出:"诸痛痒疮,皆属于心。"元代以后医家认识到,神的主管器官是脑,而不是心,脑为"元神之府",从而明确地把痛看作脑的一种功能。随着近现代针刺镇痛研究的开展,中西医共同的研究都表明,针刺穴位不仅对体表有一定的镇痛作用,而且对深部痛和牵涉痛也有一定的镇痛效应。

疼痛多由脏腑气血失和所致,定经、选穴不仅要注重脏腑经络辨证,还要结合病因、病机,采用气血津液辨证、六经辨证等多种辨证方法,临床多选取有特殊治疗作用的胎穴,多为特定穴。如寒凝面痛,取关元、合谷穴;火热而痛,取肝经郄穴;气滞血瘀而痛者,取合谷、三阴交等穴。

针刺镇痛具有以下特点:既能提高痛阈和耐痛阈,又能降低疼痛的情绪反应;既能抑制体表痛,又能减轻深部痛和牵涉痛;既能降低痛觉分辨力,又能提高报痛标准。但针刺镇痛,又受以下因素的影响,如个体差异性、穴位特异性、针灸的刺激参数、得气状况、针刺时间等。

针刺镇痛安全，一般无不良反应，适用范围广泛，患者清醒，便于医患配合，具有整体性调整功能，即通过"治神"和"调气"发挥治疗作用。治神，则"令气易行""以移其神"。调气，则在于调节气血的运行，调节经络脏腑气血的偏盛，使"有余""不足"，得以协调、纠正。

1. 毫针加灸法

主穴取阳陵泉、中都穴，眼针肝区，毫针泻法。脾虚者加艾灸脾俞、章门、足三里穴，各 5 ~ 9 壮；肝瘀气滞者加四关穴，毫针泻之；血瘀者加膈俞、章门穴，毫针泻之；湿热者加曲池、支沟穴，毫针泻之；热毒者加大陵、行间、八风、八邪穴，毫针泻之；肝肾阴虚者太溪、肾俞穴，毫针补之。亦可在期门、肝俞埋皮内针，耳针肝区、神门埋针，以巩固治疗。

2. 穴位封闭法

予普鲁卡因穴位封闭合谷、足三里、三阴交、阿是穴，治疗癌症晚期剧痛。

3. 毫米波循经传导治疗法

采用毫米波循经传导治疗癌性疼痛，轻者单纯予以毫米波治疗；中、重度癌痛予毫米波加盐酸二氢埃托啡治疗。取穴以背俞穴为主，配合足三里、三阴交益气培本。

4. 独取内关法

内关为心包络，别走三焦经；又为八脉交会穴，通阴维，合于胃。具有通调三焦之气，合胃止痛之功效。《玉龙歌》云："腹中气块痛难当，穴位宜向内关防，八法有名阴维穴，腹中之疾永安康。"

5. 电针联合三阶梯止痛法

穴位取合谷、内关、足三里、三阴交穴，得气后接 6805 型电针仪，高频中度刺激，留针 30 min，每日 2 次，同时给予镇痛药。

第二节 肝癌的护理

目前治疗肝癌的最好方法是手术切除，然而大部分肝癌患者一旦发现即为晚期，切除手术已失去价值。近年来，通过对肝癌诊断和治疗的不断探讨，临床采用了各种新的治疗手段：如放疗、免疫疗法、肝动脉化疗灌注、肝动脉化疗栓塞、瘤内无水乙醇注射和各种生物反应装饰剂的应用等，因此也要求医务人员在护理上，除对症治疗外，还需不断适应新的技术，提高护理水平。

一、肝癌护理的种类与常规

（一）临床护理

1. 一般护理

第一，患者应热情接待患者，做好入院宣教工作，消除患者恐惧心理，使患者产生信任感，能积极配合治疗。

第二，患者应注意休息，减少活动量，以减轻肝脏负荷。

第三，患者应保证蛋白质摄入，进食适量的脂肪和高维生素。

第四，对有腹水者，要限制盐的摄入，每日 3 ~ 5 g；对有肝昏迷先兆和肝昏迷者，要暂时停止蛋白质的摄入，以糖摄入为主。

第五，保持病床的整洁平整，定时给患者翻身，消瘦者每日用红花乙醇按摩骨突处，以防止压疮。

第六，对肝昏迷者及不能进食者做好口腔护理。

2. 病情观察

第一，观察患者生命体征变化及意识状态，以及时发现病情变化。

第二，观察患者肝区疼痛的性质、持续时间、有无放射等。

第三，肝介入治疗术后，观察患者足背动脉搏动及伤口有无渗血，观察血压变化。

第四，放化疗术后，应密切观察各种不良反应的发生，做好对症处理。

3. 对症护理

第一，肝区疼痛者，按三级止痛法给予镇痛剂，做好心理护理，做好缓解疼痛的卫生宣教。

第二，对食欲缺乏者应经常更换饮食，少食多餐。上消化道出血者活动期应禁食。

第三，腹胀并伴有腹水者，应取半卧位，保持床位整洁，定时翻身，防止压疮的发生。

4. 健康指导

第一，积极戒烟、戒酒。烟草中有多种致癌物质；长期饮酒过度，会加重肝脏负担，对康复有害。

第二，解除患者思想负担，鼓励患者积极参加文娱活动，规律生活。在病情得到缓解后，应参加力所能及的活动，消除"不治之症"的影响，维持机体正常功能。在代偿功能减退并发感染的情况下必须绝对卧床休息。

第三，注意个人卫生，及时更换污染的被服衣物，保持环境清洁，通风良好。经常修剪指甲，防止抓伤皮肤造成感染。避免碰撞和挤压水肿部位的皮肤。

第四，积极预防压疮，卧床患者每 2 h 更换一次体位。腹水合并肢体水肿者，应正确掌握记录出入量及测量腹围的方法。

第五，饮食调护，特别是在术后康复期和化疗过程中，一定要注意饮食调护，以利于康复。进高能量、高蛋白、高维生素、低脂肪饮食，有水肿者不可食咸肉、泡菜，有肝硬化者禁食硬、热、刺激性食物。

第六，对化疗患者应观察药物毒性反应，如口腔溃疡者可用盐水或硼酸水漱口，局部涂甲紫；脱发者戴假发；定期复查白细胞，如白细胞计数低于 $4 \times 10^9/L$，则应暂停化疗，因化疗药品容易抑制造血系统并发感染；注意病室空气流通，室内定期消毒，限制探视。

第七，肝癌手术者，术前全面查肝功能和凝血功能，术前 3 天进行肠道准备，口服链霉素 1 g 分 2 次，手术前晚再做清洁灌肠，术前 3 天肌内注射维生素 K_1。

（二）家庭护理

肝癌患者治疗环节复杂，治疗中需要休息一段时间，无须住院，患者回家自行调养，可减少经济花费，又可提高病床周转率。家庭护理是护理的组成部分，是对患者实施非住院护理的方法。家庭护理与临床护理在形式和护理质量上有一定的差异，从患者的角度看，患者会产生亲切和信任感，产生相互支持、相互依赖的情感，提高患者的生活质量。家庭护理需要在医生、护士及家属协商后，在家属的参与下完成。它的主要特征是强调社区护士的支持和教育作用，护理人员通过家庭访视或电话随访进行护理活动，由家属直接参与拟定护理计划与实施护理措施，训练家属学会一些基础护理技术，注重家属的心理变化及对家属的安抚。

1. 家庭护理的内容

第一，从心理上给患者安慰，肝癌患者急躁易怒，家属应尽量谅解忍让。

第二，居住环境保持清洁舒适，房间对流通风。

第三，基础护理应做到"六洁"（口腔、脸、头发、手足皮肤、会阴、床位清洁），"五防"（防压疮、防直立性低血压、防呼吸系统感染、防交叉感染、防泌尿系统感染），"三无"（无粪、无坠床、无烫伤），"一管理"（膳食管理）。

第四，用药安全。遵医嘱按时、按量用药，做好药品保管。

第五，健康教育，指导患者自我护理，纠正不良的生活习惯，不吸烟，不喝酒，提高自我护理能力，避免有害的应激源造成的不良影响，协助其维持心身平衡。

第六，鼓励患者参与正常人的生活，参加轻松的工作，适量的学习，在工作和学习中重新确立自己的生存价值。

2. 家庭护理中常见症状的处理

（1）发热

引起发热的原因有很多，肝癌患者发热主要是癌性发热、感染以及药物性发热。

处理：①遵医嘱使用肛塞吲哚美辛栓。②多喝温水。③如发热过高可用冰袋冰敷，温水擦浴。④注意保暖，勤换衣裤，保持衣物的干燥清洁。⑤如高热持续不退，应与医生取得联系。

（2）便秘

肝癌患者便秘是由长期卧床，服用利尿剂，情绪因素，膳食中的粗纤维含量过少，饮水过少引起的。

处理：①养成定时排便的习惯。②用开塞露肛塞剂或开塞露灌肠剂，勿用力排便。③多饮开水。④膳食中应有粗纤维食物。⑤在病情允许的情况下适当运动。

（三）心理护理

肝癌患者不仅有一般患者的不良心理如焦虑、恐惧、孤独感、角色退化等，还具备肿瘤患者的特殊心理。根据不同的年龄、性别、文化层次，表现又各不相同。且肝脏患者急躁易怒，容易因治疗效果不佳力而丧失信心，因此护士在护理患者的过程中，应特别重视对患者的心理护理。肝癌患者的心理表现及护理对策如下。

1. 怀疑心理

患者得知自己得了癌症，通常会坐立不安，多方求证，心情紧张，猜疑不定。因此，医务人员应言行谨慎，探明患者询问的目的，科学而委婉地回答患者所提的问题，减轻患者的受打击程度，以免患者对治疗失去信心。

2. 恐惧心理

患者知道自己患有癌症，常表现为害怕、绝望，失去生的希望，极为牵挂亲人。护士应同情患者，给予安慰，鼓励患者积极接受治疗，以免耽误病情，并强调心理对病情的作用，鼓励患者以积极的心态接受治疗。

3. 悲观心理

患者证实自己患癌症时，会产生悲观、失望情绪，表现为失望多于期待，郁郁寡欢。此时护士应给予关怀，说明疾病正在得到治疗，同时强调心情舒畅有利于疾病预后。

4. 接受心理

患者经过一段时间后，开始接受自己患有此病的事实，心情逐渐平稳，愿意接受治疗，并寄希望于治疗。护士应及时应用"暗示"疗法，向患者宣传治疗的意义，排除对治疗的不利因素，如社会因素、家庭因素等。

5. 失望或乐观心理

因为每个人的体质和适应程度不一样，治疗效果也不尽相同，有的患者病情得到控制，善于调适自己的心情，同时生活在感情和谐的环境中，患者处于一种乐观的状态。有的患者病情逐渐恶化，治疗反应大，经济负担重，体力难支，精神萎靡，消极地等待死亡。护士对于消极的患者要分析原因，做好心理安慰，及时调整患者的心态，做好生活指导；对于乐观的患者，要做好康复指导，留心观察心理变化，以便及时发现问题并及时解决。

另外，护士也要有娴熟的护理技术和良好的心理品质，使患者感到满足，情绪愉快。护士要富有同情心，冷静热情，耐心和果断，有敏锐的观察力，对于不同年龄、性格的患者应一律平等，公平公正，取得患者的信赖，建立良好的护患关系，善于谅解患者的过失，不与患者顶撞，宽宏大量。在言语上，护士应亲切耐心，关怀和体谅，语气温和，与患者交谈时要认真倾听，不随意打断，并注意观察病情，了解其思想，接受合理建议。在交谈过程中，要注意使用保护性语言，对患者的诊断、治疗及预后要严谨，要有科学依据，切不可主观武断，胡乱猜想。

（四）饮食护理

肝癌患者往往缺乏食欲，不思饮食，所以在护理过程中，要着重注意改善患者的食欲，鼓励进食。

第一，给予高蛋白、高能量、高维生素食物，限制动物油的摄入。

第二，饮食多样化，注意食物搭配，做到色、香、味俱全，以利增进食欲。

第三，进食应以易消化的软食为主，忌坚硬、辛辣之品，少食煎炸食品，少量多餐。避免有刺激性及膳食纤维素多的食物，以免伴有肝硬化的患者发生食管或胃底静脉破裂出血。

第四，多食新鲜蔬菜和水果，饮用果汁饮料，补充维生素。

第五，发热患者多饮水，以利热量散发。

第六，呕吐频繁者应暂时禁食，以免食物对胃产生刺激，增加呕吐次数，消耗体力。

第七，对腹水患者应限制钠的摄入，给予低盐或无盐饮食。

第八，肝昏迷前期或肝昏迷患者应给予低蛋白饮食，每日蛋白质总量 20 ~ 40 g，尽量选用生理价值高的动物性蛋白质，如牛奶、蛋、瘦肉等。

二、不同治疗手段的护理要点

（一）手术护理

1. 术前护理要点

第一，做好心理护理，熟悉患者的病史，了解患者的思想动态，消除患者的思想顾虑、恐惧心理，增强患者对手术治疗的信心。

第二，做好术前指导，掌握好禁食时间，戒烟戒酒，教会患者有效的咳嗽方法。术前洗头淋浴、修剪指甲，预防感染。

第三，根据医嘱做好术前准备，告知手术性质、切口部位、麻醉方法及麻醉前用药等。

第四，做青霉素和普鲁卡因皮试，并做好标志，阳性者须通知医生。

第五，采取血标本，根据医嘱备血。

第六，皮肤准备，剃净手术区皮肤毛发，注意不要剃破皮肤，后用温水热洗局部。

第七，术前称体重并记录。

第八，注意饮食，改善全身情况，及时纠正贫血。

第九，手术前晨置胃管，术前用药，排空小便，测体温，如发热或女性患者月经来潮应报告医生。

2. 术中护理要点

第一，术中注意无瘤技术，以防手术种植。

第二，术中注意无菌技术。

3. 术后的护理要点

第一，按腹部手术的一般护理常规。

第二，根据麻醉种类准备好床单，根据手术的范围准备好各种急救用物，如负压吸引器、胃肠减压装置等。

第三，保持患者呼吸道通畅，令其取平卧位，头偏向一侧，以防呕吐引起窒息，保持口腔清洁，舌后坠者可用拉舌钳拉出。

第四，密切观察病情变化，定期监测生命体征，并做好记录。

第五，术后出血是肝脏手术后最严重的并发症，应密切观察伤口敷料有无渗血，观察患者有无头晕、脉搏加快、面色苍白、血压下降等失血症状，如有应及时给予止血药，保持静脉通路，如出血严重须再次手术止血。

第六，继续保肝治疗。由于患者肝功能不全，手术后可能出现因组织缺血、缺氧及手术麻醉刺激致肝昏迷。术后给氧，静脉给予水、电解质，必要时可给予谷氨酸钠，以防肝昏迷，如患者表现嗜睡、烦躁不安、少尿或无尿等情况，应及时报告医生。

第七，应用广谱抗生素以防感染。

第八，鼓励患者深呼吸及咳嗽，帮助患者咳出气管内的分泌物，防止发生肺不张及肺部感染。

第九，做好患者的心理护理，消除其思想顾虑，对患者的每一点治疗进展表示认可，增强患者的治疗信心。

（二）化疗护理

对于不能手术切除的中晚期肝癌患者，就目前来说化疗是最好的一种方法。化疗在抗肿瘤方面取得了很好的效果，但由于化学药物不仅杀死肿瘤细胞，对正常的细胞也起到杀灭作用，引起机体的不良反应，因此，护士应掌握化疗的不良反应，给予相应的护理。

1. 化疗前的护理

第一，做好心理护理。做好化疗前的卫生宣教，讲解化疗期间可能出现的各种不良反应及能收到的效果，使患者正视治疗，树立信心。

第二，根据医嘱做好化疗前的各项准备，如肝肾功能检查、出凝血时间检查等。

第三，根据不同的给药途径，做好特殊护理。如肝动脉灌注，应备皮、做好碘试验等。

第四，化疗前患者应加强营养，多食高蛋白、高能量、高维生素食物，必要时按医嘱给予支持治疗。

2. 化疗中的护理

化疗中的护理主要是化疗用药的护理要点。

第一，了解病情，了解化疗方案、给药方法、药物剂量及可能出现的不良反应等。

第二，药物应现配现用。

第三，静脉给药时，选择静脉要有计划，从静脉远端开始穿刺，先用生理盐水冲洗，确定进针在静脉内，给药应缓慢，减少不良反应的发生。

第四，严格执行无菌操作技术，经常更换注射部位，预防栓塞性静脉炎。

第五，注射完毕，再用生理盐水冲洗，减少对血管的刺激。

第六，肝内动脉灌注术后应加压包扎伤口，同时患者应绝对卧床休息 24 h，术侧肢体伸直并保持不动以防出血。

3. 化疗后的护理

第一，密切观察用药反应，协助医生共同处理各种化疗药的毒性反应。

第二，鼓励进食。患者常因化疗药物的作用，恶心呕吐，食欲缺乏，指导患者有计划地进食高蛋白、高能量、高维生素的流质或半流质饮食，少量多餐，减少对胃的刺激。

第三，定期监测血常规，对白细胞严重减少和骨髓抑制者，应积极预防感染并采取保护性隔离措施。

第四，药物渗漏的处理。根据不同的药物选用不同的副抗剂。阿霉素、长春新碱可选用地塞米松 5 mg 或碳酸钠 5 mL；抬高患肢；局部冷敷 24 h。如局部破溃则应外科换药。

第五，如有全身不良反应，应和医生取得联系，对症处理。

第六，脱发患者应注意保持床位清洁，不取笑患者。

（三）放疗护理

1. 放疗前的护理

第一，做好心理护理，做好解释工作。

第二，指导患者保护好放疗照射野皮肤的方法：①保持照光野皮肤清洁，防止感染，有汗液时应用温水和软毛巾轻拭，勿用力擦拭。②避免对照光野皮肤的机械刺激，嘱患者穿宽松柔软的衣服，以免损伤皮肤。③不在放射部位涂抹含金属的药膏或贴氧化锌胶布，以免加重皮肤反应。④不可用手去剥干燥、脱落的痂皮，以免损伤皮肤，致损伤部位难以愈合。

2. 放疗中的护理

第一，照光线不清晰应及时请主管医生重画，不可自行补画。

第二，照射时不要随意移动位置，以免照射在正常组织上。

第三，每次照射后应静卧 30 ~ 60 min，以减轻放射反应。

3. 放疗后的护理

放疗后主要是皮肤反应护理和骨髓抑制护理。

（1）皮肤反应护理

放疗 5 ~ 6 次皮肤可发红，有刺痒感，放射 10 天后皮肤色素沉着，3 周后可出现干性脱皮。护理方法：局部用药，扑 1% 冰片滑石粉。

皮肤高度水肿、充血，水疱形成，可糜烂渗液，称湿性皮炎。处理方法：对皮肤无破溃者可暴露创面，外涂 2% 硼酸软膏或康复软膏；如皮肤出现水疱及破溃者，可用硼酸软膏包扎 1 ~ 2 天，再用暴露疗法。

6 周内皮肤量大于 7 500 cGy 时，皮肤局部溃疡形成坏死，常规治疗不应该出现此种反应。处理方法：清理伤口，去除坏死组织，伤口换药。

（2）骨髓抑制护理

定期复查血常规，白细胞计数低于 3×10^9/L 时，应报告医生，暂停放疗，对症处理。

白细胞计数低于 1×10^9/L 时，应采取保护性隔离，住单人病房，每日用紫外线照射 2 次，每次半小时，出入病房戴口罩、帽子，保持衣裤清洁。限制探视人员。

（四）中医护理

中医认为，机体患病（内因）与外界致病因素（外因）有密切的关系。内因指喜、怒、忧、思、悲、恐、惊，外因指环境、饮食等。内外因共同作用，引起机体脏腑功能失调，产生疾病。

故中医护理应包括多方面的工作，其要点如下。

关于煎煮中药的指导，中药汤剂口服治疗是传统中医治病的特色，尽管较麻烦，但目前仍受到患者的欢迎。中药的药性和疗效与煎煮方式有关，所以指导患者和家属正确煎药相当重要。一般煎药步骤如下：①先将药物在凉水中浸泡 20 min；②然后用急火煮开，再用文火煎煮 15 ~ 20 min；③要求药汁浓、量少。

中医饮食调理治疗期间应注意患者的饮食调整，例如放疗后可有口干、乏力等，应鼓励患者适当吃些西瓜、梨、绿豆汤；化疗后可见白细胞计数水平下降，血小板减少，应多食红枣、桂圆、赤豆汤等。

三、肝癌常见症状的护理

（一）疼痛护理

肝区疼痛是肝癌患者最常见、最典型的症状，一般呈慢性持续闷痛，伴有恶心、食欲缺乏、全身乏力等，主要由癌灶压迫正常的组织引起，常可放射至右肩或背部。肝破裂时，肝包膜下出血或血液穿过肝包膜进入腹腔，可出现剧烈的肝区痛，伴上腹压痛、肌紧张等腹膜刺激征。肝区疼痛极易引起患者焦虑和抑郁的情绪，影响患者的生活质量，使患者丧失生活和治疗的信心。

1.护理目标

第一，患者诉疼痛减轻或消失。

第二，提高患者的生活质量。

2.护理措施

第一，观察患者疼痛的性质、持续时间及患者所能够忍受的范围。

第二，观察患者的伴随症状，有无恶心、呕吐等。

第三，按三级止痛的方法应用止痛剂，第一阶段从非阿片类镇痛剂开始，如阿司匹林、奈福泮、吲哚美辛栓等。若不能缓解则在此基础上，加弱阿片类镇痛剂，如可待因等；若疼痛剧烈，则可用强阿片类镇痛剂，如哌替啶、美施康定等，某些镇痛贴剂如芬太尼，镇痛效果可达 72 h。

第四，观察患者生命体征的变化，一旦出现剧烈疼痛和腹膜刺激征，应警惕肝破裂，立即报告医生，做好抢救准备。

第五，指导患者减轻疼痛的方法：①疼痛时尽量深呼吸，以胸式呼吸为主，减轻腹部压力刺激；②取舒适的体位。患侧卧位及半卧位，可减轻腹壁紧张，减轻疼痛；③局部轻轻按摩，不可用力，否则易致肿块破裂或扩散；④饮食应选清淡、高蛋白、低脂、无刺激的易消化食物，不宜过饱，少量多餐；⑤保持大便通畅，减轻腹胀，以免诱发疼痛；⑥保持情绪稳定，焦虑的情绪易引起疼痛加深；⑦转移注意力，可看些小说、漫画等分散注意力。

第六，保持环境安静舒适，执行保护性医疗制度，耐心听取患者倾诉，给予适当安慰，减轻患者的心理负担，提高痛阈。

（二）压疮护理

肝癌患者长期卧床，消瘦，全身乏力，易导致压疮的发生。造成压疮发生的原因有：①局部的压力摩擦及侧移；②局部组织缺血坏死；③局部潮湿，受排泄物刺激；④摄入营养不足。压疮的出现按时间先后主要表现为淤血、红润、红疹、水疱、破溃、局部组织坏死，甚至溃烂，最后侵袭肌膜、肌肉、骨骼等深层组织。一旦发生压疮，不仅会给患者增加痛苦，加重病情，延长病程，严重时还可因继发感染引起败血症而危及生命。因此，必须加强基础护理，杜绝压疮的发生。压疮的有无是判断护理质量好坏的重要标准之一。

1. 护理目标

第一，预防压疮的发生或恶化。

第二，促使压疮伤口愈合。

2. 护理措施

（1）预防压疮

第一，促使患者活动或移动。不能移动的患者，协助其翻身，每2 h1次；稍能活动的患者鼓励其在床上活动，或在家属的帮助下进行肢体锻炼。

第二，指导患者正确的翻身方法，勿拖动，以免摩擦使皮肤破损。

第三，久卧或久坐时，应在骨突处置小垫，以防局部受压，可用纱布垫架空脚跟。

第四，每天用红花乙醇按摩骨突处，预防压疮的发生。

第五，保持皮肤清洁，每天用温水拭净皮肤，对被排泄物和汗液弄脏的衣服应及时更换。皮肤干燥者可用滋润霜涂擦。

第六，必要时可用水垫或气垫床。

第七，给予充足的营养，给予高蛋白、高能量饮食，不能进食者可用鼻饲法或静脉外营养。

（2）促使压疮愈合

Ⅰ期压疮：用红花乙醇按摩局部皮肤，每天2次。应用气垫架空淤血部位，避免局部再受压，适当的时候指导患者在床上进行肢体锻炼。

Ⅱ期压疮：用红汞涂擦破溃处以收敛皮肤，促进局部皮肤愈合。有水疱者用无菌针筒抽吸水疱内液体，消毒针眼处用无菌纱布覆盖。

Ⅲ、Ⅳ期压疮：应伤口换药。选择合适的敷料盖住伤口，在伤口处直接加压，以免患者出血不止（肝癌患者凝血功能差）。每日用油性抗生素伤口换药，并观察伤口愈合情况，如一周内无好转可做伤口细菌培养，以寻找敏感抗生素。

（三）静脉炎护理

引起静脉炎的原因很多。静脉炎的种类有化学性静脉炎、机械性静脉炎、细菌性静脉炎、血栓性静脉炎等。根据临床症状可分为三级：Ⅰ级，局部疼痛、红肿或水肿无可触及的静脉索条；Ⅱ级，局部疼痛、红肿或水肿，有可见线条，无可触及的静脉索条；Ⅲ级，局部疼痛、红肿或水肿，有可见线条，有可触及的静脉索条。肝癌患者的静脉炎主要是化疗药物刺激引起的化学性静脉炎。

静脉炎的预防与护理措施如下。

第一，选择血管，有计划地交替使用静脉，尽量从远端开始选择血管，不盲目操作，以减轻患者的痛苦，保护血管。

第二，防止药液渗漏，固定针头，以防针头滑出；输注刺激性大或对组织有损害的药液，应先输入一些生理盐水。

第三，对于刺激性大的药物，要注意药物的浓度，需按常规稀释并充分摇匀。

第四，必要时使用静脉留置针，减少对血管的刺激和破坏。

第五，对浅静脉炎可用热毛巾热敷。

第六，对Ⅲ级静脉炎可用含氯石灰硼酸洗液湿敷，破溃者用凡士林纱布换药。

（四）口腔护理

第一，保持口腔清洁湿润，多饮水。

第二，每日用软毛刷刷牙，动作宜轻柔，勿损伤口腔黏膜。

第三，口腔溃疡者，可用口溃合剂涂擦溃疡表面，促进溃疡愈合。或用口泰漱口液漱口，以防口腔感染。

第四，不食刺激性食物，饮食以温凉软食或流质饮食为主，以免刺激溃疡面产生疼痛。

第五，对昏迷患者每日口腔护理2次，保持口腔清洁。

第六，督促咯血患者及时清除口腔内积血，用温水漱口。

（五）感染的护理

第一，注意保暖以防感冒，保持室内空气流通。

第二，白细胞计数低于1×10^9/L时，进行保护性隔离，严格限制探视人员，每日紫外线消毒2次。

第三，肺部感染伴发热者，应用抗生素，出汗者应勤换衣裤，以防受凉加重感染。

第四，对泌尿系统感染者每日用呋喃西林冲洗膀胱。

第五，有口腔溃疡者注意保持口腔清洁卫生，溃疡处用口溃合剂涂擦，或用口泰漱口液漱口。

第六，注意皮肤感染，有水肿者应注意保持皮肤完整，穿宽松衣裤，减轻水肿处的摩擦。

（六）消化道出血的护理

上消化道出血是肝癌最常见的并发症，占肝癌死亡原因的 15%。肝癌患者出现上消化道出血的原因有：肝硬化或门静脉、肝静脉瘤栓引起门静脉高压，化疗药物对胃黏膜的损害，胃黏膜糜烂合并凝血机制障碍和门静脉高压引起消化道黏膜水肿等。血管一旦破裂，则出现呕血和黑便，重者因大出血引起休克和肝性脑病，危及生命。

1. 护理目标

第一，预防并发症。

第二，做好出血的症状护理和饮食卫生宣教。

第三，防止再出血。

2. 护理措施

（1）观察病情

观察生命体征的变化。大出血时，观察患者的神志、末梢循环、尿量、呕血及便血的量、色、质等，有无头昏、心悸、出冷汗等表现，并做好记录。

（2）心理护理

安慰患者，消除其紧张恐惧心理。解释病情，减轻患者的思想负担，使患者对出血有正确的认识。

（3）出血期的护理

第一，绝对卧床休息至出血停止。

第二，耐心细致地做好解释工作，消除患者紧张恐惧心理，指导患者放松的技巧。

第三，迅速建立静脉通路，尽快补充血容量，对大出血者应及时配血、备血，必要时行三腔二囊管压迫止血。

第四，可用冰盐水（去甲肾上腺素 8 mg ＋生理盐水 100 mL）分次口服或由胃管注入。

第五，及时更换污染被服和衣物，避免不良刺激。

第六，呕血者应取合适的体位，半卧位或侧卧位，头偏向一侧，以防误吸，及时清理口腔积血，以免引起窒息及口腔感染。

第七，使用特殊药物如奥曲肽、施他宁、垂体后叶素等，应严格掌握静脉滴注的速度，并注意观察其不良反应。

（4）做好饮食卫生宣教

避免进食对胃有刺激的食物，注意饮食卫生，以免诱发出血，注意休息，劳逸结合，保持乐观情绪，正确对待疾病。

参考文献

[1] 陈钢.肝癌的诊断与多学科治疗研究 [M]. 天津：天津科学技术出版社，2021.

[2] 陈焕朝，李宏.肝癌的治疗与康复 [M]. 武汉：湖北科学技术出版社，2016.

[3] 陈孝平.中国肝癌诊疗发展历程 [M]. 北京：人民卫生出版社，2021.

[4] 程树群，陈竺，沈晓明.肝癌：基础与临床的转化 [M]. 上海：上海交通大学出版社，2020.

[5] 周英杰.肝癌防治与康复 [M]. 天津：天津科技翻译出版公司，2004.

[6] 谷野，司永仁，吴威.肝癌的多学科综合诊断与治疗 [M]. 沈阳：辽宁科学技术出版社，2020.

[7] 黎国器.肝癌中西医防治问答 [M]. 上海：第二军医大学出版社，2003.

[8] 李玉，曲宝林.肝癌治疗的基础与实践 [M]. 天津：天津科技翻译出版有限公司，2021.

[9] 林丽珠，肖志伟，陈壮忠.三师而行，远离肝癌 [M]. 广州：广东高等教育出版社，2018.

[10] 罗明，吴孝雄.中西医结合抗肝癌 [M]. 上海：第二军医大学出版社，2012.

[11] 毛一雷.肝癌——答疑解问 [M]. 北京：科学技术文献出版社，2018.

[12] 牛菲，刘月梅.专家与您面对面 肝癌 [M]. 北京：中国医药科技出版社，2015.

[13] 彭彦辉.肝癌多学科综合诊疗学 [M]. 石家庄：河北科学技术出版社，2017.

[14] 饶荣生.肝癌的现代诊断与治疗 [M]. 南昌：江西科学技术出版社，2002.

[15] 芮静安，吴健雄，李志伟.现代肝癌诊断治疗学 [M].2 版 . 北京：清华大学出版社，2021.

[16] 邵国良，任正刚.肝癌临床多学科综合诊断与鉴别诊断 [M]. 沈阳：辽宁科学技术出版社，2017.

[17] 汤钊猷.肝癌转移复发的基础与临床 [M]. 上海：上海科技教育出版社，2003.

[18] 王庆才，李晓光，田守智，等.原发性肝癌基础与临床 [M]. 济南：黄河出版社，2003.

[19] 王顺祥，窦剑，刘建华.肝癌 [M]. 北京：军事医学科学出版社，2007.

[20] 魏小勇.肝净：解密肝癌 [M]. 南昌：江西科学技术出版社，2019.

[21] 吴孟超，沈锋.肝癌 [M]. 北京：北京大学医学出版社，2010.

[22] 吴沛宏，张福君，吴志荣，等.肝癌微创治疗与多学科综合治疗 [M]. 北京：军事医学科学出版社，
    2003.

[23] 吴煜，袁菊花.名医解惑 肝癌 [M]. 北京：中国科学技术出版社，2016.

[24] 杨尔滨.肝癌防治 [M]. 南宁：广西科学技术出版社，2017.

[25] 张修礼，曲建慧.肝癌的早防与早治 [M]. 北京：科学出版社，2018.

[26] 彭彦辉.肝癌多学科综合诊疗学 [M]. 石家庄：河北科学技术出版社，2017.

[27] 邵国良，任正刚.肝癌临床多学科综合诊断与鉴别诊断 [M]. 沈阳：辽宁科学技术出版社，2017.

[28] 丁胜华.肝癌防治与康复 [M]. 天津：天津科技翻译出版公司，2004.